原《CT诊断与临床》新编第三版
刘玉清院士、钟世镇院士联合推荐

CT Diagnosis and Clinic
— chest, heart and great vessels

CT 诊断与临床

——胸部、心脏及大血管

总主编　郑穗生　刘　斌

主　编　张俊祥　王龙胜　朱友志
　　　　邓克学　金　品　姚文君

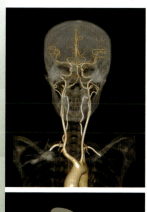

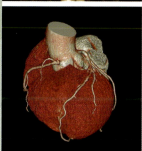

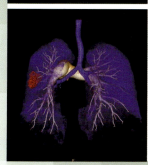

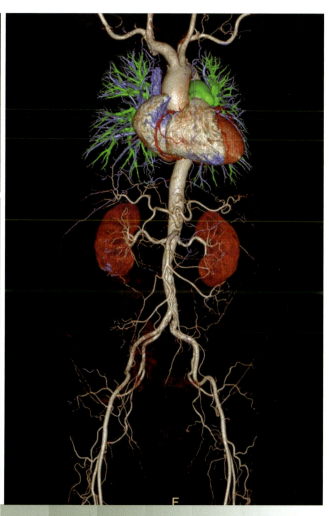

时代出版传媒股份有限公司
安徽科学技术出版社

图书在版编目(CIP)数据

CT 诊断与临床.胸部、心脏及大血管 / 郑穗生,刘斌主编. —合肥:安徽科学技术出版社,2025.3.
ISBN 978-7-5337-9215-2

Ⅰ.R814.42

中国国家版本馆 CIP 数据核字第 20253WK110 号

CT 诊断与临床 —— 胸部、心脏及大血管
CT ZHENDUAN YU LINCHUANG XIONGBU XINZANG JI DAXUEGUAN 总主编 郑穗生 刘 斌

出 版 人:王筱文   选题策划:王筱文   策划编辑:杨 洋 汪海燕
责任编辑:汪海燕   责任校对:沙 莹   责任印制:梁东兵
装帧设计:王 艳
出版发行:安徽科学技术出版社   http://www.ahstp.net
(合肥市政务文化新区翡翠路 1118 号出版传媒广场,邮编:230071)
电话:(0551)63533330
印   制:安徽新华印刷股份有限公司   电话:(0551)65859178
(如发现印装质量问题,影响阅读,请与印刷厂商联系调换)

开本:889×1194 1/16   印张:22.25   字数:720 千
版次:2025 年 3 月第 1 版   2025 年 3 月第 1 次印刷

ISBN 978-7-5337-9215-2   定价:298.00 元

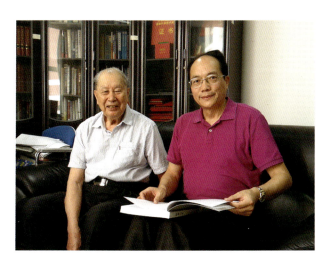
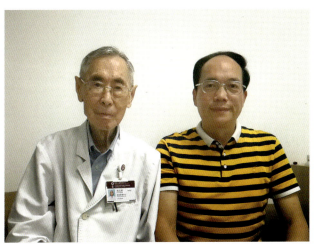

本书作者郑穗生与钟世镇院士合影　　　　　　　本书作者郑穗生与刘玉清院士合影

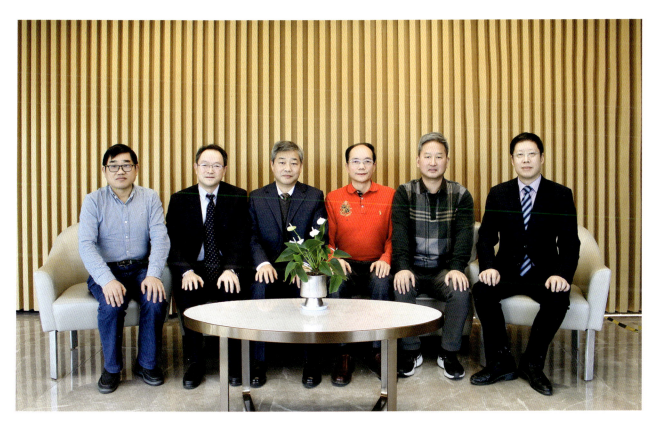

本书部分作者左起：王龙胜　邓克学　刘　斌　郑穗生　朱友志　张俊祥

编 委 会

总 主 编　郑穗生　刘　斌

主　　编　张俊祥　王龙胜　朱友志

　　　　　邓克学　金　晶　姚文君

总主编助理　赵　茹　李　欢　徐　敏

编　委（以姓氏笔画为序）

王龙胜	安徽医科大学第二附属医院	张清俊	合肥平安健康(检测)中心
邓克学	中国科学技术大学附属第一医院	张　媛	合肥平安健康(检测)中心
朱广辉	蚌埠医科大学第一附属医院	陈　穹	上海市徐汇区大华医院
朱友志	合肥平安健康(检测)中心	陈　菁	安徽医科大学第二附属医院
朱丹红	淮北矿工总医院	范　羽	合肥平安健康(检测)中心
任千里	淮北市人民医院	季　鹏	合肥市第三人民医院
刘　浩	蚌埠市第四人民医院	金守娟	安徽医科大学第二附属医院
刘　斌	安徽医科大学第一附属医院	金　晶	安徽医科大学第二附属医院
江安红	安徽医科大学第二附属医院	郑穗生	合肥平安健康(检测)中心
许　玲	安徽医科大学第二附属医院	单艳棋	安徽医科大学第二附属医院
孙莉华	安徽医科大学第二附属医院	赵　茹	安徽医科大学第二附属医院
苏莲子	安徽医科大学第二附属医院	胡克非	安徽省儿童医院
苏　毅	安徽省胸科医院	相　丽	安徽医科大学第二附属医院
李　永	淮北矿工总医院	洪雪冬	合肥平安健康(检测)中心
李　欢	安徽医科大学第二附属医院	宫希军	安徽医科大学第二附属医院
李　肖	安徽医科大学第二附属医院	姚文君	安徽医科大学第二附属医院
杨明月	合肥平安健康(检测)中心	秦　芳	解放军联勤保障部队第九〇一医院
吴　珂	合肥平安健康(检测)中心	袁怀平	安徽医科大学第一附属医院北区
邹立巍	安徽医科大学第二附属医院	倪良平	安徽医科大学第二附属医院
闵旭红	安徽省胸科医院	徐　敏	合肥平安健康(检测)中心
沈薇薇	安徽医科大学第二附属医院	鲍家启	安徽省儿童医院
张　禹	解放军联勤保障部队第九〇一医院	戴秀丽	中国科学技术大学附属第一医院
张俊祥	蚌埠市第二人民医院		

序　言　一

近年来,随着CT设备的不断更新和新的应用软件的层出不穷,尤其是后64排螺旋CT的出现,使诊断技术得到长足的进步,因而也使CT的临床应用范围不断得到拓展。在既往常规应用的基础上,目前CT已经被更广泛地应用于血管造影、心脏成像、能谱成像等诸多临床医学前沿领域。

郑穗生教授领衔的编写团队,近年来在相关学术研究方面取得了一定的成就,倾心打造了《CT诊断与临床——胸部、心脏及大血管》一书。本书由安徽省15家大型医院长期从事CT诊断、有着丰富临床经验的40多位专家,结合他们多年积累的宝贵资料和影像学病案分析、总结及近年来CT发展的新技术、新方法,历时数年精心打造而成。

本书按照人体系统和部位划分章节,每个疾病按照概述、诊断要点、CT表现和鉴别诊断进行编写,内容翔实系统,重点突出,图片清晰,描述精准。内容不仅包括常见病、多发病的CT表现和CT诊断的新进展,还增加了大量少见、罕见病例的相关内容,从而使本书更加突出实用性和指导性。

《CT诊断与临床——胸部、心脏及大血管》是一本非常贴近临床并能帮助医务人员提高业务水平的重要影像诊断参考书、工具书,故向广大影像诊断医师和临床医师、医学院校师生积极推荐。

中国工程院院士
中华医学会放射学分会原主任委员
协和医科大学北京阜外医院教授

序 言 二

"一花独放不是春,百花齐放春满园。"作为数字医学园地里长期耕耘的一名老园丁,我深情地关注着园地里各式各样的奇葩异草。今天,我特别欣喜地看到了郑穗生教授领衔主编的《CT诊断与临床——胸部、心脏及大血管》这株奇葩的问世。

"问渠哪得清如许,为有源头活水来。"近年来,医学影像学的发展日新月异。早年,CT诊断技术率先实现了医学图像的数字化、可视化,在医学数字化的起步阶段起着重要的引领作用。迄今为止,医用数字化技术应用最多、覆盖面最大、仪器设备最精湛的,还是医院的影像学专科。

"请君莫奏前朝曲,听唱新翻杨柳枝。"随着医学技术的创新发展,影像学进一步功能化,图像分析也由"定性"向"定量"发展,已经交叉渗透到医学科技领域的多个方面,如应用于外科术式设计、手术导航、临床治疗。"百闻不如一见,百见不如一干。"本书不仅包括了多发病和常见病的CT诊断内容,还涵盖了少见病、罕见病的CT诊断和鉴别诊断要点以及多层螺旋CT等新技术内容,同时配有三维图像,内容更加丰富,可为不同层次医院影像学诊断起到规范化的指导作用。

"万点落花舟一叶,载将春色过江南。"《CT诊断与临床——胸部、心脏及大血管》一书按照新时代的新要求,与时俱进,创新出版,一定会百尺竿头,更上一层高楼!

中国工程院院士
南方医科大学教授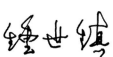

前　言

现代医学影像诊断技术的发展日新月异,不仅新的诊断方法层出不穷,而且大量的基础研究、临床研究亦飞速进展。新的诊断理念不断涌现,很多重要的概念已经更新。为此,我们秉承"与时俱进、创新发展"的思想,坚持影像表现结合临床,以普及为主、兼顾提高,并突出临床实用性的原则,组织安徽省影像学领域具有丰富临床经验的专家共同编写了《CT诊断与临床——胸部、心脏及大血管》一书。

本书简明扼要地总结了胸部、心脏及大血管方面的临床多发病和常见病的诊断要点、相关影像特征、CT表现及鉴别诊断,尤其是配有大量的、更清晰精美的图片及后处理图像。此外,本书还介绍了一些仍在探索的前沿科学研究问题及未来发展方向的内容,从而使本书更具前瞻性和指导性。

本书由安徽省内40余位专家教授、医师精诚合作,历经数年共同完成。承蒙享誉中外的著名放射学专家、中国工程院院士刘玉清教授和中国工程院院士、数字医学重要创始人钟世镇教授给予高度评价并作序。在此,向两位学界泰斗致以深深的谢意! 同时亦感谢本书编写团队的辛勤付出!

由于本书均为各位专家、教授及医师们在繁忙的工作之余执笔完成,时间紧迫,书中难免有疏漏或不足之处,敬请广大同道和读者批评、指正,以便使本书不断得到完善。

郑穗生　刘　斌

目　　录

第一章 胸 部

第一节 检查方法与正常解剖

一、胸部检查方法

1.肺部常规CT扫描:肺部CT扫描常用平扫,多行横断面扫描。根据CT机型和使用者的经验,肺部CT扫描有各自的检查方法。如患者体位、扫描范围、扫描层厚和间隔、增强方法和窗位、窗宽的选择等,总之应根据需要做出恰当的选择。

2.肺部高分辨率CT扫描:高分辨率CT扫描(high resolution CT,HRCT)具有良好的空间分辨率,能清晰地显示肺部病变的细微结构,是目前检查肺结构最敏感的无创性检查手段。它主要包括薄层扫描和高分辨算法重组图像的检查技术。目前常用于弥漫性肺间质病变及支气管扩张的诊断和鉴别诊断。

3.螺旋CT后处理技术:利用螺旋CT获得的容积扫描数据进行多种图像后处理重组,获得CT的二维图像和三维图像,使被检查的器官影像具有立体感,并从不同方位观察感兴趣区的形态和毗邻关系。包括以下仿真内镜显示技术,详见《CT诊断与临床——中枢神经、头颈及骨骼肌肉》第一章第七节"CT图像基本后处理技术"。

4.仿真内镜显示技术。

二、正常胸部CT影像

(一)纵隔CT影像

纵隔的前方为胸骨,后方为胸椎,上达胸廓入口,下至膈肌,两侧为纵隔胸膜。一般将纵隔分为上纵隔和下纵隔,上、下纵隔又分为前、中、后纵隔。纵隔主要包含胸腺、心脏、大血管、气管、支气管、食管、淋巴结、脂肪组织等。由于CT具有较高的密度分辨率,能清楚显示上述结构。纵隔CT主要通过纵隔窗观察。详见图1-1-1至图1-1-9。

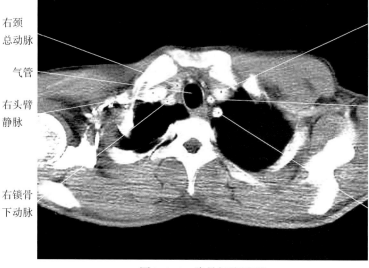

右颈总动脉
气管
右头臂静脉
右锁骨下动脉

左头臂静脉
左颈总动脉
左锁骨下动脉

图1-1-1 胸骨切迹层面

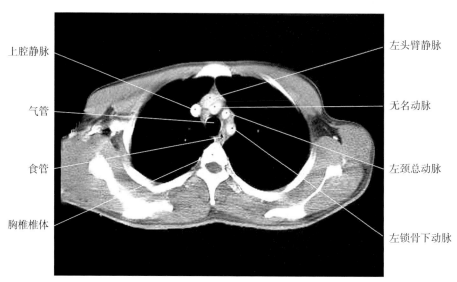

上腔静脉
气管
食管
胸椎椎体

左头臂静脉
无名动脉
左颈总动脉
左锁骨下动脉

图1-1-2 主动脉弓上层面

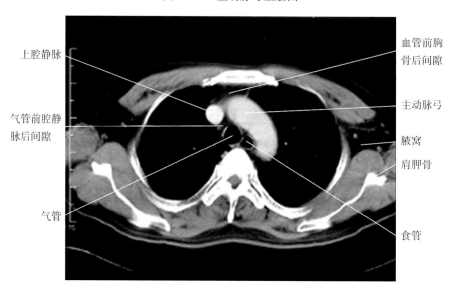

上腔静脉
气管前腔静脉后间隙
气管

血管前胸骨后间隙
主动脉弓
腋窝
肩胛骨
食管

图1-1-3 主动脉弓层面

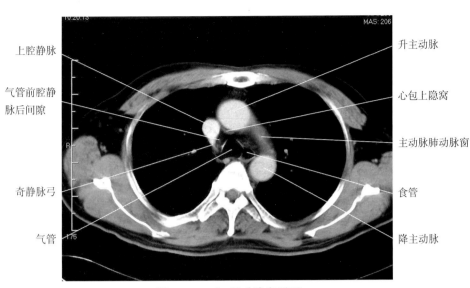

上腔静脉
气管前腔静脉后间隙
奇静脉弓
气管
升主动脉
心包上隐窝
主动脉肺动脉窗
食管
降主动脉

图 1-1-4 主-肺动脉窗层面

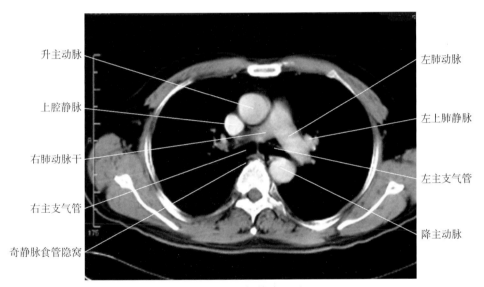

升主动脉
上腔静脉
右肺动脉干
右主支气管
奇静脉食管隐窝
左肺动脉
左上肺静脉
左主支气管
降主动脉

图 1-1-5 气管分叉层面

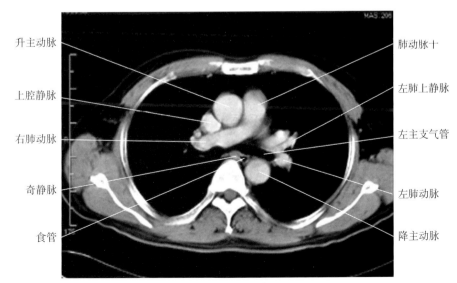

升主动脉
上腔静脉
右肺动脉
奇静脉
食管
肺动脉干
左肺上静脉
左主支气管
左肺动脉
降主动脉

图 1-1-6 右肺动脉层面

第一章 胸部

3

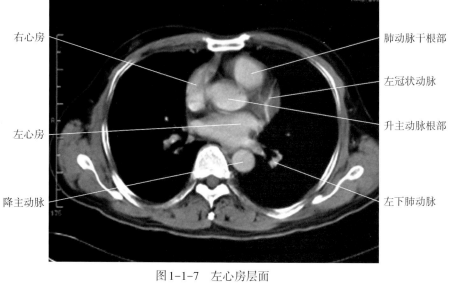

右心房　　　　　　　　肺动脉干根部
　　　　　　　　　　　左冠状动脉
左心房　　　　　　　　升主动脉根部
降主动脉　　　　　　　左下肺动脉

图1-1-7　左心房层面

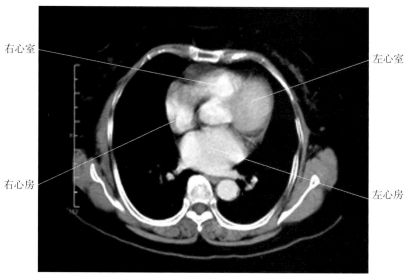

右心室　　　　　　　　左心室
右心房　　　　　　　　左心房

图1-1-8　左、右房室层面

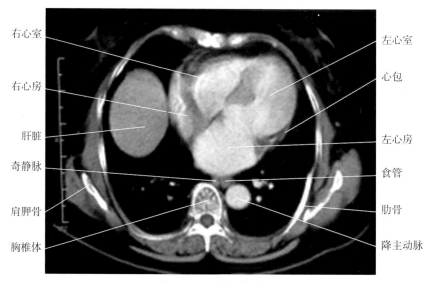

右心室　　　　　　　　左心室
右心房　　　　　　　　心包
肝脏　　　　　　　　　左心房
奇静脉　　　　　　　　食管
肩胛骨　　　　　　　　肋骨
胸椎体　　　　　　　　降主动脉

图1-1-9　心室层面

（二）肺门 CT 影像

肺门主要由两肺支气管、动脉、静脉和神经组织构成。由于支气管解剖结构较为恒定,因此熟悉其位置与动脉、静脉的关系甚为重要。详见图1-1-10至图1-1-14。

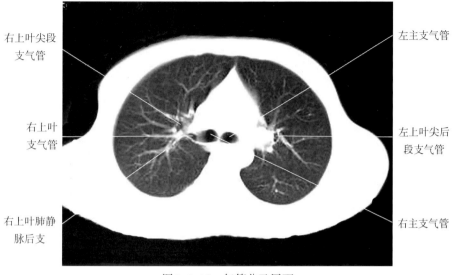

右上叶尖段支气管　　　　左主支气管

右上叶支气管　　　　左上叶尖后段支气管

右上叶肺静脉后支　　　　右主支气管

图1-1-10　气管分叉层面

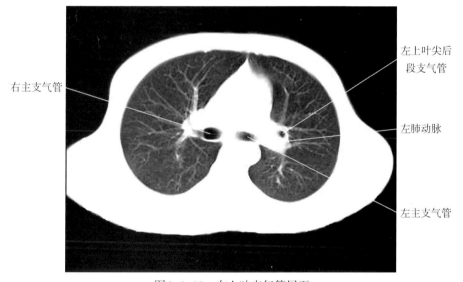

右主支气管　　　　左上叶尖后段支气管

左肺动脉

左主支气管

图1-1-11　右上叶支气管层面

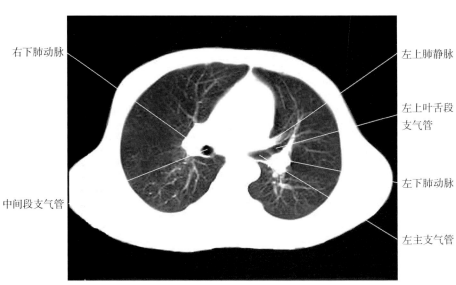

右下肺动脉

中间段支气管

左上肺静脉

左上叶舌段
支气管

左下肺动脉

左主支气管

图1-1-12 左主支气管层面

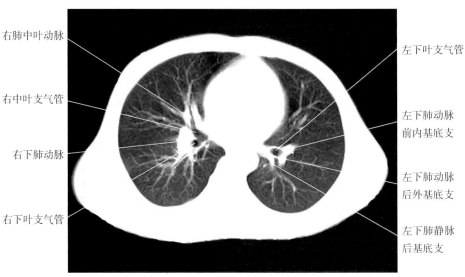

右肺中叶动脉

右中叶支气管

右下肺动脉

右下叶支气管

左下叶支气管

左下肺动脉
前内基底支

左下肺动脉
后外基底支

左下肺静脉
后基底支

图1-1-13 右中叶支气管层面

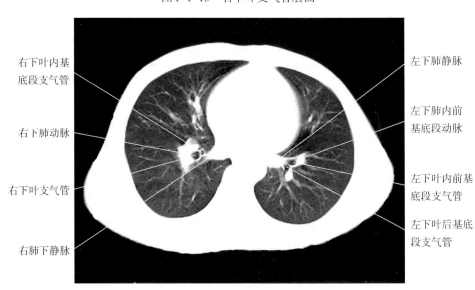

右下叶内基
底段支气管

右卜肺动脉

右下叶支气管

右肺下静脉

左下肺静脉

左下肺内前
基底段动脉

左下叶内前基
底段支气管

左下叶后基底
段支气管

图1-1-14 右基底段支气管层面

（三）肺野CT影像

主要应用肺窗来观察肺野的肺叶和肺段。由于叶间裂是肺内的重要解剖标志,CT图像上呈无血管带,因此依据斜裂和水平裂的位置来确定肺叶的范围与分界。肺段无明确分界,它的确定主要依据肺段支气管。肺小叶由小叶间隔、小叶核心和小叶实质组成。

1. 斜裂(图1-1-15):

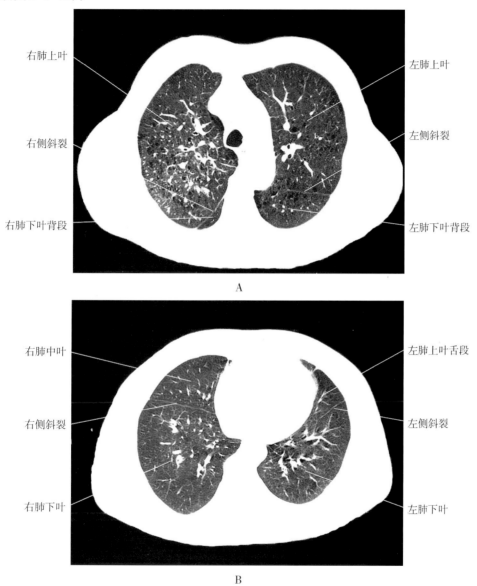

右肺上叶　　左肺上叶

右侧斜裂　　左侧斜裂

右肺下叶背段　　左肺下叶背段

A

右肺中叶　　左肺上叶舌段

右侧斜裂　　左侧斜裂

右肺下叶　　左肺下叶

B

图1-1-15　斜裂

2.水平裂(图1-1-16):

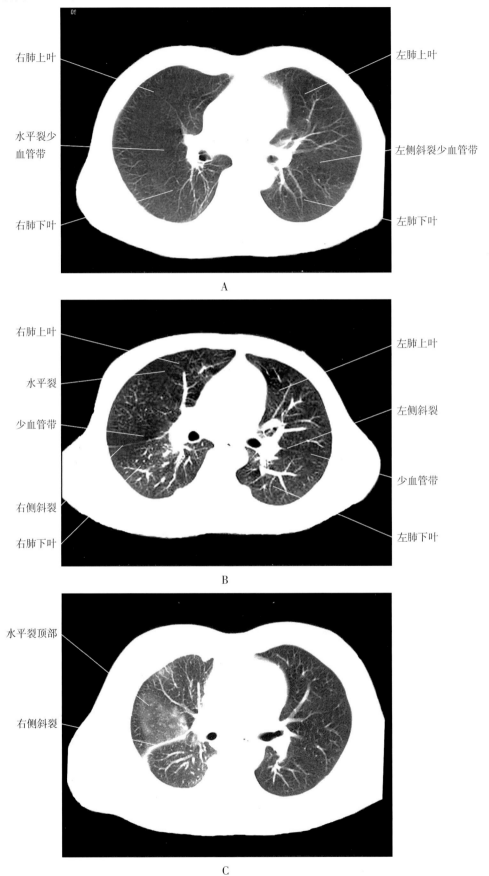

A

B

C

图1-1-16　水平裂

A.B.常规CT扫描右侧斜裂呈线状影,水平裂呈少血管带,左侧斜裂也呈少血管带;

C.水平裂在HRCT上呈类圆形致密影。

3. 肺段(图1-1-17)：

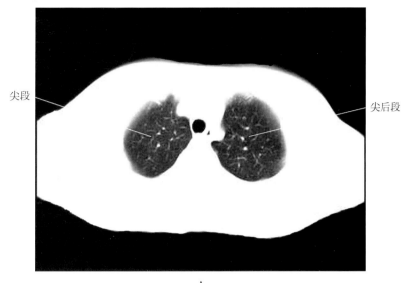

尖段　　　　　　　　　　　　　　尖后段

A

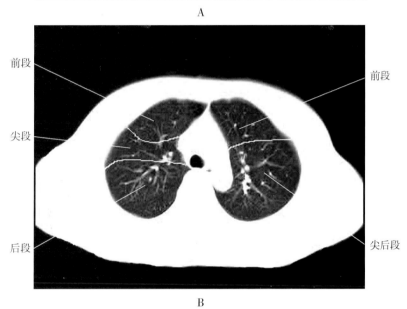

前段　　　　　　　　　　　　　　前段

尖段　　　　　　　　　　　　　　

后段　　　　　　　　　　　　　　尖后段

B

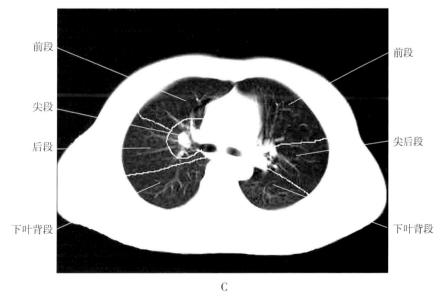

前段　　　　　　　　　　　　　　前段

尖段　　　　　　　　　　　　　　

后段　　　　　　　　　　　　　　尖后段

下叶背段　　　　　　　　　　　　下叶背段

C

图1-1-17　肺段

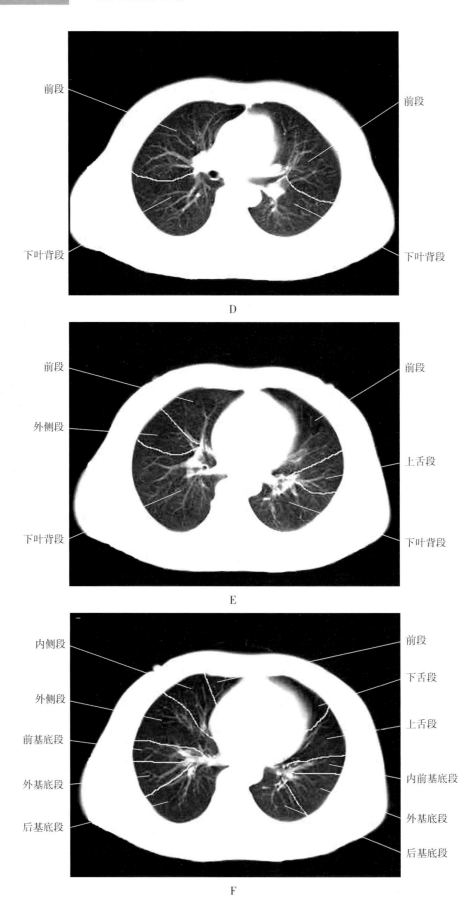

前段

前段

下叶背段

下叶背段

D

前段

前段

外侧段

上舌段

下叶背段

下叶背段

E

内侧段

前段

下舌段

外侧段

上舌段

前基底段

内前基底段

外基底段

外基底段

后基底段

后基底段

F

图1-1-17　肺段(续)

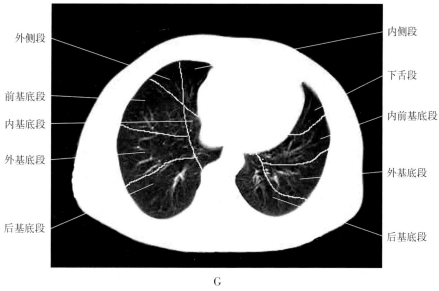

外侧段

内侧段

前基底段

下舌段

内基底段

内前基底段

外基底段

外基底段

后基底段

后基底段

G

图 1-1-17　肺段(续)

（四）胸膜 CT 影像

正常胸膜覆盖于肺和纵隔表面,两层胸膜总厚度为 2~4 mm。脏层胸膜伸向叶间形成水平裂和斜裂,壁层被覆胸廓内面、纵隔和膈肌。由于结构变异偶见副裂(如奇叶副裂等)或纵隔胸膜形成的肺韧带。详见图 1-1-18。

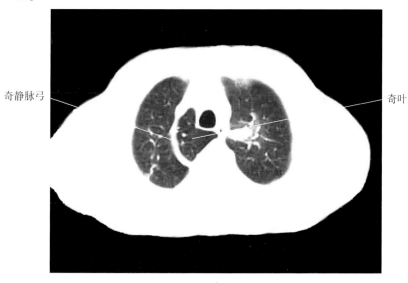

奇静脉弓

奇叶

A

图 1-1-18　胸膜

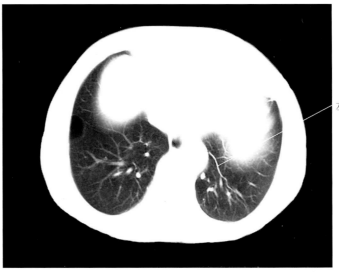

左下肺韧带

B

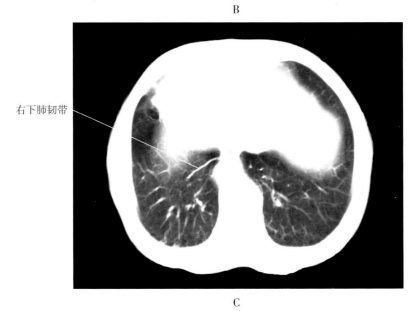

右下肺韧带

C

图1-1-18　胸膜(续)

（鲍家启　李　肖　陈　菁　张　媛）

第二节　肺部病变

一、肺部恶性肿瘤

（一）肺癌

　　肺癌(lung cancer)是肺部最常见的恶性肿瘤,起源于支气管黏膜上皮。好发于40~60岁成人,以男性多见。近年来,我国肺癌发病率和病死率均为恶性肿瘤的首位。全球范围内5年生存率仅为15.6%。病死率男女之比为2.13:1。组织学上皮来源的肿瘤主要分为鳞癌、腺癌(11个亚型)、神经内分泌癌(小细胞肺癌、大细胞神经内分泌癌、类癌)、大细胞癌、腺鳞癌及其他和未分类癌等。2011年,国际肺癌研究协会、美国胸科协会和欧洲呼吸学会联合推出了肺腺癌的国际多学科分类新标准,废除了细支气管肺泡癌的使用,引入了2个新概念,成为业界新的研究热点。其研究对象主要为亚实性结节,包括纯磨玻璃密度结节和部分实性结节。2015年世界卫生组织(WHO)肺腺癌新分类中首次对原位腺癌和微浸润腺癌制定专门的病理诊断标准,提出原位腺癌和微浸润腺癌的诊断必须基于完全切除的手术标本,小的穿刺活检标本不可诊断为原位腺癌和微浸润腺癌。肺癌根据发病部位分为中央型肺癌、周围型肺癌和弥漫型肺癌。中央型肺癌指发生于肺段及肺段以上支气管的肺癌,以鳞癌和小细胞癌为多;周围型肺癌指发生于肺段支气管以下的肺癌,以腺癌为多;弥漫型肺癌指发生于细支气管或肺泡上皮的癌,肿瘤在肺内弥漫性分布。2021年,WHO肺肿瘤组织学分类将原位腺癌从肺腺癌范畴中剔除,原位腺癌和非典型腺瘤样增生归入腺体前驱病变(癌前病变)。CT是目前除常规胸片以外检查肺部肿瘤的首选方法。胸部低剂量CT始于20世纪90年代。在肺癌高危人群筛查中,低剂量CT筛查被认为是目前唯一可以降低肺癌病死率的筛查方法。

【诊断要点】

1. 症状和体征:

1)肿瘤本身症状:与肿瘤的原发部位、病理类型、大小及其有无并发症和转移等密切相关。

(1)中央型肺癌症状出现早而明显,咳嗽或晨起痰中带血丝常为本病首发症状。

(2)周围型肺癌早期一般无症状,少数可有咳嗽或痰中带血丝,直径≤3 cm的肺癌,其自觉症状更少。

(3)弥漫型肺癌常有咳大量泡沫痰的症状。

2)肿瘤外侵和转移症状:

(1)肿瘤外侵和压迫可发生颈交感神经麻痹综合征,表现为同侧瞳孔缩小、上睑下垂、眼球凹陷、患侧无汗等;上腔静脉阻塞综合征,可见颜面颈部水肿、胸壁静脉怒张,以及压迫喉返神经和食管而发生声音嘶哑、吞咽困难等症状。

(2)侵及胸膜和心包可发生血性胸腔积液和心包积液。

(3)转移灶小而少的可无症状,有的则以转移灶的症状为首发症状而就诊,如周围型肿瘤脑转移。

(4)发生骨骼、肝或消化道转移则可产生相应的症状。

3)肺外症状:或称副肿瘤综合征(paraneoplastic syndrome),有的可于肺原发灶检出之前出现。可能与肺癌产生的某些抗原、激素和代谢产物有关,其中以骨关节和内分泌紊乱引起的综合征较为常见。

2. 实验室检查:痰或胸腔积液癌细胞检查。

3. X线胸片检查:近来计算机X线成像(computer radiography,CR)和直接数字化成像(direct digital radiography,DDR)系统的应用,使得普通的X线摄影实现了数字化,大大地提高了肺癌的检出率。

1)中央型肺癌:为一侧肺门块影,边缘不规则或由肿块引起的阻塞性肺炎、肺气肿和肺不张等。

2)周围型肺癌:肺实质内孤立性结节或肿块,呈圆形或椭圆形,多呈分叶状,密度较浅或不均匀,瘤周常有毛刺,偶见癌性空洞(壁厚、偏心、内壁不光滑)。

3)弥漫型肺癌:早期表现为结节状或肺炎样浸润,晚期表现为弥漫性结节样或斑片状影。

4. 胸部低剂量CT(low-dose computed tomography,LDCT)检查:通过肺部LDCT的检查,能够发现肺部癌前病变(腺体前驱)或早期肺腺癌,如纯磨玻璃密度结节、混合磨玻璃结节或实性结节等,来实现肺癌的早期诊断和早期治疗。扫描条件,建议16排以上CT以120 kV,20~50 mA为宜。

5. MRI检查:不作为常规应用,其优点是能做多方位、多参数成像,有利于发现某些特殊部位如肺上沟、近膈面的肿块,能鉴别血管与肺门、纵隔内的肿物等,与CT可互相补充。由于MRI空间分辨率低,在评价肿瘤大小尤其是小结节方面较CT略逊一筹;因软组织对比分辨率高、多平面、多序列成像等优点,故在评估肺癌侵犯相邻结构方面明显优于CT。随着MRI定量和功能成像的应用,特别是弥散成像(DWI),在肺癌的TNM分期、疗效评价和预后预测方面更具有重要价值。

6. PET/CT检查:能同时提供功能显像和解剖结构图像,对肺癌的诊断、分期和疗效评估具有重要的价值。可以对>8 mm的肺癌及纵隔淋巴结有无转移进行诊断,尤其是全身PET/CT,在评价肺癌远处转移方面要优于CT和MRI。

7. PET/MRI检查:作为最新的融合影像技术,在肺癌的临床应用价值尚未得到有效的肯定,其潜在应用价值有可能优于PET/CT。

8. 纤维支气管镜检查:适用于中央型肺癌的检查,有助于病变组织的定性诊断。

9. 组织活检:根据具体情况选择转移性淋巴结活检,B超或CT导引下经皮针吸肺活检,经纤维支气管镜肺活检、胸膜活检、胸腔镜活检等。

【CT表现】

1. 中央型肺癌:主要表现为肺门肿块、支气管改变及气道阻塞征象,多见于鳞状细胞癌(鳞癌)和小细胞肺癌。

1)支气管改变:支气管壁增厚、管腔狭窄和闭塞。早期黏膜浸润CT可无异常发现,当病灶增大,可造成支气管壁增厚和管腔狭窄。狭窄可为环状狭窄、管状狭窄、偏心狭窄或鼠尾状狭窄,甚至完全闭塞截断(图1-2-1、图1-2-2)。

2)肺门肿块:表现为不规则结节或分叶状肿块,晚期原发灶和增大淋巴结融合可形成巨大肺门肿块(图1-2-3)。特别是小细胞肺癌,好发于较大的支气管黏膜下并沿长轴方向发展,呈围管状生长,常表现为单侧肺门或纵隔巨大不规则肿块,多呈分叶状或形如茄状,少数表现为肺门结构不清,难以分辨原发灶与肺门或纵隔淋巴结(图1-2-4、图1-2-5)。癌组织若发生坏死可形成空洞,多见于鳞癌,一般洞壁较厚、内缘凹凸不平(图1-2-6)。

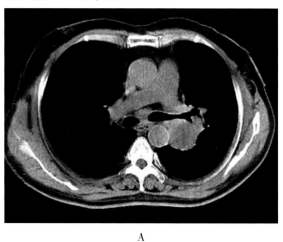
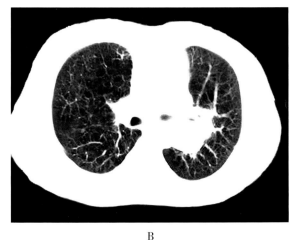

A   B

图1-2-1　左肺下叶中央型腺癌

A.B.左主支气管壁后方类圆形肿块,左主支气管和下叶支气管管腔明显受压。

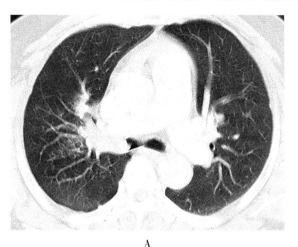
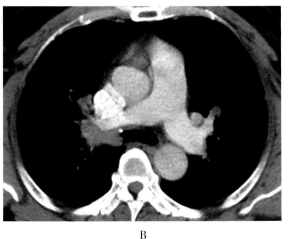

A   B

图1-2-2　右肺中央型鳞癌

A.B.增强扫描见右肺门肿块致右主支气管管腔阻塞伴灶周少许阻塞性肺炎。

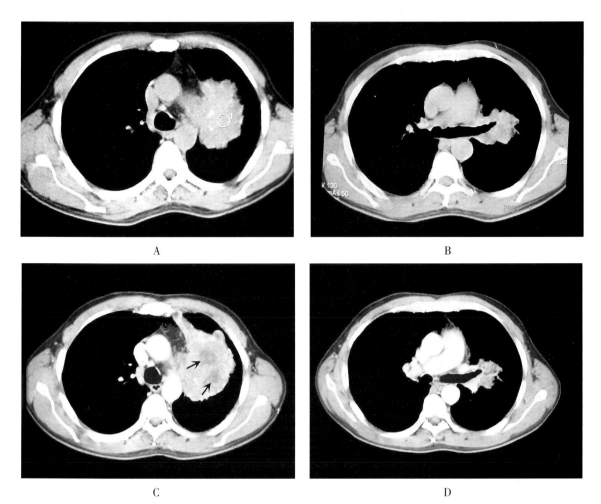

图1-2-3　左肺上叶中央型鳞癌

A.B. 左肺门巨大肿块,呈明显分叶状,密度不均匀,其内可见点状钙化和低密度坏死区,左主支气管及上叶支气管明显受压变窄;

C.D. 增强扫描见肿块轻中度强化,其内可见低密度坏死区(↑)。主肺动脉窗和气管前间隙淋巴结增大。

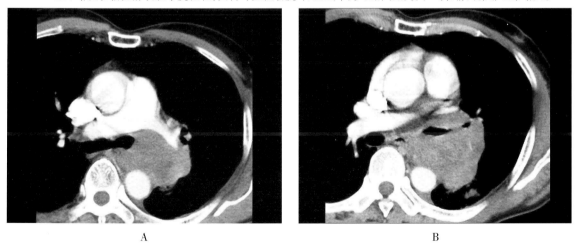

图1-2-4　左肺中央型小细胞肺癌

A.B. 增强扫描见左肺门巨大肿块伴肺门淋巴结增大致左肺动脉变形、变细和左主支气管管腔阻塞、上叶支气管明显受压变窄,病灶与降主动脉及食管旁脂肪间隙消失。

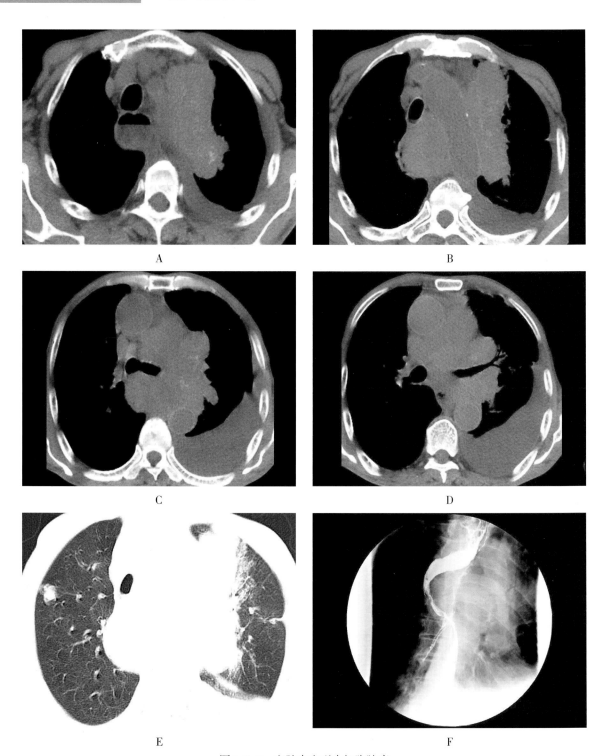

图1-2-5　左肺中央型小细胞肺癌

　　A~D.CT平扫纵隔窗示左肺门及上、中纵隔旁见巨大不规则肿块,形如茄状;主动脉窗、气管前方、左肺门可见多发增大淋巴结并融合成团、左主支气管管腔阻塞、上叶支气管明显变窄;病灶累及食管旁和降主动脉;局部食管受压致中上段食管明显扩张并见液平面;左侧胸腔积液;

　　E.CT平扫肺窗示灶周少量阻塞性炎症;

　　F.食管X线钡剂造影见肿块压迫、推移中段食管形成巨大弧形压迹。

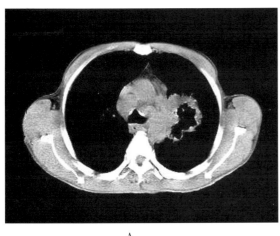
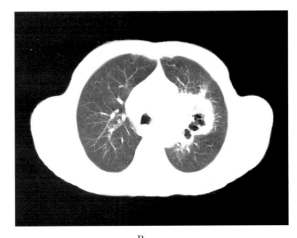

A   B

图1-2-6　左肺中央型鳞癌伴空洞

A.B.左肺门肿块与纵隔淋巴结融合形成巨大肿块,其内见一较大的1.5 cm×2.5 cm不规则空洞,洞壁内缘凹凸不平。

3)气道阻塞征象:主要表现为局限性肺气肿、阻塞性肺炎和肺不张(图1-2-7、图1-2-8)。

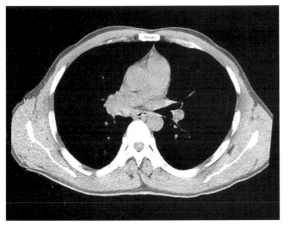
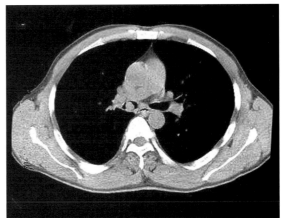

A   B

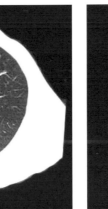
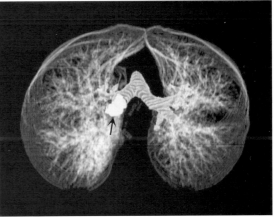

C   D

图1-2-7　右肺中间段支气管腺癌

A.中间段支气管腔内肿块与腔外淋巴结融合;

B.肿块向上累及右主支气管;

C.右肺下叶背段阻塞性肺炎;

D.三维表面重组,见中间段支气管腔腔内瘤体(↑)。

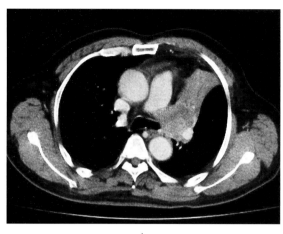
A

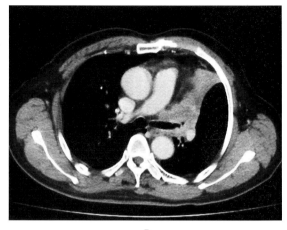
B

图1-2-8　左肺中央型鳞癌

A.B.增强扫描见左肺门类圆形肿块压迫左主支气管和上叶支气管致左肺上叶肺不张。

4)胸膜、心包改变:表现为胸膜不规则增厚、胸膜壁结节及胸腔积液,大量胸腔积液可掩盖肺门肿块和肺不张,这时需待抽取胸腔积液后再行CT扫描,心包亦可见增厚和积液(图1-2-9)。

5)肺癌晚期:向纵隔内大血管、心脏和食管侵犯,则出现相应的CT征象,如肿块包绕腔静脉或肺动脉,则造成血管腔狭窄和轮廓不规则等,增强扫描显示更加清楚(图1-2-10、图1-2-11)。

6)肺门和纵隔淋巴结转移:通常把纵隔淋巴结直径>15 mm或肺门淋巴结>10 mm作为淋巴结转移的标准(图1-2-12、图1-2-13)。

7)CT多平面重组和虚拟支气管镜能够清晰地显示支气管腔内的阻塞情况和支气管的改变(图1-2-14)。

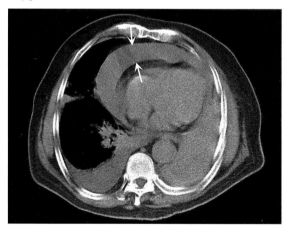

图1-2-9　左肺上叶腺癌伴胸膜、心包转移

左肺上叶腺癌晚期伴右侧胸腔积液、心包浸润增厚和积液(↑)。

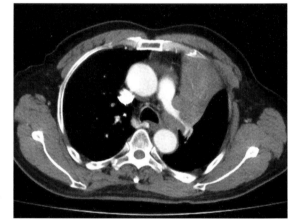

图1-2-10　左肺中央型鳞癌

增强扫描见左肺门肿块压迫、包绕左肺动脉,致血管管径变细和轮廓不规则伴左肺上叶肺不张。

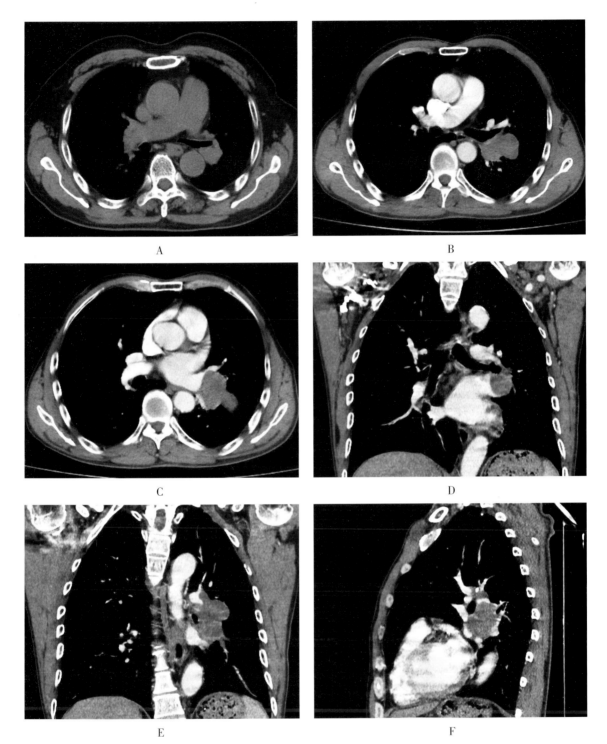

图 1-2-11 左肺中央型小细胞肺癌

A. CT平扫左肺门主支气管后方见一类圆形肿块；

B.C. 增强扫描见肿块轻度强化，左上肺静脉受累并受压呈弧形改变；

D~F. MPR冠状位、矢状位，见肿块压迫、包绕左上、下肺静脉等肺门血管。

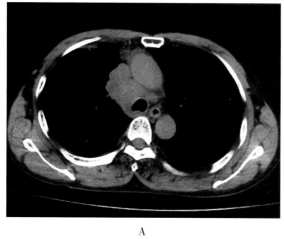
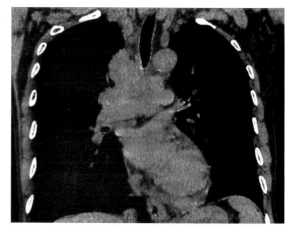

A

B

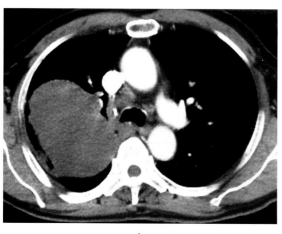

C

图1-2-12　右上肺纵隔旁小细胞肺癌

A. CT平扫右上肺纵隔旁可见较大分叶状肿块伴气管前方、主动脉窗增大淋巴结；

B. MPR冠状位见肿块与纵隔增大淋巴结融合成团；

C. MPR矢状位前上纵隔肿块与气管旁、隆突下多发增大淋巴结。

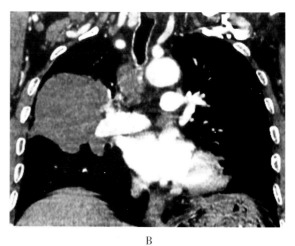

A

B

图1-2-13　右肺中央型小细胞肺癌

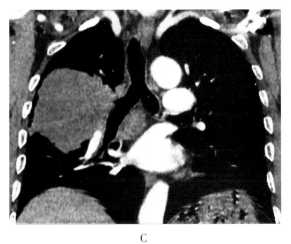

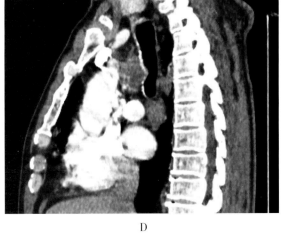

C   D

图 1-2-13   右肺中央型小细胞肺癌（续）

A. 增强扫描见右肺门巨大类圆形肿块伴气管前方增大淋巴结；

B~D. MPR 冠状位、矢状位，右肺门肿块和气管旁、隆突下增大淋巴结显示更清楚。

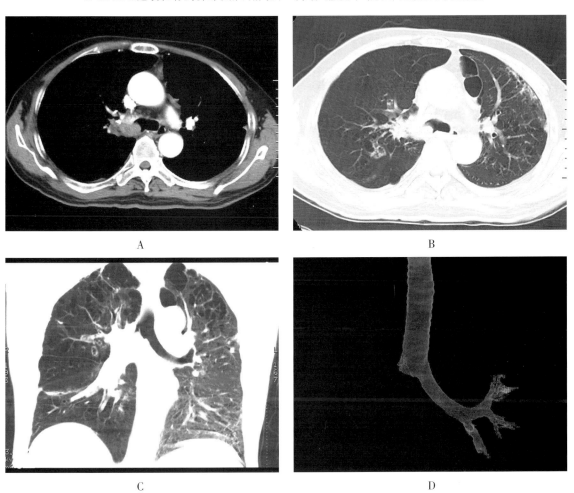

图 1-2-14   右肺中央型肺癌

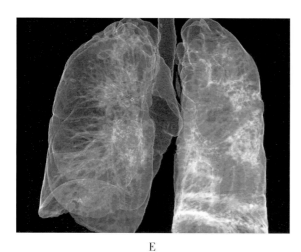
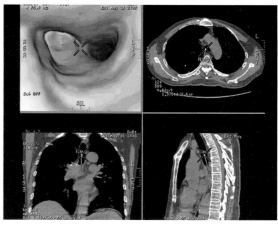

E   F

图1-2-14　右肺中央型肺癌(续)

  A.右主支气管腔内肿块与肺门淋巴结融合;

  B.右肺门增大,边缘不整;

  C.冠状位MPR,见右主支气管累及范围;

  D.支气管树成像,示右主支气管中断,远端未显示;

  E.支气管、肺透明成像,右主支气管中断;

  F.气管及支气管虚拟内镜,显示右主支气管腔内肿块大小、形态及管腔狭窄或闭塞程度。

  2.周围型肺癌:腺癌多见,CT表现多种多样,结节或肿块主要表现为分叶、"空泡征"、毛刺、"空气支气管征"和"胸膜凹陷征"等。

  1)圆形分叶状实性肿块(图1-2-15、图1-2-16)。

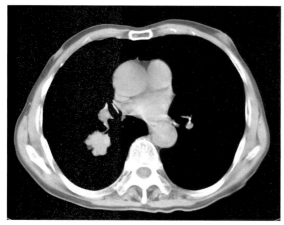
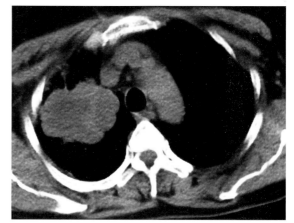

图1-2-15　右肺下叶周围型肺癌伴分叶   图1-2-16　右肺上叶周围型鳞癌伴分叶

  右肺下叶外基底段1.7 cm×1.8 cm结节,呈明显分   CT平扫示右肺上叶类圆形肿块呈明显分叶状并与

叶状,密度均匀。   胸膜粘连。

  2)肿块偏心部位出现单个或多个小泡状低密度区(图1-2-17、图1-2-18)。

  3)瘤体边缘出现短、细、密集毛刺(图1-2-19)。

  4)瘤灶内出现"空气支气管征"(图1-2-20)。

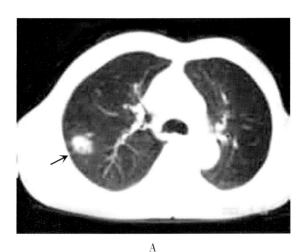
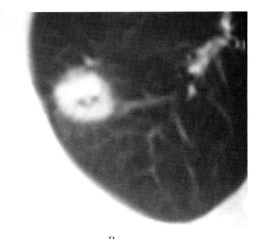

A   B

图1-2-17　右肺上叶周围型腺鳞癌伴"空泡征"

A.右肺上叶类圆形小结节灶,密度不均,有"胸膜凹陷征"(↑);

B.局部放大像,病灶内有2个小泡状低密度区。

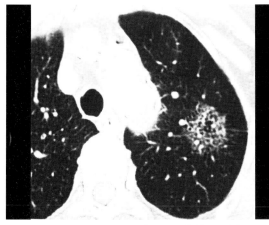
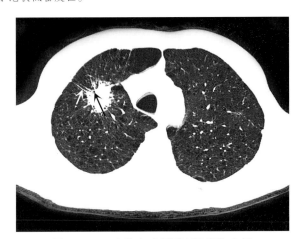

图1-2-18　左肺上叶周围型肺癌伴"空泡征"　　　　图1-2-19　右肺上叶周围型肺癌伴毛刺

　　CT平扫示左肺上叶磨玻璃密度结节,其内可见　　　　HRCT见右上肺孤立性结节灶,瘤-肺交界面毛刺
多发小泡状低密度区。　　　　　　　　　　　　　影(↑)和泡状低密度影(长↑),另见局限性肺气肿。

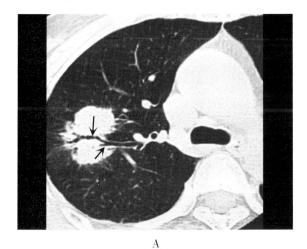
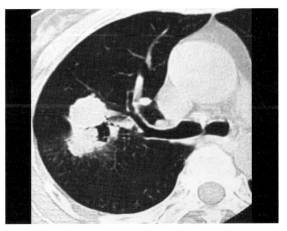

A   B

图1-2-20　右肺上叶周围型肺癌伴"空气支气管征"

A.B.CT平扫肺窗右肺上叶见一不规则肿块,边界清楚,其内可见支气管充气像(↑)。

　　5)偏心性细小点状钙化(图1-2-21)。

6)癌肿与邻近胸壁出现条状或三角形"胸膜凹陷征"(图1-2-22)。

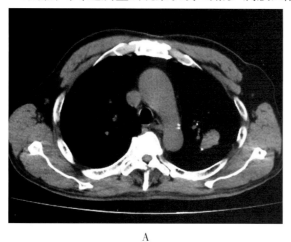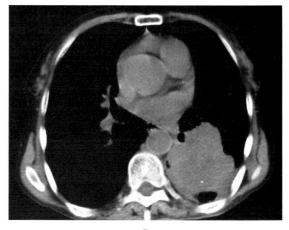

A   B

图1-2-21　左肺下叶腺癌、腺鳞癌偏心性点状钙化

A.B. CT平扫纵隔窗示左肺下叶腺癌、腺鳞癌偏心性点状高密度钙化灶。

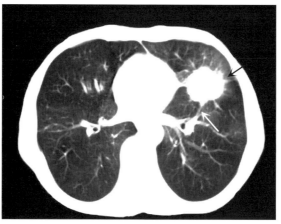

图1-2-22　左肺上叶下舌段周围型肺癌伴"胸膜凹陷征"

左肺下舌段2.5 cm×2.8 cm结节,边缘较清楚,有毛刺,略呈分叶状,有"胸膜凹陷征"(↑),周围支气管、血管向肿块集中(长↑)。

7)较大的肿块可发生坏死,出现偏心性厚壁空洞(图1-2-23)。

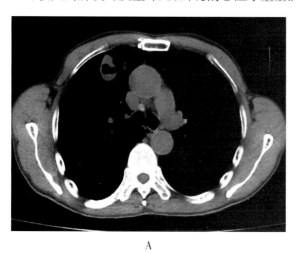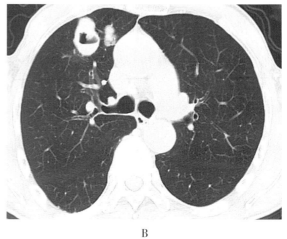

A   B

图1-2-23　右肺上叶、下叶腺癌偏心性厚壁空洞

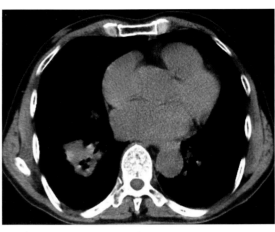

C

图 1-2-23　右肺上叶、下叶腺癌偏心性厚壁空洞(续)

A.B. CT 平扫示右肺上叶前段未分化腺癌偏心性厚壁空洞,其内可见一液平面;

C. 右肺下叶外基底段腺癌偏心性厚壁小空洞,其内可见间隔线。

8)"支气管血管集束偏位征""骑跨征":是腺癌特征性表现之一。病变周围的支气管血管急剧弯入或肺血管卷入,特别是被卷入的肺动脉或肺静脉更具诊断意义(图 1-2-24)。

9)CT"血管造影征":肺增强扫描,肺腺癌实变区可见肺动脉分支明显强化(图 1-2-25)。

10)血管在肿瘤中走行、扭曲、僵直、增粗、聚集等改变,对腺癌的定性诊断有一定价值(图 1-2-26)。

11)纯磨玻璃密度结节或混合磨玻璃结节:为腺体前驱病变或早期肺腺癌的影像表现(如非典型腺瘤样增生、原位腺癌和微浸润腺癌)。纯磨玻璃密度结节为非实性结节,比正常肺野密度稍高,低于肺血管和支气管壁,内部可见血管-支气管分支线影和小叶间隔。混合磨玻璃结节为病灶密度增高,遮蔽部分肺实质(图 1-2-27 至图 1-2-36)。

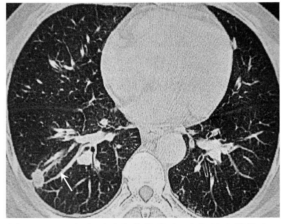

图 1-2-24　右肺下叶高分化腺癌"支气管血管集束偏位征""骑跨征"

增强扫描见肺动脉或肺静脉偏位、骑跨肿块两侧,多支血管进入(↑)。

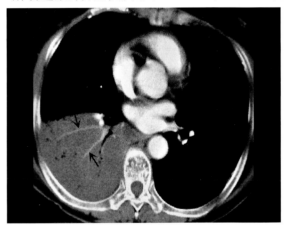

图 1-2-25　右肺下叶腺癌"血管造影征"

增强扫描见实变影中与支气管伴行的肺动脉明显增强(↑)。

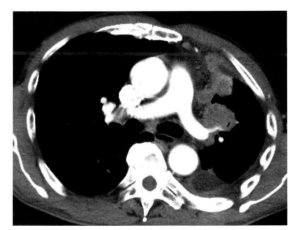

图 1-2-26　左肺门差分化腺癌血管进入肿块

增强扫描见增强的血管分支从边缘进入瘤体内。

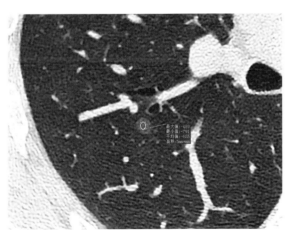

图 1-2-27　右肺上叶非典型腺瘤样增生

右肺上叶类圆形纯磨玻璃密度结节,边缘光整、清晰,密度较均匀,其内未见明显血管穿行。

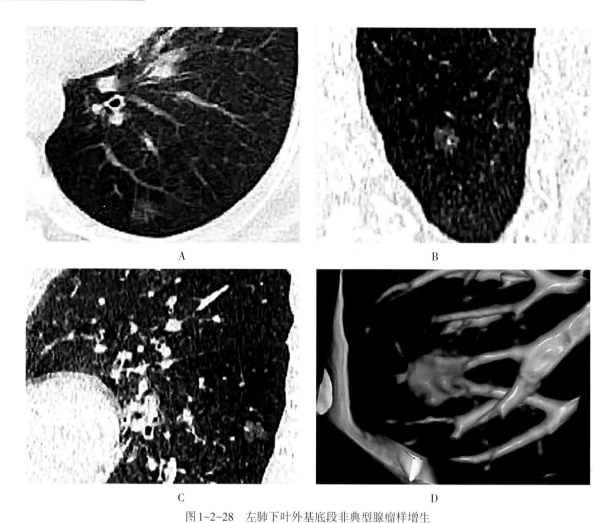

图1-2-28　左肺下叶外基底段非典型腺瘤样增生

A. 增强扫描见左肺下叶外基底段见一磨玻璃密度结节,边界不清晰;

B.C. MPR冠状位、矢状位,左肺下叶外基底段病变边缘不规则,其内可见点状血管;

D. VR重组见结节与供血血管。

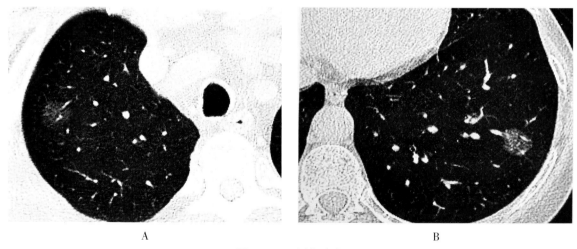

图1-2-29　原位腺癌

A.B. 增强扫描见右肺上叶尖段及左肺下叶外基底段分别见一圆形磨玻璃密度结节,直径分别约为15 mm和12 mm,边界模糊,其内可见血管–支气管分支。

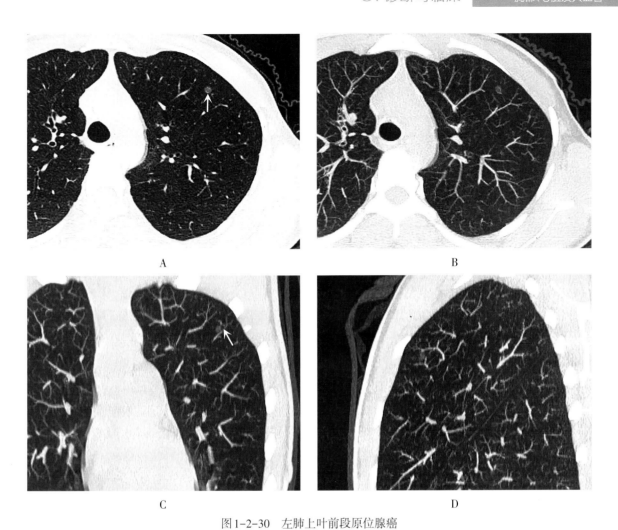

图1-2-30 左肺上叶前段原位腺癌

A~D. 增强扫描分别为横断位和MIP冠状位、矢状位,左肺上叶前段见一小的纯磨玻璃密度结节,边界欠清楚(↑)。

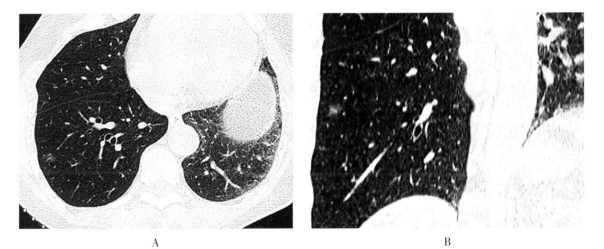

图1-2-31 右肺下叶外基底段微浸润性腺癌

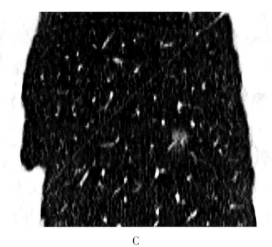
C

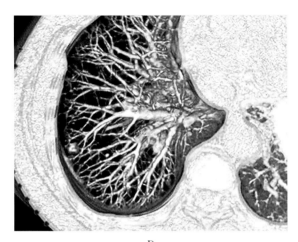
D

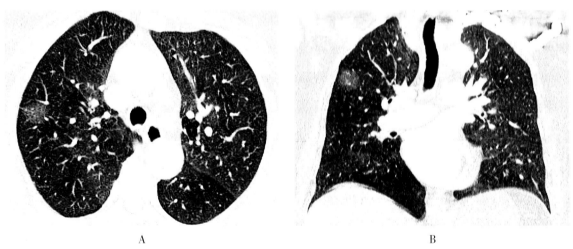
E

图1-2-31 右肺下叶外基底段微浸润性腺癌(续)

A. CT平扫见右肺下叶外基底段纯磨玻璃密度结节,边界模糊;

B.C. 冠状位、矢状位MPR见结节边界不清晰,其内可见血管分支;

D.E. VR横断位、冠状位见小结节边缘不规则,多支小血管分支进入瘤体。

A

B

图1-2-32 右肺上叶尖段微浸润性腺癌

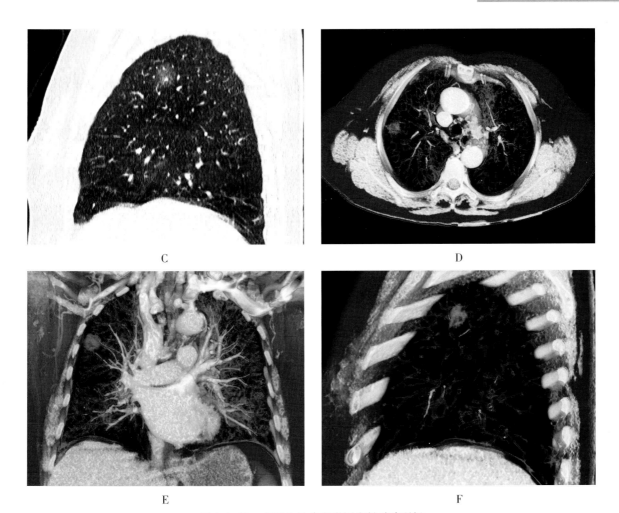

C　　　　　　　　　　　　　　　　D

E　　　　　　　　　　　　　　　　F

图1-2-32　右肺上叶尖段微浸润性腺癌(续)

A.增强扫描见右肺上叶尖段圆形混合磨玻璃密度结节,其内可见多发"小泡征"及点状血管,边界模糊,与同侧胸膜线状粘连;

B.C.MPR冠状位、矢状位,见病变边界不清晰,其内见点状血管;

D～F.容积重组技术(VR)横断位及冠状位、矢状位,显示瘤体密度不均匀,其内可见多发"小泡征"和肿瘤供血血管。

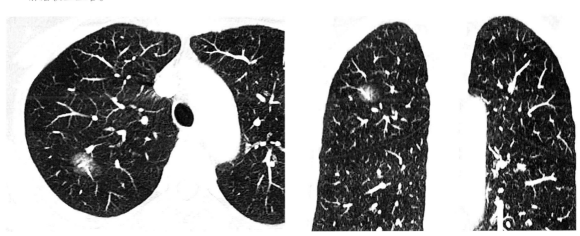

A　　　　　　　　　　　　　　　　B

图1-2-33　右肺上叶后段浸润性腺癌

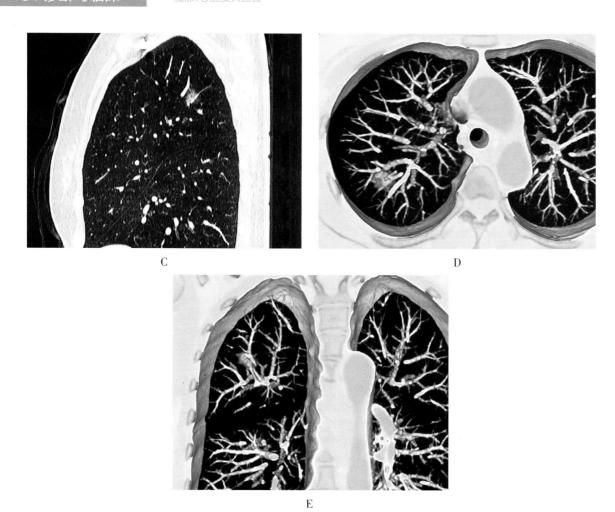

C   D

E

图1-2-33 右肺上叶后段浸润性腺癌(续)

A~C.增强扫描横断位及MIP冠状位、矢状位,见右肺上叶后段圆形磨玻璃密度结节,边界模糊,其内可见供血血管;D.E.VR重组横断位、冠状位见肺内结节与支气管及血管紧密相连,其内可见多支血管聚集。

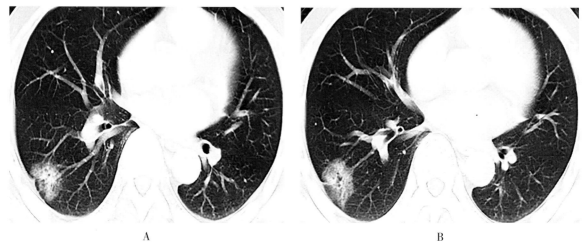

A   B

图1-2-34 右肺下叶腺癌

A.B.增强扫描见右肺下叶外基底段磨玻璃密度结节,边界清楚,其内可见"小泡征""胸膜凹陷征",瘤体多支供血血管。

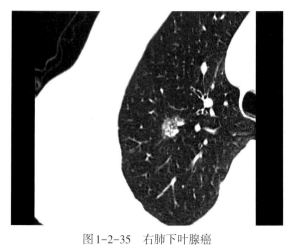
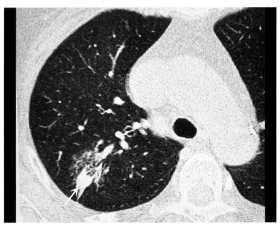

图1-2-35　右肺下叶腺癌

增强扫描见右肺下叶外基底段部分实性结节,边缘清楚,其内可见"小泡征"。

图1-2-36　右肺上叶乳头状腺癌

CT增强扫描见右肺上叶后段肿块大部分为磨玻璃密度结节,近胸膜侧为实性高密度病灶(↑),瘤体直径约为2.5 cm,边界模糊,其内可见"小泡征"及"胸膜凹陷征"。

3. 弥漫型肺癌:主要表现为结节和浸润实变,多见于腺癌。

1)肺炎样浸润实变:在较高密度的实变区内出现高密度的血管影为主要特征。

2)两肺弥漫性结节:边缘模糊,常伴有肺门和纵隔淋巴结增大(图1-2-37)。

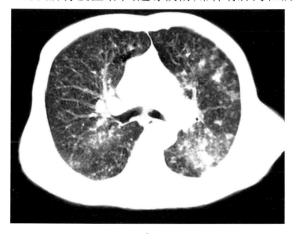
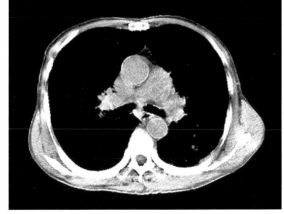

A

B

图1-2-37　弥漫型肺癌

A. 两肺广泛性斑片状和小结节状病灶伴肺炎样浸润;

B. 两侧肺门、纵隔淋巴结增大。

4. 鉴别诊断:肺内肿块应密切结合临床与结核球、炎性假瘤、肺脓肿、肺转移瘤、错构瘤及支气管囊肿等病进行鉴别。特别是小肺癌的定性诊断,即使应用HRCT,有时只能提示良性或恶性的可能性。因为无一种HRCT征象是小肺癌所特有的,结节边缘分叶或切迹、毛刺影、针尖状偏心性钙化也只能做出倾向于肺癌的诊断,"胸膜凹陷征"对鉴别良性与恶性的意义不大。若结节内发现脂肪密度影,则是错构瘤的特征性表现;含液性密度影,可能为肺脓肿。

提高对腺体前驱病变(非典型腺瘤样增生、原位腺癌)和微浸润腺癌及浸润性腺癌影像表现的认识,它们均可以表现为纯磨玻璃密度结节或混合磨玻璃结节,当病变>1 cm、形状为圆形、边缘有毛刺,提示恶性可能性较大。由于腺体前驱病变及微浸润病变生长十分缓慢,其预后又明显好于浸润性腺癌,因此我们应该特别注意随访过程中结节的细微变化,仔细比较磨玻璃密度是否增高、实性部分是否增多和结节有无增大,这对于诊断尤为重要。

为准确显示肺癌的形态学特征,在CT检查中应恰当地使用各种三维重组技术,如多平面重组

31

（MPR）和容积重组（VR），可以充分显示病灶的形态特征及与周围结构的关系，有助于定性诊断。动态增强CT可提供肺孤立结节病变的血供特征，有助于结节病变良恶性的鉴别诊断。

（二）肺肉瘤样癌

肺肉瘤样癌（pulmonary sarcomatoid carcinoma，PSC）是一组含有肉瘤或肉瘤样成分的罕见的非小细胞癌，可以发生在全身许多部位，但以上呼吸道、肺、乳腺和肾常见。发病年龄30~70岁，60岁以上多发，男女发病之比约为4:1。

组织学上肉瘤样癌一般有上皮和肉瘤样组织两种成分，并常以肉瘤样组织占优势。上皮成分以鳞癌为主，腺癌次之。肉瘤样组织最多见的为纤维肉瘤或恶性纤维组织细胞瘤，而无明确的骨、软骨、横纹肌肉瘤等异源成分，肉瘤成分和癌成分常有过渡。肉瘤样组织比例须在50%以上才能诊断此病，若肉瘤样组织比例过小，应诊断为癌。

【诊断要点】

1. 症状和体征：临床表现与肿瘤生长部位有一定关系。常分为中央型和周围型。中央型多表现为阻塞性肺炎或肺不张，患者可有咳嗽、咯血、发热等；周围型多无自觉症状或症状轻微，但肿块生长迅速，患者就诊时肿块多较大，常侵及胸膜，表现为胸痛。

2. 支气管镜检查：支气管镜检查或肺穿刺活检有时也难以正确诊断。

3. 免疫组化检查：可见癌成分CK、CEA、EMA、AE1等阳性表达，间叶成分可用vimentin、S-100蛋白、desmin等证实。本病最终确诊依赖于光镜及免疫组化分析。

4. X线检查：胸片示肺内软组织团块或结节影。

【CT表现】

1. 部位：本病无明确好发部位，多位于肺周围胸膜下，以周围型多见。

2. 大小：本病发展迅速，侵袭性强，就诊时肿块多较大；周围型肿块多大于中央型，肿块直径可在50 mm以上。

3. 密度：肿瘤较小时，瘤体呈密度均一的肿块；肿瘤越大，瘤内密度越不均匀，内见大片液化、坏死的低密度区；直径>50 mm者常显示密度不均，多见坏死空洞，且与肿瘤的亚型无明确关联。少数肿瘤内可见钙化。

4. 边缘：肿瘤边界多清楚，边缘光整，可呈分叶状，但少见毛刺及"胸膜凹陷征"（图1-2-38A、图1-2-38B）。

5. 强化方式：瘤周可有不规则斑片状或者环形强化，中央区域强化不明显（图1-2-38C）。

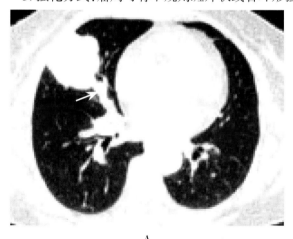 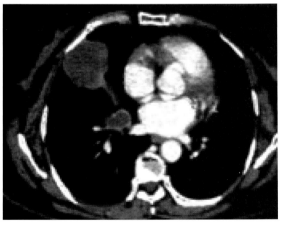

A   B

图1-2-38　肺肉瘤样癌

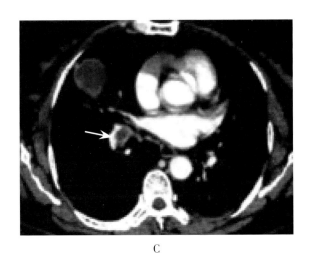

C

图1-2-38 肺肉瘤样癌(续)

A.CT平扫示右肺中叶近胸壁旁实性肿块,边界较清,密度不均匀,浅分叶状,肿块与肺门间由一条索状高密度影相连(↑);

B.C.增强扫描肿块边缘环形强化,肺门旁另见一环形强化的软组织结节灶(↑)。

6.周围征象:易侵犯邻近胸膜及胸壁,纵隔、肺门淋巴结转移少见。可发生远处转移,较常见的转移部位是骨、脑、肝脏及肾上腺。转移灶可表现为单纯癌、单纯肉瘤和癌肉瘤的混合。

7.鉴别诊断:

1)肺癌:肺癌常出现分叶、毛刺,以及"胸膜凹陷征""血管集束征""空泡征"等,且增强后常为瘤体均匀强化,或瘤体内点线状、斑片状强化。

2)肺肉瘤:肺肉瘤通常体积较大,轮廓清晰,边缘光滑,密度较均匀,一般无毛刺,增强后密度不均匀,易侵犯局部胸膜,但很少发生肺门及纵隔淋巴结转移。

3)炎性假瘤:炎性假瘤多见于两侧中下肺野外带,边缘锐利,密度均匀,常与胸膜紧贴或有粘连,可有钙化及空洞,但不累及肺门及纵隔淋巴结。

(三)肺肉瘤

原发性肺肉瘤(primary pulmonary sarcoma)很少见,其中包括平滑肌肉瘤、纤维平滑肌肉瘤、横纹肌肉瘤等。

【诊断要点】

1.症状和体征:较大的肉瘤可有咳嗽、痰中带血、气短、胸痛等症状,与肺癌的临床表现相似。

2.X线胸片:

1)常为肺内较大肿块,边缘光滑或轻度凹凸不平,边界清楚,钙化少见。

2)肿瘤生长速度较快。

3.MRI检查:

1)肺内软组织肿块,常为单发,肿块较大,边缘光滑或轻度凹凸不平,边界清楚。

2)T_1WI呈稍低信号,T_2WI呈稍高信号,坏死区呈明显长T_1、长T_2信号。

3)增强后肿块不均匀强化。

【CT表现】

1.CT平扫为肺内软组织肿块,多为单发,肿块常较大,边缘光滑或轻度凹凸不平,边界清楚,钙化少见(图1-2-39)。

2.增强后可见肿块不均匀强化,其内可见不规则低密度坏死区。

3.可合并肺门、纵隔淋巴结增大和胸腔积液。

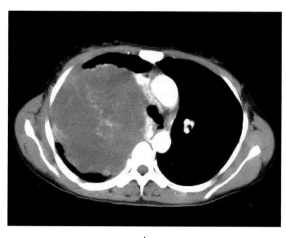 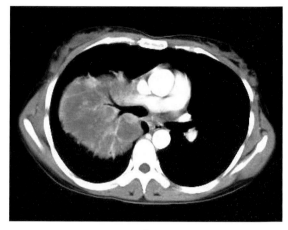

A   B

图1-2-39　肺肉瘤

A.B.增强扫描见右侧肺内巨大软组织肿块,呈分叶状,不均匀强化,肺门淋巴结增大。

(四)肺癌肉瘤

肺癌肉瘤(pulmonary carcinosarcoma,PCS)是一种癌和异源性肉瘤成分(如软骨、骨或骨骼肌)的混合性恶性肿瘤,镜下见癌与肉瘤成分并存。临床上罕见,仅占所有肺部恶性肿瘤的0.3%~1.3%。好发于老年男性,平均年龄60岁,90%的患者有重度吸烟史。WHO按肿瘤组织形态分为5型,即多形性癌、梭形细胞癌、巨细胞癌、癌肉瘤、肺母细胞癌。癌肉瘤由非小细胞癌和有明确分化的真正肉瘤成分组成。癌的成分主要是鳞状细胞癌,其次是腺癌和大细胞癌;肉瘤成分为恶性软骨、骨或横纹肌成分。肿瘤位于肺中央区或周边区,后者多见于肺上叶,直径>5 cm,境界清晰,无包膜,切面灰黄色或棕黄色,有明显坏死。

【诊断要点】

1.症状和体征:症状和体征常与肿瘤生长部位有一定联系,多表现为咳嗽、胸痛、血痰等。少数患者有肩痛、声嘶、杵状指等肺外症状。临床上肿瘤进展迅速,常广泛转移,化疗和放疗的效果差,预后不佳。

2.X线胸片:

1)病变多为周围型,约占77.8%。

2)直径较大,平均直径约为8.9 cm。

3)肿块多为圆形,边界光滑、清楚,少有分叶及毛刺。

4)密度均匀,多无空洞及钙化斑。

5)肺内及纵隔淋巴结转移少见。

【CT表现】

1.具有肺癌和肉瘤的双重特征,既可具有癌肿的边缘特征,如分叶、毛刺等周边浸润征象,也可类似肉瘤样,边缘清晰、光滑、锐利,形态上近似良性肿瘤特征(图1-2-40)。

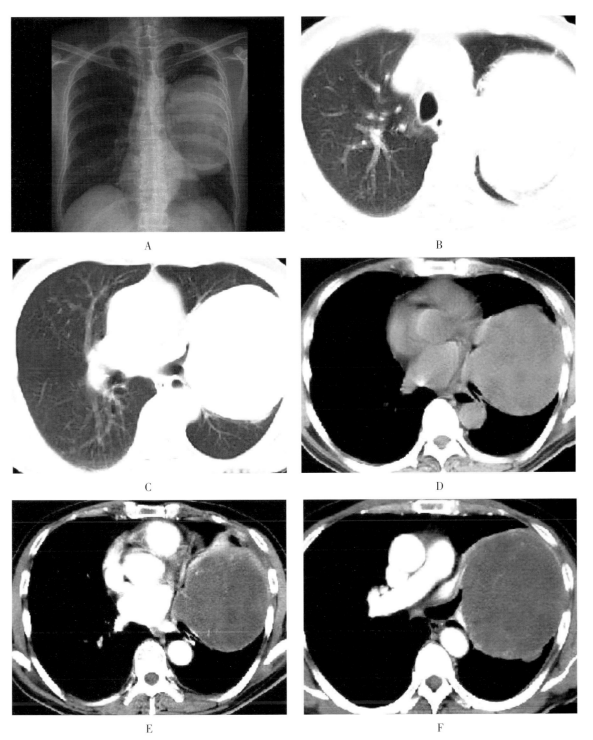

图1-2-40 肺癌肉瘤

A. X线平片示左肺巨大肿块,边界清晰、光滑、锐利;

B~D. CT平扫示左肺巨大肿块,边界清晰、光滑、锐利,内侧与左主支气管相连,外缘与胸膜分界不清,肿块内部密度不均;

E.F. 增强扫描肿块中央呈不均匀强化,边缘呈较厚的环形强化。

2. 肿块体积一般较大,直径一般在5.0 cm以上,边缘清楚,强化明显,分叶不明显,多为切迹样或铸型改变。

3. 肿块内部因坏死而密度不均匀,可见散在斑点状钙化灶。

4. 增强扫描具有肉瘤的强化表现,如较厚的环状强化、肿块中央强化不均、常见多个不规则的低密度影。

5. 鉴别诊断:

1)肺癌:肺癌肿块多呈分叶状,有短毛刺,常有"胸膜凹陷征"、阻塞性肺炎、肺不张及纵隔淋巴结转移。肺癌肉瘤多为单发,在肺实质内膨胀性生长,很少侵犯支气管黏膜,影像学表现少有空洞、毛刺及淋巴结增大。

2)肺良性肿瘤:多无临床症状,一般为单发圆形或类圆形肿块,边界光滑,密度均匀,生长缓慢或静止,无明显分叶和毛刺,不侵犯周围组织,CT增强后多无强化。

3)肺转移瘤:肺转移瘤多有原发恶性肿瘤的病史,影像学可见肺内多发类圆形小结节灶,边界清楚,而肺癌肉瘤影像学表现一般为单发、肿块较大。结合两者临床较易鉴别。

（五）肺类癌

肺类癌(carcinoid)是一种少见的肿瘤,占全部肺原发性肿瘤不足5%,起源于弥漫的神经内分泌细胞,属于低度恶性。分为典型肺类癌(包括中央型和周围型)和非典型肺类癌,典型肺类癌预后明显好于后者。肺类癌多数病变发生于肺亚段以上支气管壁。本病男女发病率均等,90%见于50岁以下,平均发病年龄在40岁左右。国内文献报道发病年龄为13~70岁。该肿瘤发生于支气管上皮细胞之间的Kulchitsky细胞,属分化相对较好的神经内分泌肿瘤,能分泌5-羟色胺。

【诊断要点】

1. 症状和体征:无特异性,主要是咳嗽、咳痰、痰中带血、胸痛和发热等。

2. X线胸片:

1)中央型肺类癌:

(1)支气管阻塞性改变:阻塞性肺炎、肺不张和支气管扩张。

(2)肺门区肿块影,通常<3 cm,呈圆形或椭圆形,边界清楚。

2)周围型肺类癌:

(1)圆形或椭圆形肿块。

(2)边缘清楚,光滑锐利,亦可有毛刺及浅分叶。

(3)密度一般较均匀,亦可有空洞,少数可有钙化。

(4)肺门和纵隔淋巴结增大。

3. MRI检查:肺内或肺门软组织肿块,常为单发,边缘光滑,边界清楚,T_1WI呈稍低信号,T_2WI呈稍高信号。增强扫描病灶明显强化。

4. 免疫组化检查:神经特异性烯醇化酶(NSE)、嗜银染色和电镜检查有助于确诊神经内分泌癌。

【CT表现】

1. 中央型肺类癌:

1)肺门区支气管腔内息肉样病灶或支气管腔狭窄。

2)向管外生长形成的软组织肿块,通常<3 cm,呈球形或类圆形,边缘光滑。

3)15%~30%的病变见局限性或弥漫性钙化。

4)阻塞性肺炎或肺不张。

5)增强扫描呈明显均匀的强化。

2. 周围型肺类癌:

1)周围肺野内圆形或椭圆形结节、肿块。

2)边界清楚、光整,可有轻度分叶。

3)密度多均匀,较中央型钙化少见。

4)增强扫描有显著均匀的强化(图1-2-41)。

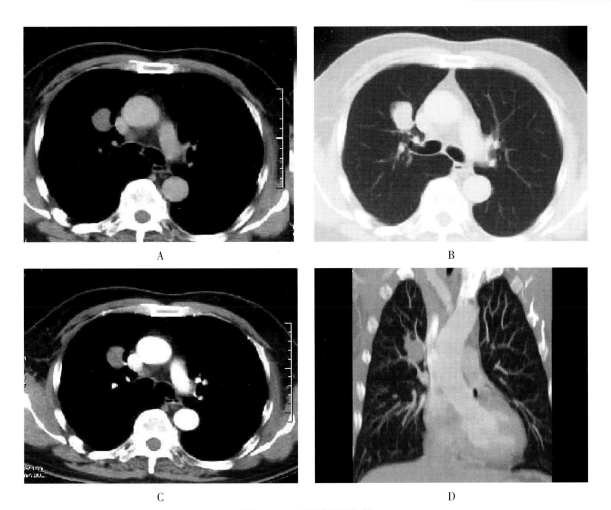

图1-2-41　周围型肺类癌

　　A和B为平扫,C为增强扫描,D为冠状面重组图像。于右侧上肺叶内见一椭圆形结节,边界清楚、光整,有轻度分叶,密度均匀,增强扫描有显著均匀性强化。

(六)肺母细胞瘤

　　肺母细胞瘤(pulmonary blastoma,PB)又称肺胚胎瘤或胚胎性癌肉瘤,是一种临床罕见、恶性度很高的肿瘤,病情发展迅速,预后差。发病率占肺原发恶性肿瘤的0.25%～0.5%,无显著性别差异。可发生于任何年龄,以成年人为多,儿童甚至新生儿亦可见到。

【诊断要点】

1.症状和体征:

1)常无特殊不适,但病灶压迫气管及侵犯胸膜或心包者,可出现相应的临床症状,个别患者以气胸为首发症状。

2)根据生长部位的不同而临床表现各异:中央型一般症状出现早,主要根据其支气管不同程度的阻塞而出现阻塞性肺炎、肺不张等相应症状。在肺外周的病变症状出现较晚且无特异性,主要表现为咳嗽、血痰、胸痛等。

2.X线平片:

1)肿块型:

(1)表现为单发圆形、椭圆形肿块,多为单发,也可多发,边缘光滑、界限清楚、密度均匀或不均匀的软组织肿块。

(2)无毛刺,可见分叶。

（3）多发生在肺内，多位于周边部位。

（4）肿块大小不一，一般病变较大，70.9%的肿瘤直径>5 cm。

2）肿块伴空洞：由于病变呈膨胀性生长，病灶较大，边缘相对光滑。

3）多发结节型：相对少见，表现为两肺散发大小不等的圆形阴影，以中下肺为密集，酷似肺转移瘤。

4）胸腔积液，多为病变累及胸膜所致，可单独以胸腔积液的形式存在。

5）发生在大支气管可表现为阻塞性肺炎、肺不张等继发性变化。

6）纵隔和肺门淋巴结增大。

3. MRI检查：软组织肿块多呈T_1WI稍低信号、T_2WI稍高信号，坏死区呈明显的长T_1、长T_2信号。MRI能够清晰显示纵隔淋巴结增大的情况。

【CT表现】

1. 病灶形态多为圆形、椭圆形肿块，呈膨胀性生长，密度均匀或不均匀（45%密度均匀），30%边缘光滑、清楚，20%边缘伴有较大的浅分叶状征象（图1-2-42）。

2. 由于肿瘤后期生长较快，致瘤内液化坏死，部分与支气管相通，形成囊实性、空洞性病灶，多为厚壁且内壁不光滑，其内可见气-液平面。

3. 病灶内可见斑点状钙化。

4. 增强扫描病灶内实性部分可为不均匀的斑片状强化，病灶周围显示更清楚、锐利。

5. 胸腔积液。

6. 肺门和纵隔淋巴结增大。

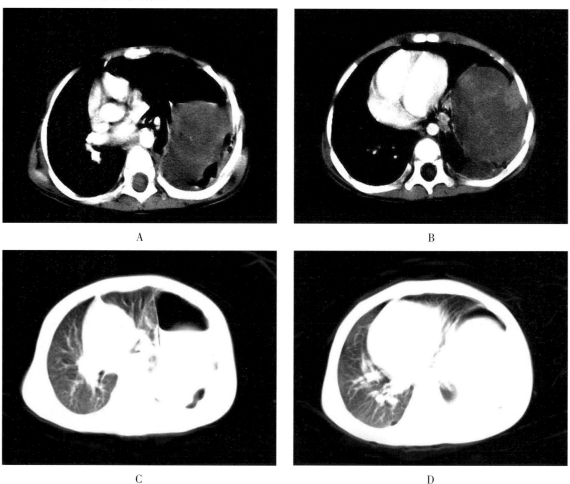

A

B

C

D

图1-2-42　肺母细胞瘤

A～D.增强扫描见左肺下叶内巨大椭圆形软组织肿块，边缘欠规整，密度不均匀，同侧胸腔出现包裹性气胸，纵隔偏向右侧。

(七)支气管黏液表皮样癌

支气管黏液表皮样癌(bronchial mucoepidermoid carcinoma)是一种少见的气管支气管肿瘤,仅占肺部原发性恶性肿瘤的0.1%~0.2%。发病年龄为4~81岁,30岁以下患者约占50%。男女发病率相近。低度恶性者多见,占75%~80%,肿块主要局限在支气管,呈"息肉"样向腔内生长,管壁略受侵犯,生长速度缓慢。高度恶性者在壁内侵袭生长,并侵及邻近肺组织,而不呈"息肉"样。

【诊断要点】

1. 症状和体征:

1)肿瘤生长缓慢,病程长。

2)多表现为咳嗽、呼吸困难、咯血、胸痛、低热。

3)少数患者无临床症状,偶然被发现。

2. X线胸片:

1)肿块可位于气管内、主支气管内、段支气管内和亚段支气管内,以段支气管最为多见。根据形态不同,可分为圆形、卵圆形或分叶状。

2)在胸部X线平片上可表现为气管内或支气管内结节,或肺内孤立结节,可有钙化,可伴有阻塞性肺炎和/或阻塞性肺不张。

【CT表现】

1. 平扫气管、支气管腔内边界清晰的卵圆形或分叶状肿块,最大径方向与所在气道长轴相平行(图1-2-43)。

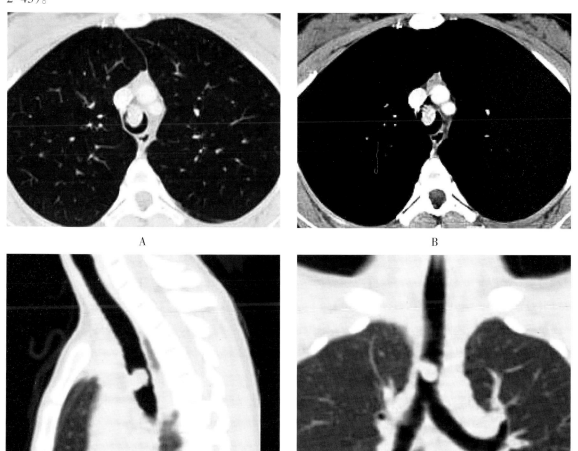

A   B

C   D

图1-2-43 支气管黏液表皮样癌

A~D.CT平扫示气管腔内软组织肿块,边界尚清,内见斑点状钙化,增强扫描呈轻度强化。MPR矢状位和冠状位重组示肿块自气管右前壁生长凸向管腔。

2.可伴发阻塞性肺炎、肺气肿或肺不张。

3.肿块内常可见斑点状钙化。

4.增强扫描肿块呈轻度强化。

5.低度恶性肿块大多限于腔内生长,高度恶性肿块易向腔外生长。

6.淋巴结转移少。

7.鉴别诊断:

1)肺癌(如鳞癌、小细胞癌等):好发于中老年,多浸润性生长,多呈管壁增厚,继而向腔内外生长。

2)腺样囊性癌:好发于气管,CT上呈气管壁移行的弥漫、环状增厚,少数也可呈结节状,向腔内外浸润性生长;肿瘤密度多低于肌肉,增强扫描强化不明显;钙化罕见,恶性程度高,转移多见。

3)类癌:发病年龄和临床表现与支气管黏液表皮样癌类似,但部分类癌患者后期可出现类癌综合征、库欣综合征(Cushing's syndrome)。为富血管肿瘤,增强后明显强化。

4)中央型错构瘤:为包含软骨、脂肪、肌肉、骨骼等多种成分的良性肿瘤,可有钙化及脂肪组织存在,无管壁浸润。

(八)肺淋巴瘤

淋巴瘤(lymphoma)是发生在淋巴组织的全身性恶性肿瘤。由淋巴组织恶性增生引起,病理上分为霍奇金病(HD)和非霍奇金淋巴瘤(NHL),当累及肺部时称为肺淋巴瘤,HD肺受累的发生率为11.6%~12%,NHL肺受累的发生率为3.7%~4%。肺淋巴瘤根据始发部位和发病原因的不同可以分为三类:原发性肺淋巴瘤(primary pulmonary lymphoma,PPL)、继发性肺淋巴瘤(secondary pulmonary lymphoma,SPL)、免疫缺陷相关的肺淋巴瘤(acquired immunodeficiency syndrome-related lymphoma,ARL)。单纯发生于肺组织的淋巴瘤为原发性淋巴瘤,肺内淋巴瘤同时伴有纵隔和肺门淋巴结病变或胸部以外的淋巴瘤者为继发性。原发性肺淋巴瘤较为少见,占肺部恶性肿瘤的0.5%~1%。根据影像学表现可分为:结节肿块型、炎症肺泡型、支气管血管淋巴管型及粟粒性血液播散型。

【诊断要点】

1.症状和体征:

1)起病缓慢,病程较长,HD多发生于中青年,而NHL年龄分布较广。

2)咳嗽、咳痰、胸痛等相应胸部症状。

3)多有全身浅表淋巴结增大,约半数患者有特征性周期性发热,可有肝脾肿大、贫血等症状。

2.临床诊断标准:

1)确诊为肺和/或支气管淋巴瘤,同时无纵隔淋巴结增大(大小<10 mm)。

2)以往没有胸外淋巴瘤病史。

3)肺淋巴瘤诊断的同时没有发现胸外淋巴瘤或淋巴细胞性白血病。

4)至少持续3个月没有发现胸外淋巴瘤或淋巴细胞性白血病。

【CT表现】

1.结节肿块型:

1)病灶多呈圆形、卵圆形及不规则形软组织结节或肿块影,边界较清楚,可有浅分叶。

2)多位于肺门区或肺野中外带的胸膜下;常多发,也可单发。

3)密度均匀,病灶内可见"空气支气管征"。若伴有中心坏死则出现薄壁或厚壁空洞。

4)增强扫描病变多有强化(图1-2-44)。

2.炎症肺泡型:

1)以侵犯肺实质为主,可呈单侧或双侧分布,累及的肺叶、段可呈节段性和非节段性分布。

2)表现为大片状磨玻璃样密度病变,边界清楚或不清楚,中心密度高、周边密度低。

3)部分病变内可见典型的"空气支气管征",似大叶性肺炎(图1-2-44A、图1-2-44B)。

3. 支气管血管淋巴管型:

1)以侵犯肺间质为主,表现为自肺门向肺野发出的放射状网状病变。

2)支气管周围多发结节和"空气支气管征"勾画出支气管影像是其特殊表现。

3)HRCT能较早显示肺间质病变,表现为支气管血管束增粗、扭曲,小叶间隔增厚,小叶核心增粗,小叶内有磨玻璃样改变,局部小叶肺气肿。

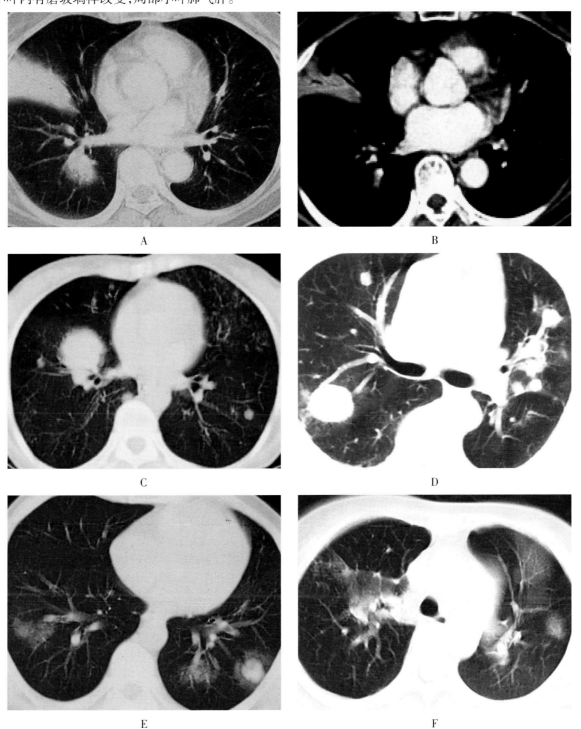

图1-2-44　原发性肺淋巴瘤

A.B. 右肺中叶外侧段实变影,边界较清楚,内见"空气支气管征";

C. 两肺大小不一的结节肿块影,同时可见粟粒样小结节及网格影;

D. 两肺上叶多发结节肿块影,左肺上叶结节沿支气管血管束分布;

E. 两肺多发结节影,边界不清,结节周缘可见明显的"晕征";

F. 两肺多发散在分布磨玻璃样斑片影,边界不清。

4.粟粒性血液播散型：是瘤细胞经淋巴管或血管播散而来，表现为弥漫性分布的小点状病灶，病灶边缘清楚，少数边缘模糊，很少见到融合性病灶，主要分布在中下肺野中外带。

5.鉴别诊断：

1）肺炎：炎症型的肺淋巴瘤实变的肺内可见"空气支气管征"，但病变常侵犯支气管壁致管壁增厚、狭窄，而肺炎时支气管多通畅，管壁不增厚，肺门及纵隔淋巴结增大不多见，临床上有肺炎的特征性表现。

2）肺癌：肺泡癌与肺淋巴瘤开始均以肺周围结节或"空气支气管征"的肺实变为主要征象，但前者呼吸道症状较重，病变进展较快且"空气支气管征"扭曲。肿块型肺淋巴瘤需与周围型肺癌相鉴别，前者形态多呈类圆形或不规则；后者多呈分叶状，常见短毛刺。

（九）肺转移瘤

肺是转移性肿瘤的好发部位，其中50%~60%为女性生殖系统和消化系统恶性肿瘤的转移。在恶性肿瘤的尸检中发现的肺转移瘤（pulmonary metastasis tumors）为20%~45%，有15%的恶性肿瘤唯一的转移部位是肺部。迟发性肺转移瘤较为少见。转移途径有直接蔓延、血行转移、淋巴转移、胸膜腔内转移和气管转移，有的为混合性转移，以血行转移为多见。一般为多发，以两肺中下野的边缘部分为多见。CT在确定有无转移瘤方面的敏感性明显高于常规胸片。

【诊断要点】

1.多无明显临床症状，一般为咳嗽、咳痰、咯血和胸痛等。

2.原发瘤大多明确，有的先发现肺转移瘤，而后才发现原发灶。

3.若肿块较大，侵犯肺门、纵隔，可出现相应的临床症状。发生胸膜转移表现为胸腔积液和胸膜种植。

4.最常发生肺转移的原发肿瘤多为癌和肉瘤，如绒癌、恶性黑色素瘤、睾丸肿瘤、骨肉瘤、甲状腺癌、乳腺癌等。

5.X线胸片：

1）典型的肺转移瘤表现为两肺多发的结节或肿块影，少数为单发球形灶，以两肺中下野外带较多。

2）转移灶境界清楚，大小不一，密度均匀，也可发生空洞或钙化。

3）血供丰富的原发性肿瘤可发生粟粒状转移。淋巴转移表现为自肺门向外呈放射状分布的条索状影，肺门和纵隔淋巴结增大。

【CT表现】

1.结节型：结节灶大小不一，单发或多发，呈圆形，边缘光整，两肺中下野边缘部或胸膜下多见，可发生坏死、钙化或空洞（图1-2-45至图1-2-48）。

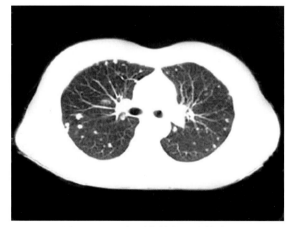

图1-2-45 宫颈癌结节型肺转移

两肺散在大小不等的类圆形结节灶，边缘清楚，以胸膜下多见。

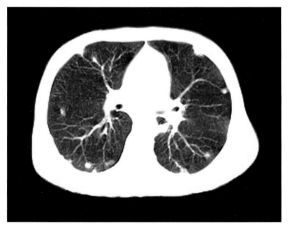

图1-2-46 软组织肉瘤结节型肺转移

两肺胸膜下多个散在小结节灶。

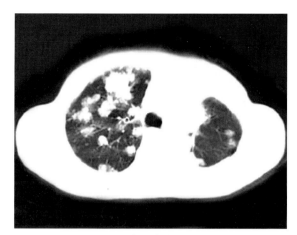

图1-2-47　直肠癌结节型肺转移

两肺散在云朵样不规则结节灶,以右上肺为著。

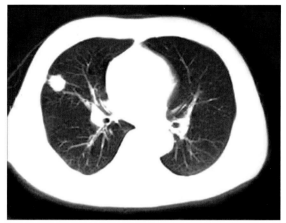

图1-2-48　结肠癌结节型肺转移

右肺中叶内侧段类圆形结节,边缘欠光整。

2.肿块型:常为孤立性病灶,边缘多光整,密度尚均匀,较大的病灶可有分叶(图1-2-49)。

3.淋巴管炎型:多呈网状结节影,支气管血管束增粗,HRCT表现典型,念珠状小叶间隔增厚有一定特征性。常伴肺门和纵隔淋巴结增大(图1-2-50)。

4.肺炎型:多局限于一个肺叶或肺段,呈肺炎样浸润,边缘模糊,以下肺野多见(图1-2-51至图1-2-53)。

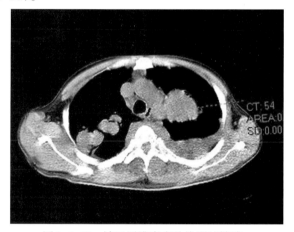

图1-2-49　神经纤维肉瘤肿块型肺转移

两肺上叶多发不规则软组织肿块,伴气管腔静脉窝内淋巴结转移和两侧胸腔积液。

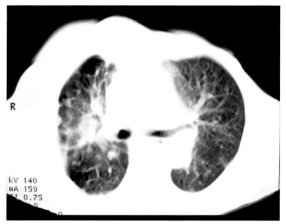

图1-2-50　乳腺癌淋巴管炎型肺转移

两肺上叶肺血管束增粗模糊,以右上肺明显,呈片状及网状结节影。

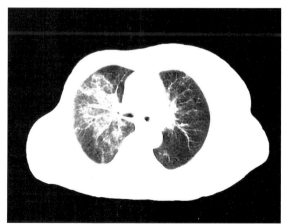

图1-2-51　乳腺癌肺炎型肺转移

右肺上叶大片状磨玻璃样改变,边缘模糊,其内可见不规则增粗的肺血管。

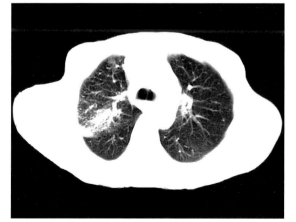

图1-2-52　胃癌肺炎型肺转移

右肺上叶后段片状实变影,边界模糊,密度不均匀。

5. 粟粒播散型：呈细小粟粒样结节，直径为2~4 mm，两肺中下野较多，多见于富血管性肿瘤转移，如肾癌、甲状腺癌等(图1-2-54)。

6. 某些肺部转移瘤具有一定的特点，如钙化的转移瘤常见于成骨肉瘤和软骨肉瘤(图1-2-55)；粟粒性结节灶多见于甲状腺癌；炎症样浸润可见于肾透明细胞癌；头颈部或其他部位的肉瘤常出现转移性空洞(图1-2-56)；卵巢癌或乳腺癌常发生胸腔积液等。

7. 鉴别诊断：

1)弥漫型肺癌：为多发结节，边缘模糊，密度较低，病灶大小不一，两肺中下野内及中带多见，化验痰中能找到癌细胞。转移瘤常有原发病灶，且以两肺中下野边缘部为主。

2)急性或亚急性血行播散性肺结核：前者为两肺弥漫分布粟粒样大小一致的结节，后者系结核分枝杆菌少量多次侵入血液，故病灶大小不一、分布不均，结合临床病史不难鉴别。

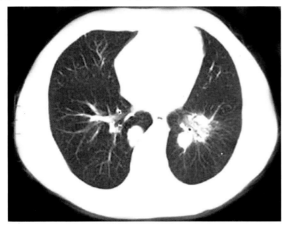

图1-2-53　腮腺癌混合型肺转移

两肺下叶后基底段对称性类圆形肿块，边界清楚。左下肺肿块前方有片状及结节状影，边缘模糊。

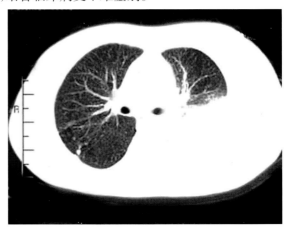

图1-2-54　肺腺癌粟粒播散型肺转移

两肺满布细小粟粒样结节，左侧胸腔积液。

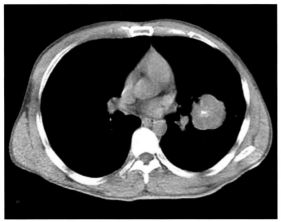

图1-2-55　骨肉瘤肺转移伴钙化

左上肺较大肿块，边缘不规则，中心有斑片状钙化。

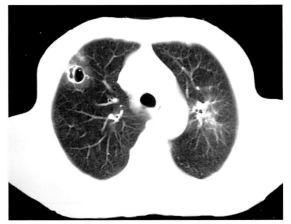

图1-2-56　骨肉瘤肺转移伴空洞

两肺上叶见多个大小不等空洞，右肺上叶为薄壁空洞，其内有一间隔。

（张俊祥　宫希军　鲍家启　张　禹　李　欢　杨明月）

二、肺部良性肿瘤

（一）肺错构瘤

肺错构瘤(pulmonary hamartoma)的发病率在肺部良性肿瘤中占第一位，为75%~77%，占肺部肿瘤的

8%。一般为单发,多发者极为罕见。单发错构瘤绝大多数为肺实质内型,支气管腔内型极少见。右肺较左肺多,下叶较上叶多。错构瘤病理学特征是正常组织的不正常组合和排列,主要组织成分包括软骨、脂肪、平滑肌、腺体、上皮细胞等,有时还有骨组织或钙化。

【诊断要点】

1. 症状和体征:多无异常表现,只有当错构瘤发展到一定大小,刺激支气管或压迫支气管造成管腔狭窄或阻塞时,才出现咳嗽、胸痛、发热、气短、血痰,甚至咯血等表现。

2. X线胸片:为结节状均匀或不均匀致密阴影,可见钙化,典型表现为钙化影呈现"爆米花"状,"爆米花征"是肺错构瘤的特征性表现。

3. MRI检查:表现为孤立的结节状中等信号,边缘光滑整齐,若含脂肪则结节内可见高信号影,有利于诊断,钙化在MRI上呈低信号。

【CT表现】

1. 多表现为肺内球形或轻微分叶状结节灶,直径多<4 cm,周围肺组织正常。

2. 瘤体内有点状、线状或特征性"爆米花"样钙化,病灶越大,越易钙化。瘤内并可见点状低密度脂肪灶(图1-2-57)。

3. 中央型错构瘤多为主支气管或叶支气管内软组织样密度结节,边缘光滑,结节附着处支气管壁无增厚;发生在肺段支气管的错构瘤仅表现为支气管截断;病变支气管远端可有阻塞性肺炎或肺不张。

4. 周围型错构瘤表现为肺内孤立结节或肿块呈圆形或椭圆形,边界清晰、轮廓光滑,很少分叶,也可有轻度凹凸不平状或不规则状。增强扫描时绝大多数病灶无明显强化。

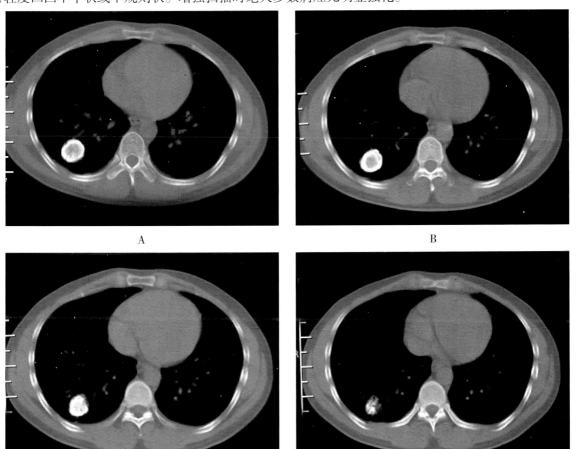

A　　　　　　　　　　　　　　　　B

C　　　　　　　　　　　　　　　　D

图1-2-57　肺错构瘤

A～D.CT平扫连续层面观察右肺下叶见一类圆形高密度结节,边界清楚,密度不均匀,大部分病灶钙化,边缘更明显,中央密度稍低。

（二）支气管和肺平滑肌瘤

支气管平滑肌瘤（bronchial leiomyoma）起源于支气管平滑肌,部分来自肺组织内血管壁的平滑肌和胚胎迷走平滑肌的良性肿瘤,很少见。支气管平滑肌瘤女性多见,约为男性的1.5倍。发病年龄可自婴幼儿到60岁以上老人,中年较为多见。肿瘤常位于肺外周,直径大多为2~6 cm。呼吸系统平滑肌瘤发生于气管者约占18.3%,发生于支气管者占33.8%,发生于肺内者占47.9%。

【诊断要点】

1. 症状和体征:肿瘤小时无症状,随肿瘤生长会出现吸气性呼吸困难,同时由于肿瘤表面有炎症、溃疡,可出现痰中带血症状。支气管平滑肌瘤主要表现为阻塞性肺炎和肺不张等。

2. X线检查:

1）X线体层摄片及支气管倾斜断层可见肿瘤向支气管管腔凸出。

2）发生在较大的支气管时,可阻塞管腔引起肺不张和阻塞性肺炎。

3）位于肺内的平滑肌瘤表现为肺实质肿物,边界清楚,密度均匀、致密,罕有空洞或钙化。

3. MRI检查:支气管内肿瘤表现为腔内的软组织肿块,肺内肿瘤表现为T_1WI稍低信号、T_2WI稍高信号。

4. 纤维支气管镜检查:可见到气管、支气管腔内新生物呈灰白色,表面光滑,有较丰富的毛细血管。活检有利于诊断。

【CT表现】

1. 支气管平滑肌瘤的CT表现为边界光滑、局限于气管壁的腔内软组织肿块,偶尔伴有缺血造成的囊样变性。

2. CT有助于显示支气管及周围组织的受累情况。

3. 可以引起支气管管腔的阻塞,出现肺气肿、肺不张、肺感染性改变等。

4. 肺内的平滑肌瘤表现为肺叶内圆形或类圆形软组织密度肿块,其边缘清晰、密度均匀或不均匀（图1-2-58、图1-2-59）。

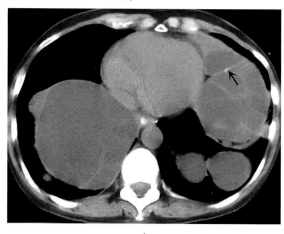
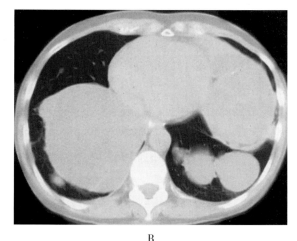

A   B

图1-2-58　肺平滑肌瘤

A.B.两下肺内见多发圆形或类圆形软组织密度肿块,其边缘清晰,密度较低、均匀,部分病灶边缘见小钙化灶（↑）。

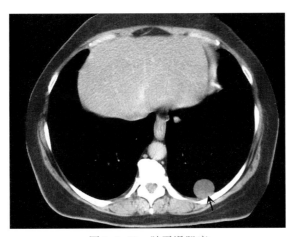

图1-2-59　肺平滑肌瘤

左下肺内见多发性类圆形结节影,边缘光滑,密度均匀,位于肺胸膜下区(↑)。

（三）支气管和肺脂肪瘤

支气管和肺脂肪瘤(lipomas of bronchus and lung)是肺部脂肪组织形成的良性肿瘤,极少见。全部或几乎全部由成熟脂肪组织组成,约占肺良性肿瘤的0.1%。支气管脂肪瘤通常发生在中老年人,男性多见,约占90%。依发生的部位可分为两型。①支气管脂肪瘤:多发生于脂肪较丰富的大支气管,以左主支气管及肺叶支气管为多。肿瘤呈哑铃状,部分在支气管黏膜下,部分向支气管腔生长,其表面覆盖完整的黏膜组织。②胸膜下脂肪瘤:从肺边缘部的细支气管生长,向周围肺组织扩展,接近肺脏层胸膜。

【诊断要点】

1. 症状和体征:可表现为气道阻塞性症状和体征。如咳嗽、咳痰、咯血、喘鸣、反复发作的肺炎和支气管扩张改变。

2. X线胸片:肿瘤较小时胸片可正常,发生在较大支气管的脂肪瘤常表现为肺门区小圆形阴影,发生于肺实质、胸膜下和支气管内的脂肪瘤,可呈结节影。由于支气管可能出现不同程度的阻塞,可以表现为肺气肿、肺不张等改变。

3. MRI检查:MRI对脂肪成分特别敏感,T_1WI和T_2WI均为高信号,脂肪抑制序列为低信号。

4. 纤维支气管镜检查:可摘取组织进行病理检查而确诊。

【CT表现】

1. CT对脂肪组织具有很高的特异性和敏感性,CT值为负值,有利于支气管及肺脂肪瘤的确诊。

2. 支气管脂肪瘤表现为支气管内结节,相应支气管狭窄,呈脂肪密度。

3. 肺内脂肪瘤也表现为肺内类圆形软组织肿块,边缘光滑,呈脂肪密度(图1-2-60)。

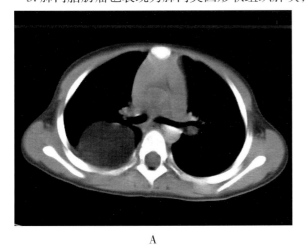

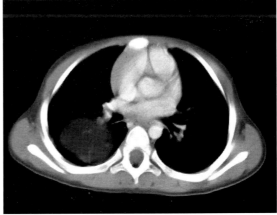

A

B

图1-2-60　肺脂肪瘤

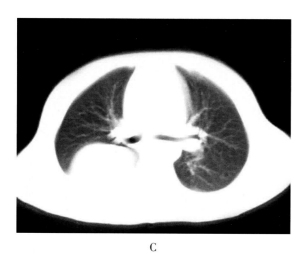
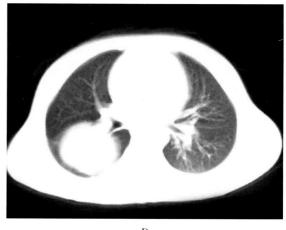

C   D

图1-2-60　肺脂肪瘤(续)

A～D.右下肺可见一类圆形软组织肿块,边缘光滑,密度均匀,呈脂肪密度,纵隔内未见增大淋巴结。

4.鉴别诊断:支气管内错构瘤在CT上也可以表现为脂肪密度肿块,所以鉴别诊断时需要注意。

（四）支气管腺瘤

支气管腺瘤(bronchial adenoma)为起源于支气管黏液腺体、腺管上皮或黏膜下的Kulchitsky细胞的一组良性肿瘤,但有恶变倾向。常发生于30~50岁,平均年龄为45岁。男女发病率相仿。约3/4的病例发生于主、叶及段支气管,1/4的病例发生于肺的外围。

【诊断要点】

1.症状和体征:

1)肿瘤发生在较大支气管者,早期即出现干咳。

2)由于肿瘤组织富含血管,故常反复咯血。

3)可以出现阻塞性肺气肿、肺不张,也可以出现肺部感染、支气管扩张或肺脓肿。

4)慢性感染患者常有杵状指。

2.X线胸片:

1)肿瘤极小时,可为阴性。

2)发生于近肺门附近较大的支气管,因体积较大,可呈现半圆形阴影。

3)当肿瘤阻塞支气管时,可发生阻塞性肺炎、肺脓肿或肺不张,肿瘤征象可被掩盖。

3.MRI检查:为类圆形软组织肿块,呈T_1WI稍低信号、T_2WI稍高信号。同时能够显示并存的肺阻塞性炎症。

1)中央型:见支气管壁增厚,管腔狭窄或闭塞,腔内软组织影及肿块伴随阻塞性改变。

2)周围型:稍高密度的软组织肿块,边缘清楚,可呈浅分叶,密度较均匀。

4.纤维支气管镜检查:可以进行组织学检查,有利于肿瘤的定性诊断。

【CT表现】

1.表现为相应支气管内类圆形或小结节状软组织影,密度均匀。

2.中央型支气管腺瘤多表现为支气管壁增厚,管腔狭窄或闭塞,以及腔内肿块。

3.周围型支气管腺瘤无特征性改变。表现为稍高密度肿块,边缘清楚,轻度分叶,密度均匀(图1-2-61)。

4.可伴有阻塞性肺气肿、肺不张和阻塞性炎症性改变。

5.鉴别诊断:

1)周围型肺癌:多呈结节状,可有分叶、毛刺或"胸膜凹陷征"等改变,但有时难以准确鉴别诊断。

2)肺结核球:好发于两肺上叶尖后段或下叶背段,周围常有卫星灶,病灶中常有向心性或密集的钙化灶。

3)肺错构瘤:呈圆形或分叶状块影,边缘清楚,病灶内有点、线状钙化,典型者呈"爆米花"样钙化。

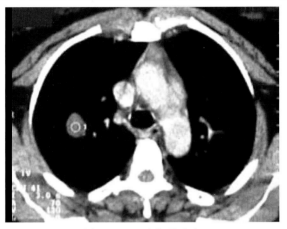

图1-2-61 支气管腺瘤

右中肺见一类圆形软组织肿块,边缘光滑,密度均匀,纵隔内未见明显增大淋巴结。

(五)肺纤维瘤

肺纤维瘤(pulmonary fibroma)可发生于肺的周围或气管、支气管的壁上,本病发病年龄常为20~40岁的中青年,女性多见。

【诊断要点】

1.症状和体征:通常无症状,一般均为体检时偶然发现。

2.X线胸片:

1)病灶呈圆形或类圆形软组织肿块影。

2)一般无包膜,但边界较清楚。通常无分叶及毛刺。

3)肿瘤多数位于肺的周边,少数可位于大支气管周围。

3.MRI检查:肿瘤为软组织肿块,位于肺内,圆形或类圆形,边界清晰。

【CT表现】

1.肺内肿块大小不等、密度均匀,CT值为软组织密度,为35~50 HU(图1-2-62)。

2.轮廓光滑,无分叶及毛刺。

3.少数纤维瘤可见沙砾状钙化。

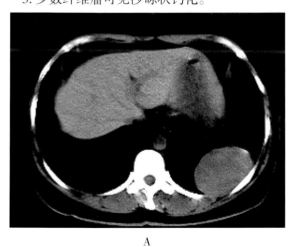 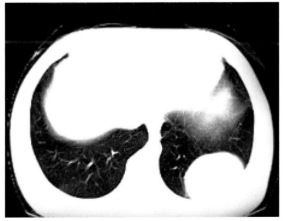

A   B

图1-2-62 肺纤维瘤

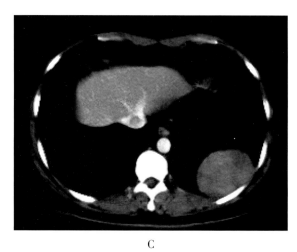
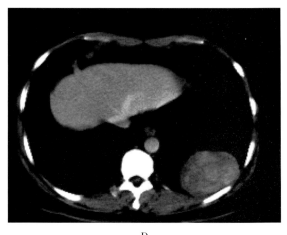

C   D

图1-2-62　肺纤维瘤(续)

A~D. A和B为平扫,C为增强扫描,D为延迟增强扫描。左下肺见一较大类圆形软组织肿块,边缘光滑,密度尚均匀。增强扫描肿块明显强化,强化尚均匀,有延迟强化现象。

4.增强扫描可有轻度强化。

5.鉴别诊断:肺纤维瘤与平滑肌瘤在CT图像上无法鉴别,只能通过纤维支气管镜病理或肺穿刺活检来区别。

(六)肺副神经节瘤

原发性肺副神经节瘤(paraganglioma)罕见,副神经节瘤又称化学感受器瘤,在解剖结构上与血管结构密切相关,多来源于血管周围的神经组织,常发生于肺血管尤其是动脉血管周围。肿瘤细胞增长较慢,因此病程一般较长。患者年龄在43~69岁,女性多见。本病具有局部浸润和淋巴结转移,被认为具有恶性肿瘤征象。

【诊断要点】

1.症状和体征:多数无症状,为偶然发现,少数可有咳嗽、胸痛、轻微呼吸困难,或有高血压。

2. X线检查:

1)肿瘤呈单发或多发、细小圆形阴影,有的肿瘤直径可达数厘米,大小不等,密度均匀或不均匀。

2)肿瘤生长缓慢,边缘光滑、整齐,无毛刺,可呈分叶状。

3)可见局部浸润和肺门、纵隔淋巴结转移。

4)动脉造影能清楚显示富含血管的肿瘤及其与供血血管的关系,特别是延迟后显影,瘤体内有典型血湖表现。

3. MRI检查:肺内肿块表现为圆形、类圆形结节或软组织肿块,呈T_1WI稍低信号、T_2WI稍高信号,边缘清晰。增强扫描明显强化。

【CT表现】

1.常表现为肺内单发或多发圆形、类圆形软组织密度结节或肿块。

2.边缘清晰光滑,密度均匀或不均匀,有时伴有出血、坏死等(图1-2-63)。

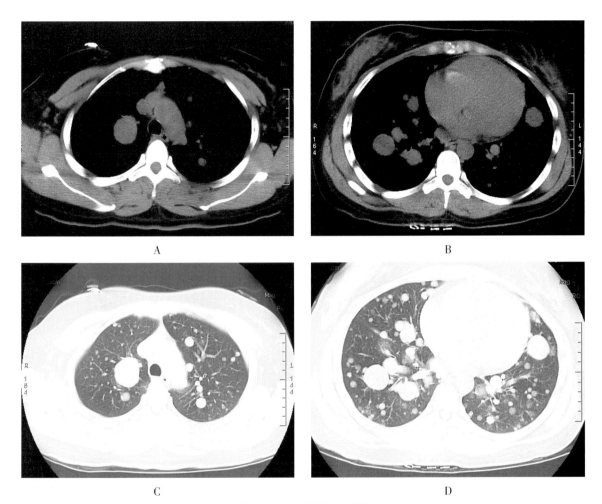

图1-2-63　肺副神经节瘤

A～D. CT平扫见两肺满布多发性、大小不同的圆形或类圆形肿块,边缘光滑,密度均匀。

3. 恶性者可有边界不清、浸润现象和附近淋巴结转移。

4. 增强扫描因瘤内含有较丰富的毛细血管,故明显强化;肺门、纵隔淋巴结增大程度利于鉴别良恶性。

5. 鉴别诊断:肺多发副神经节瘤需与肺癌伴肺内转移、肺转移瘤、肺多发性肉芽肿相鉴别,副神经节瘤的血供特点是鉴别诊断的关键。

（七）硬化性肺细胞瘤

肺硬化性血管瘤现更名为硬化性肺细胞瘤(pulmonary sclerosing pneumocytoma,PSP),超微结构及免疫组化研究认为本病起源于肺泡上皮增生,特别是Ⅱ型肺泡细胞,是一种少见的良性肺肿瘤,组织构型多样,是一种实性肿瘤,生长缓慢,好发于中年女性,男女发病之比约为1∶5。

【诊断要点】

1. 症状和体征:临床症状少见,多因体检时发现肺部结节或肿块就诊,常见的临床症状为咯血、咳嗽、胸痛等,缺乏特异性。

2. 病理生理改变:

1)女性的高发病率可能与雌激素受体、孕激素受体阳性率高及细胞核中黄体脂酮受体表达增高有关。

2)肿瘤四种组织学构型即乳头型、硬化型、实性及出血性囊腔型。95%的PSP存在上述三种组织学类型,而所有的PSP至少存在两种上述组织学构型。

3)PSP为良性肿瘤,组织学边界较清,极少出现浸润,而且细胞异型性小,增殖指数低。

51

【CT表现】

1. 肺周边孤立性的类圆形软组织块影,可发生于任何肺叶。

2. 病灶平均直径约为 2.6 cm,大多为边缘光滑或浅分叶、圆形或卵圆形结节或肿物,周围无卫星灶。

3. 密度较均匀,少数有钙化、脂肪密度、囊变、"空气新月征"及周边磨玻璃密度灶(图1-2-64A、图1-2-65A至图1-2-65D)。

4. 增强后有明显强化,且随着时间延迟强化程度增加(图1-2-64B);部分病灶边缘可见显著强化血管,称为"血管贴边征"(图1-2-65E、图1-2-65F)。

5. 无胸膜粘连及胸腔积液,纵隔淋巴结增大少见。

6. 偶见双肺多发病灶。

7. 鉴别诊断:

1)周围型肺癌:单发分叶状肿块,可见短细毛刺、"空泡征",钙化少见,可伴有肺内血行及淋巴结转移。

2)肺结核肉芽肿:圆形或类圆形结节或肿块,边缘可不规则,密度均匀或不均匀,可见钙化,灶周可见卫星灶。

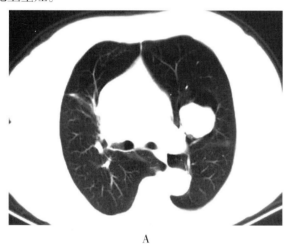
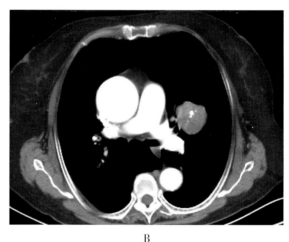

A   B

图1-2-64　硬化性肺细胞瘤

A. CT肺窗示左上肺类圆形边界清晰结节,病灶周围可见"空气新月征";

B. 病灶内可见钙化,增强扫描病灶明显强化。

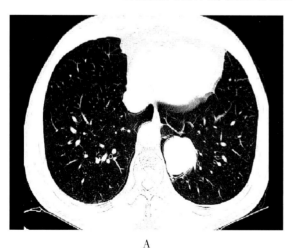
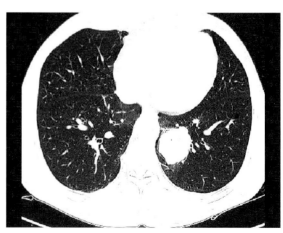

A   B

图1-2-65　硬化性肺细胞瘤

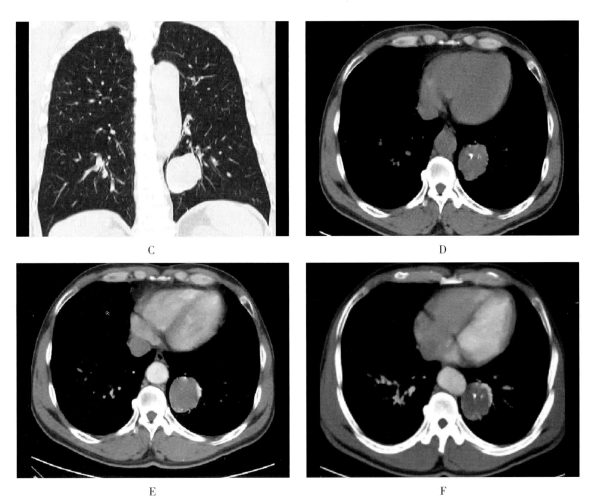

C

D

E

F

图1-2-65 硬化性肺细胞瘤(续)

A. CT平扫左肺下叶纵隔旁类圆形高密度灶,病灶边界清楚,病灶内见"空气新月征";

B. 病灶周边可见少许片状磨玻璃密度灶;

C. 肺窗冠状面三维重组;

D. 平扫纵隔窗内可见点状钙化灶;

E. F. 增强扫描病灶呈轻度强化,延迟期强化程度较明显,病灶边缘可见强化血管,与肺动脉强化程度相近,称为"血管贴边征"。

(朱友志 姚文君 苏 毅秦 芳)

三、肺部感染性病变和炎症性病变

(一)肺炎

肺炎(pneumonia)是指终末气道、肺泡或肺间质的感染,是一种常见病及多发病,可由细菌、病毒、真菌、寄生虫等致病微生物,以及放射线、吸入性异物等理化因素引起。按解剖部位可分为大叶性肺炎(lobar pneumonia)、小叶性肺炎(lobular pneumonia)、间质性肺炎(interstitial pneumonia)。按病程分为急性肺炎(病程<1个月)、迁延性肺炎(病程1~3个月)、慢性肺炎(病程>3个月)。大叶性肺炎典型病理表现变化为四期(充血期、红色肝样变期、灰色肝样变期、消散期),以肺泡炎为主,一般多局限于一个肺叶,右肺多见。小叶性肺炎主要以肺组织充血、水肿、炎性细胞浸润为主。肺泡内充满渗出物,经肺泡壁通道(孔)向周围组织蔓延,呈点片状炎症灶。若病变融合成片,可累及多个肺小叶或更广泛。间质性肺炎主要侵犯支气管壁肺泡壁,特别是支气管周围血管周围小叶间和肺泡间隔的结缔组织,而且多呈坏死性病变。影像学可真实反映肺炎的病理特征及分布区域。

【诊断要点】

1. 症状和体征：

1）大叶性肺炎：多见于青壮年,发病急骤,常有寒战、高热、胸痛,不可抑制的阵发性剧烈干咳,典型者咳铁锈色痰,可闻及湿啰音及管状呼吸音,并伴有全身无力、食欲不振等症状。

2）小叶性肺炎：多见于婴幼儿及年老体弱者,起病急骤或迟缓,主要表现为发热、咳嗽、气促,肺部固定性的中、细湿啰音。

3）间质性肺炎：一般起病常隐袭,呈慢性经过。继发感染时可有黏液浓痰,伴明显消瘦、乏力、厌食、四肢关节痛等全身症状;急性期可伴有发热、呼吸急促、发绀、双肺中下部Velcro啰音(连续、高调的爆裂音)、杵状指趾,其中Velcro啰音最具特征性。

4）重症肺炎：部分患者除发热、咳嗽、咳痰、呼吸困难等呼吸系统症状外,可在短时间内出现意识障碍、休克、肾功能不全、肝功能不全等其他系统表现,少部分患者甚至可没有典型的呼吸系统症状。

2. 实验室检查：包括血白细胞总数及分类。如果白细胞总数超过10×10^9/L,中性粒细胞百分比超过70%,则提示为细菌引起的肺炎。老年或幼儿可能数值增高不明显。

3. X线检查：

1）大叶性肺炎：早期仅见肺纹理增粗或受累的肺段、肺叶稍模糊。随着病情进展,肺泡内充满炎性渗出物,表现为大片炎症浸润阴影或实变影,在实变阴影中可见"空气支气管征",肋膈角可有少量胸腔积液。在消散期,X线显示炎性浸润逐渐吸收,可有片状区域吸收较快,呈现"假空洞征",多数病例在起病3~4周后才完全消散。

2）小叶性肺炎：早期见肺纹理增粗,以后出现小斑片状阴影,以双肺下野内中带及心膈角区居多,并可伴有肺不张或肺气肿。斑片状阴影亦可融合成大片,甚至波及整个肺段。

3）间质性肺炎：常累及两肺,肺纹理增多、增粗、模糊,交织成网格状,结构不清。

4. 组织活检：对于球形肺炎或机化性肺炎呈团块状诊断有困难时,可在CT引导下经皮肺穿刺活检进行确诊。

【CT表现】

1. 大叶性肺炎：

1）早期(充血期)：表现为磨玻璃样密度灶,边缘模糊,其内可见肺血管及支气管影。

2）实变期：密度均匀、边界清晰的实变区,呈大叶及肺段分布,内见典型"空气支气管征"(图1-2-66)。

3）消散期：散在大小不等的斑片状影。

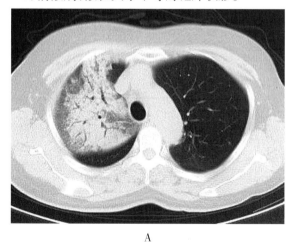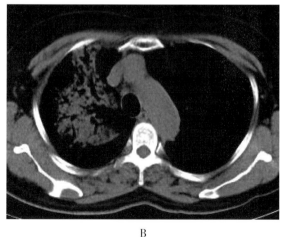

A   B

图1-2-66 大叶性肺炎

A.B. CT平扫示右肺上叶大片实变区,并见"空气支气管征"。

2. 小叶性肺炎：也称支气管肺炎，沿肺纹理分布的斑片状、斑点状阴影，边缘模糊，可融合成片状，实变的范围一般比较局限，好发于两肺的中下野内中带（图1-2-67）。

3. 间质性肺炎：表现为两肺纹理增多、增粗，小叶间隔增厚；HRCT上可显示增厚的小叶间隔多与胸壁垂直，典型者呈磨玻璃样及网格样改变，以两肺下叶多见（图1-2-68）。

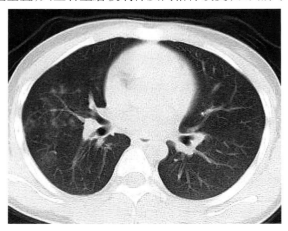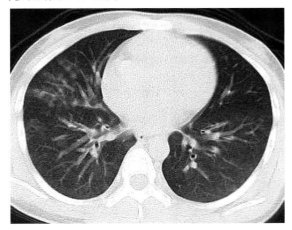

A   B

图1-2-67　支气管肺炎

A.B. CT平扫示右肺中叶沿肺纹理分布的斑点状、斑片状灶，边缘模糊。

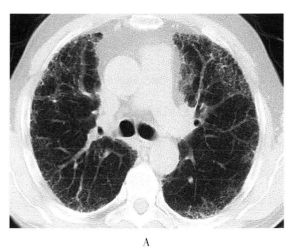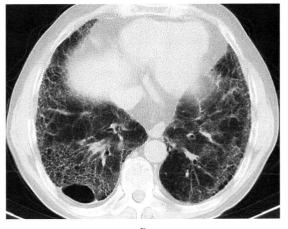

A   B

图1 2 68　间质性肺炎

A.B. CT平扫示小叶间隔增厚，呈网格状及磨玻璃样改变。

4. 重症肺炎：早期多以肺纹理增粗为主，少数呈斑片状渗出影；进展期主要以两肺、多肺叶受累的大片状实变影、磨玻璃样影为主，且病变范围变化大，部分伴有胸膜改变及胸腔积液，可伴有严重的意识障碍及低氧血症；恢复期多呈小斑片状渗出影，部分遗留间质性改变。

5. 鉴别诊断：

1）肺结核：多有全身中毒症状，午后低热、盗汗、疲乏、无力、体重减轻、失眠、心悸等症状。X线胸片可见病变多在肺尖或锁骨上下，密度不均，消散缓慢，且可形成空洞或肺内播散。痰中可找到结核分枝杆菌。常规抗菌药物治疗无效。

2）肺癌：常有吸烟史。有咳嗽、咳痰、痰中带血症状。血白细胞计数不高，痰中若发现癌细胞可以确诊。可伴发阻塞性肺炎，经抗生素治疗后炎症不易消散，或可见肺门淋巴结增大，有时出现肺不张。必要时做CT、MRI、CT引导下穿刺活检和痰脱落细胞等检查。

3）急性肺脓肿：早期临床表现相似。随着病程进展，咳出大量脓臭痰为肺脓肿的特征。X线片显示脓腔及液平面。

4)肺动脉血栓栓塞:肺血栓栓塞症多有静脉血栓的危险因素,可发生咯血、晕厥,呼吸困难较明显,颈静脉充盈。X线胸片示局部肺纹理减少,可见尖端指向肺门的楔形阴影,常见低氧血症及低碳酸血症。D-二聚体、CT肺动脉造影、放射性核素肺通气/灌注扫描和MRI等检查可帮助进行鉴别。

(二)球形肺炎

肺炎的CT影像多表现斑片状,当病灶呈球形时,即称为球形肺炎(spherical pneumonia)。球形肺炎是一种特殊类型的肺部炎症,呈孤立的圆形、椭圆形病灶,是以影像学形态特点而命名的,常误诊为肿瘤,其发病机制可能为免疫功能低下导致的细菌或病毒感染,短期内包裹形成圆形病灶。

【诊断要点】

1.症状和体征:多有呼吸道感染病史,伴发热、咳嗽、咳痰等相关表现。多数无阳性体征,有呼吸道感染时,肺部听诊有干性或湿性啰音。

2.实验室检查:一般实验室检查未见特殊异常。呼吸道感染时白细胞增多、红细胞沉降率(简称"血沉")升高等。

3.X线检查:多表现为直径1~4 cm的球形病灶,密度均匀,周围肺野清晰。

【CT表现】

1.好发部位为背侧肺野,如下叶背段及上叶后段,邻近胸膜。横轴位多呈圆形或椭圆形,部分可呈楔形,尖端多指向肺门,边界清晰,部分可有细长毛刺(图1-2-69、图1-2-70)。

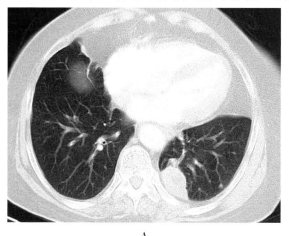
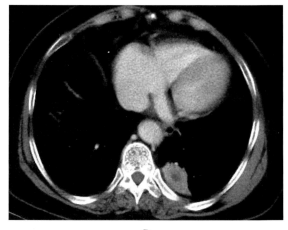

A   B

图1-2-69 球形肺炎

A.B. 左下肺邻近胸膜见一类圆形、边界清晰的软组织肿块,与胸壁呈广基相连,增强扫描见肿块呈不均匀强化,其中心见低密度区。

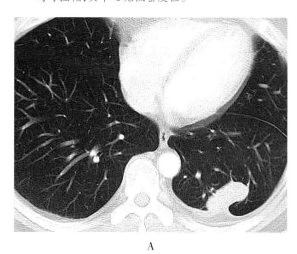
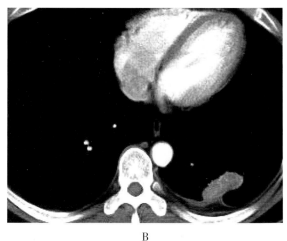

A   B

图1-2-70 球形肺炎

A.B. 左下肺近后胸壁处有边界清晰软组织肿块,增强扫描呈轻度强化,肿块与邻近明显增厚胸膜相连。

2. CT平扫病灶密度不均,部分可伴有"空气支气管征"或空洞。

3. 邻近胸膜增厚粘连,呈广泛均匀性增厚,广基底与胸膜相连。

4. 增强扫描呈轻度不均匀强化,抗感染治疗后可在短期内吸收。

5. 鉴别诊断:

1)肺结核球:明确的肺结核病史,好发于上叶尖后段及下叶背段,表现为圆形或椭圆形病灶,单发多见,直径多<5 cm,密度较高,内可见结节状钙化,周围多伴有卫星灶。

2)周围型肺癌:典型肺癌多伴有短细毛刺、"胸膜凹陷征"等恶性征象,不典型时常区分困难。周围型肺癌常有肺门及纵隔淋巴结增大,球形肺炎一般无淋巴结增大。

3)肺炎性假瘤:是一种肺实质非特异性炎性增生性肿瘤样病变,影像学多单发,呈椭圆形或团块状,典型表现有"平直征""桃尖征"。1/3的患者没有临床症状,仅偶然在X线检查时发现。

(三)胆固醇性肺炎

胆固醇性肺炎(cholesterol pneumonia)又称内源性脂质性肺炎,以肺泡内含有大量胆固醇和胆固醇酯微粒的泡沫细胞,继而发生肺纤维化为特征,临床上易误诊为肺癌,其病因及发病机制尚不十分清楚。分为原发性及继发性,继发者可因慢性炎症、肺结核、纤维化、粉尘刺激和重度吸烟等引起。

【诊断要点】

1. 症状和体征:临床上无特异性症状及体征,多为咳嗽、咳痰、胸痛、痰中带血,严重者可有呼吸困难。病变部位有呼吸音减弱、固定湿性啰音等,部分患者可发生脂肪栓塞和脂质累积症。

2. 实验室检查:与患者体内血胆固醇含量无关。

3. X线检查:大小不等的肺部结节或肺实变影,多有粗条索影自病灶向外放射,外围呈网格状交叉,边缘清晰或不清,密度不均,部分病例表现为双肺弥漫性病变。

【CT表现】

CT对脂质结构有较强的分辨力,胆固醇性肺炎的CT值接近-150~60 HU的脂质密度。影像学表现无特征性,大致表现为结节肿块型、肺炎或肺不张型。

1. 结节肿块型:多见分叶,边缘模糊,灶周可见"晕征",中心密度低,增强后病灶呈环状或不均匀强化(图1-2-71)。

2. 肺炎或肺不张型:按段及叶分布,内可见"支气管充气充液征",周围可见磨玻璃影,增强后可见片絮状强化,邻近胸膜呈广泛性增厚。

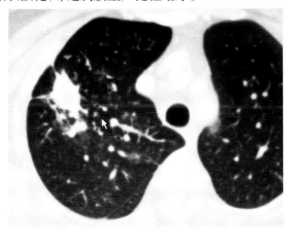
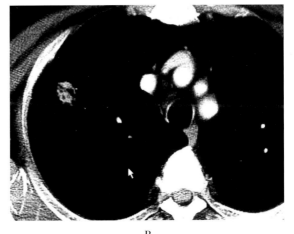

A　　　　　　　　　　　　　　　　　　B

图1-2-71　胆固醇性肺炎

A.B. 右上肺见一类圆形软组织密度肿块,边缘有多发毛刺,其周见不规则及条索状病灶,增强扫描肿块内见多个低密度区。

3. 鉴别诊断:

1)周围型肺癌:多有典型分叶、短细毛刺等恶性征象,脂质成分的测量有助于两者的鉴别。

2)肺结核:CT影像见典型"树芽征"、结核瘤等征象,抗结核治疗有效,如无明确结核证据,抗感染、抗结核治疗无效,应考虑胆固醇性肺炎的可能。

(四)病毒性肺炎

病毒性肺炎(viral pneumonia)是上呼吸道病毒感染向下蔓延所致的肺部炎症。可发生在免疫功能正常或抑制的儿童和成人,大多发生于冬春季节,可暴发或散发流行。通过飞沫与直接接触传播,传播迅速、面广。社区获得性肺炎中约8%为病毒性肺炎,婴幼儿、老人、妊娠妇女或原有慢性心肺疾病者,病情可较重,甚至导致死亡。

【诊断要点】

1. 症状和体征:

1)起病较急,发热、头痛、全身酸痛、倦怠等表现较突出,常在急性流感症状尚未消退时,即出现咳嗽、少痰或白色黏液痰、咽痛等呼吸道症状。

2)小儿或老年人易发生重症病毒性肺炎,表现为呼吸困难、发绀、嗜睡、精神萎靡,甚至发生休克、心力衰竭(简称"心衰")和呼吸衰竭等并发症,也可发生急性呼吸窘迫综合征。

3)病情严重者有呼吸浅速、心率增快、发绀、肺部干湿性啰音。

2. 实验室检查:白细胞正常或偏低;C反应蛋白(CRP)升高;痰涂片所见的白细胞以单核细胞居多,痰培养常无致病细菌生长。

3. X线检查:肺纹理增多,见小片状浸润或广泛浸润、实变,病情严重者显示双肺弥漫性浸润,大叶实变及胸腔积液者均不多见。致病原不同,其X线征象亦有不同特征。

【CT表现】

1. 不同的病毒感染影像表现各异,而且容易与非病毒性感染性疾病征象重叠。根据影像学征象可以提供病毒感染线索。

2. 常见弥漫、多灶,外周和支气管血管束周围分布,间质改变以小叶间隔增厚、小叶中心结节多见。

3. 病灶一般无坏死,不形成空洞。

4. 常见病毒包括副流感病毒(HPIV)、流感病毒、呼吸道合胞病毒等,多表现为以支气管为中心形成的片状影及结节影、支气管壁的增厚(图1-2-72、图1-2-73)。

5. 腺病毒主要表现为多发局灶的实变及磨玻璃样密度改变。部分病例可发展为重症肺炎,表现为两肺野弥漫的磨玻璃影、实变影(图1-2-74)。

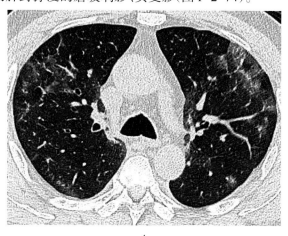 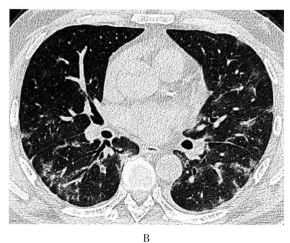

A   B

图1-2-72 病毒性肺炎(副流感病毒)

A.B. 两肺外带多发斑片状和结节状实变,小叶间隔有增厚,部分病灶有融合趋势。

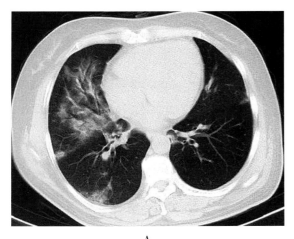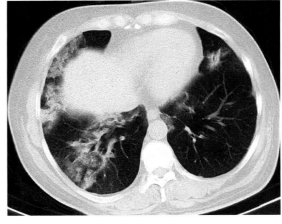

A   B

图1-2-73　病毒性肺炎(流感病毒)
A.B.两肺纹理增粗伴周边多发片絮状实变灶。

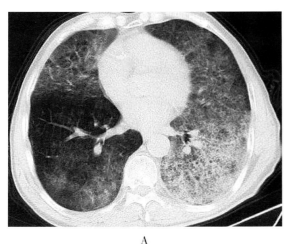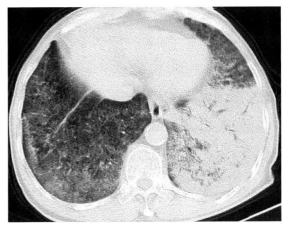

A   B

图1-2-74　重症肺炎
A.B.两肺野透亮度减低,两肺内呈弥漫分布的磨玻璃和实变病灶。

6.鉴别诊断:

1)真菌性肺炎:多发生于免疫抑制患者,如HIV、大量使用激素等。影像学表现根据致病菌的不同具有特征性表现,如典型曲霉菌球表现、"晕征"等。

2)肺泡蛋白沉着症:肺部多发的斑片状阴影、磨玻璃影、边缘清楚,典型呈"地图"样表现。肺泡灌洗液常呈乳状或浓稠浅黄液体,光镜下见炎症细胞间有大量形态不规则、大小不等的嗜酸性颗粒状脂蛋白样物质,PAS染色阳性。

（五）新型冠状病毒感染

新型冠状病毒感染(corona virus disease 2019,COVID-19)简称"新冠感染",WHO将其命名为"2019冠状病毒病",是指2019新型冠状病毒严重急性呼吸综合征冠状病毒2(SARS-CoV-2)引起的潜在严重急性呼吸道感染。大多数感染此病毒的人会出现轻度至中度呼吸系统症状,无须专门治疗即可康复。但有些人可能会发展为重症,尤其是老年人及患有心血管疾病、糖尿病、慢性呼吸系统疾病或癌症等基础病的人较易发展为重症。该病可发生于所有人,呼吸道传播是主要传播方式。当感染者出现咳嗽、打喷嚏,在歌唱、大口呼吸或说话时,病毒可从其口腔或鼻腔以小体积液性颗粒(其大小可从较大飞沫到较小气溶胶)形式进行传播。近距离接触可能导致通过口、鼻、眼吸入或附着病毒。

【诊断要点】

1. 症状和体征：

1)潜伏期1~14天,多为3~7天。曾接种过疫苗者及感染 Omicron 毒株者以无症状及轻症为主,多数患者预后良好,少数病情危重者见于老年人、有慢性基础疾病者、晚期妊娠和围生期女性、肥胖人群。

2)轻型患者可表现为低热、轻微乏力、嗅觉及味觉障碍等,无肺炎表现。

3)重症患者多在发病一周后出现呼吸困难和/或低氧血症,严重者可快速进展为急性呼吸窘迫综合征、感染性休克、难以纠正的代谢性酸中毒、出凝血功能障碍及多器官衰竭等。

4)极少数患者还可有中枢神经系统受累、肢端缺血性坏死等表现。值得注意的是,重型、危重型患者病程中可有中低热,甚至无明显发热。

5)儿童病例症状相对较轻,部分儿童及新生儿病例症状可不典型,表现为呕吐、腹泻等消化道症状或仅表现为反应差、呼吸急促。极少数儿童可有多系统炎症综合征(MIS-C),出现类似川崎病或不典型川崎病表现、中毒性休克综合征或巨噬细胞活化综合征等,多发生于恢复期。主要表现为发热伴皮疹、非化脓性结膜炎、黏膜炎症、低血压或休克、凝血功能障碍、急性消化道症状等。一旦发生,病情可在短期内急剧恶化。

2. 实验室检查：

1)一般检查:早期外周血白细胞总数正常或减少,可见淋巴细胞计数减少,部分患者可出现肝酶、乳酸脱氢酶、肌酶、肌红蛋白、肌钙蛋白和铁蛋白增高。多数患者C反应蛋白(CRP)和血沉升高,降钙素原(PCT)正常。重型、危重型患者可见 D-二聚体升高,外周血淋巴细胞进行性减少,炎症因子升高。

2)病原学及血清学检查：

(1)病原学检查:采用核酸扩增检测方法在鼻、口咽拭子,痰和其他下呼吸道分泌物,粪便等标本中检测新型冠状病毒核酸。核酸检测会受到病程、标本采集、检测过程、检测试剂等因素的影响,为提高检测准确性,应规范采集标本,标本采集后尽快送检。

(2)血清学检查:新型冠状病毒特异性 IgM 抗体、IgG 抗体,发病 1 周内阳性率均较低。由于试剂本身阳性判断值原因,或者体内存在干扰物质(类风湿因子、嗜异性抗体、补体、溶菌酶等),或者标本原因(标本溶血、标本被细菌污染、标本贮存时间过长、标本凝固不全等),抗体检测可能会出现假阳性。一般不单独以血清学检测作为诊断依据,需结合流行病学史、临床表现和基础疾病等情况进行综合判断。

3. X线检查:最常见异常为磨玻璃样影(29%)和实变(28%)。通常以双侧、周边和基底区为主分布。气胸和胸腔积液较为罕见。

4. 超声检查:Kerley B线(汇合或分离,通常至少3条)和双侧分布的胸膜异常是COVID-19最常见征象。其他表现包括实变、胸腔积液、"空气支气管征"及气胸。尽管此类发现并非COVID-19的特异性表现,但在特征性临床表现背景下,它们增加了疾病诊断的可能性。

【CT表现】

1. 最常见的影像学表现是磨玻璃病灶,可孤立存在或与其他影像学表现(例如实变、小叶间隔增厚或"铺路石征")共存(图1-2-75、图1-2-76)。

2. 最常见的分布模式为双侧性、周边/胸膜下,磨玻璃病灶呈后部分布,肺叶分布的特征较不明显。广泛/多叶受累合并实变在老年患者和重症患者中更为常见。

3. 不典型特征包括肺血管扩张、相邻胸膜增厚、"空气支气管征"、"胸膜下线征"、支气管扭曲、支气管扩张、"晕征"。胸腔积液、心包积液、空腔、气胸和纵隔淋巴结增大较少见。

4. 早期呈现多发小斑片病灶及间质性改变,进而发展为双肺多发磨玻璃和浸润性病灶,严重者可出现肺实变。多系统炎症综合征时,心功能不全患者可见心影增大和肺水肿。

2. 鉴别诊断：

1)流感病毒感染:COVID-19 患者更易出现环状或线性密度增高影、"铺路石征"、血管扩张,以及小叶间隔增厚,但结节、"树芽征"、支气管扩张症和胸腔积液则较少出现。

2)肺结核：上叶伴或不伴空洞的纤维性结节灶；非典型表现包括中叶或下叶阴影、肺门或气管旁淋巴结增大和/或胸腔积液。

3)吸入性肺炎：吸入性肺炎最佳诊断线索是显示气管腔内异物，CT有时难以进行鉴别。

4)社区获得性肺炎（非COVID-19）：通常无法根据症状和体征、CT鉴别COVID-19与社区获得性肺炎（非COVID-19）。然而，后者的重要病原体为肺炎链球菌，细菌性肺炎患者更易表现为症状和脓痰的迅速出现，较少出现肌痛、嗅觉丧失或胸膜性疼痛。

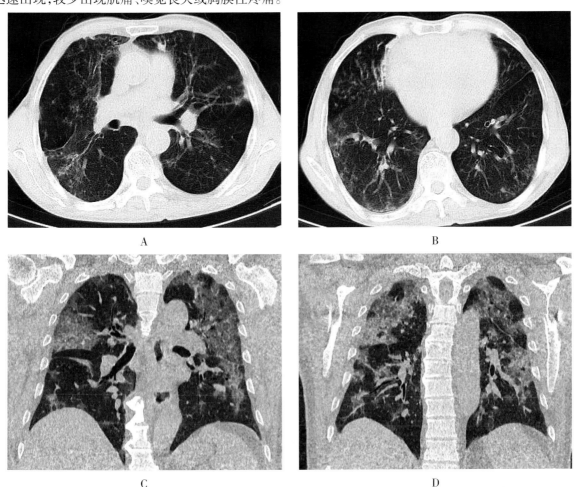

A   B

C   D

图 1-2-75　新型冠状病毒感染

A~D. 双肺内见散在磨玻璃密度病灶，局部可见"铺路石征"，病灶以两肺后部分布为著。

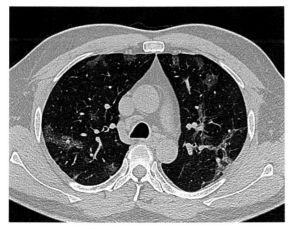
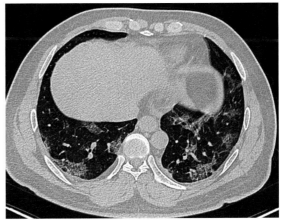

A   B

图 1-2-76　新型冠状病毒感染

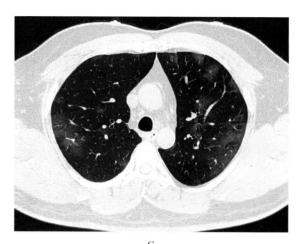
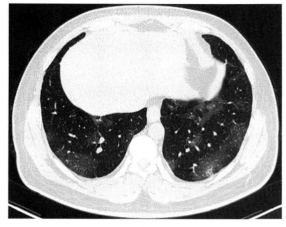

C   D

图1-2-76 新型冠状病毒感染(续)

A.B.双肺散在磨玻璃密度病灶,部分病灶呈网格状改变;

C.D.双肺病灶经治疗后有所吸收好转。

(六)闭塞性细支气管炎

闭塞性细支气管炎(bronchiolitis obliterans,BO)是以膜性及呼吸性细支气管为中心的各种炎症及纤维化改变,伴有气道阻塞。病因包括感染(尤其是病毒感染),移植后GVHD(移植物抗宿主病),类风湿关节炎及其他结缔组织病,有毒烟雾吸入性损伤等。镜下主要表现为膜性及呼吸性细支气管炎症及周围纤维化。

【诊断要点】

1.症状和体征:主要表现为渐进性呼吸困难,伴有慢性咳嗽,吸气中期的哮鸣音、喘鸣音、湿啰音。限制性及阻塞性通气功能障碍。

2.X线胸片:多表现轻微甚至正常,部分严重者可表现为透光度增高,肺纹理稀疏。

3.MRI检查:超极化的^{3}H MR成像对于发现空气潴留比HRCT敏感。

【CT表现】

1."马赛克征":表现为高低密度区域相嵌分布,呈"马赛克"样改变,低密度区域是空气潴留区,而相对高密度区为正常肺组织区域,吸气相对比不明显,而在呼气相HRCT则表现更为明显,最小密度投影(MIP)则能将空气潴留区域明显显示出来(图1-2-77、图1-2-78)。

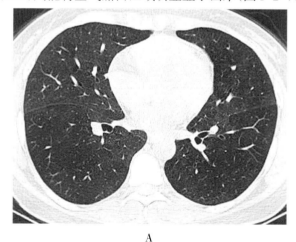
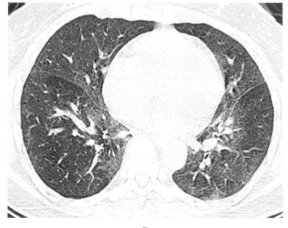

A   B

图1-2-77 闭塞性细支气管炎

A.B.患者渐进性呼吸困难半年。A为CT平扫吸气相,肺内密度不均匀,B为呼气相,肺内呈"马赛克"样改变。

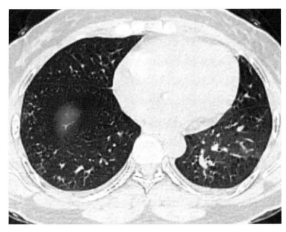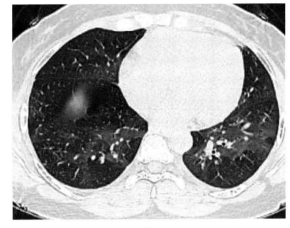

A   B

图1-2-78　闭塞性细支气管炎

A.B.患者渐进性呼吸困难4月余。A为CT平扫吸气相,肺内密度不均匀,B为呼气相,肺内"马赛克"样改变较为明显。

2. 部分病例可见支气管管径增粗,支气管扩张及支气管管壁增厚。

3. 鉴别诊断:

1)外源性过敏性肺泡炎可有"马赛克"样改变,但是患者发病前多有过敏物质接触史,临床表现为发热咳嗽胸闷等症状,CT上除"马赛克"样改变外,还有微小结节、磨玻璃样较高密度病变,晚期出现纤维化。

2)肺栓塞:肺动脉栓塞区域灌注较差,密度减低,可呈"马赛克"样改变,但是其临床表现为不能解释的呼吸困难、咯血、胸痛的症状,CT上密度减低区域内血管稀疏变细是其与BO的重要鉴别点。

（七）肺脓肿

肺脓肿(lung abscess)是由多种病原菌引起的肺部感染性、坏死性病变。发病率男多于女。按病因可分为吸入性、血源性和继发性肺脓肿,按病程又可分为急性肺脓肿或慢性肺脓肿。现在由于抗生素的广泛应用,该病的发病率已明显下降。

【诊断要点】

1. 症状和体征:

1)急性肺脓肿:发病急骤,有高热、咳嗽、胸痛、咳大量脓臭痰等症状;多数有齿、口、咽喉的感染灶或手术、受凉等病史。

2)慢性肺脓肿:常咳脓性痰或血痰,伴发热、消瘦等,病程在3个月以上。

3)血源性肺脓肿:主要为败血症表现,如畏寒、高热等,数天或数周后才出现咳嗽、咳痰,极少有咯血,往往缺乏肺脓肿典型表现。

4)脓肿靠近胸膜可致胸膜粘连,可发生脓气胸、支气管胸膜瘘。

2. 实验室检查:

1)血液检查:白细胞总数升高,中性粒细胞在90%以上。

2)痰菌培养:阳性。

3. X线胸片:

1)肺野大片浓密炎性浸润,出现空洞和气-液平面即可明确诊断为急性肺脓肿。

2)急性期后,灶周出现条索状及斑片状影和厚壁空洞则为慢性肺脓肿。

3)血源性肺脓肿多表现为两肺多发类圆形致密影,中心可有小空洞或气-液平面。

4. 纤维支气管镜检查:有助于明确病因、病原学诊断及治疗。

【CT表现】

1.急性肺脓肿:CT上呈大片致密阴影,边缘模糊,坏死液化区可呈低密度改变,有的可融合成大的空洞,其内可见气-液平面(图1-2-79)。洞壁较厚者内缘毛糙不整。增强扫描脓肿壁强化呈高密度环(图1-2-80)。

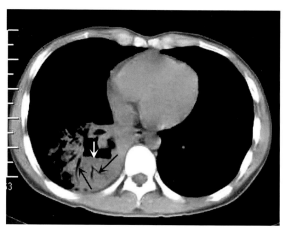

图1-2-79　急性肺脓肿

右肺下叶背段大片状阴影中有较大的不规则低密度空洞,其内有较大的气-液平面(↑),实变区见明显的"空气支气管征"(长↑)。

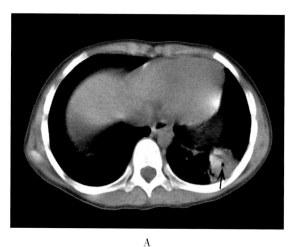

A

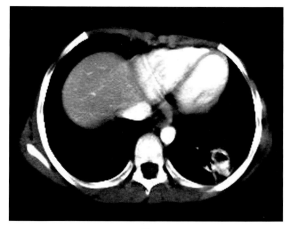

B

图1-2-80　急性肺脓肿

A.CT平扫见左肺下叶后基底段团块状炎性病变,密度不均,其内有小空洞(↑);

B.增强扫描见左肺下叶炎性病变及脓肿壁不规则强化,空洞内见气-液平面(↑)。

2.慢性肺脓肿:常表现为纤维厚壁空洞和肺组织纤维化,空洞形态多不规则,呈多房或分隔,有时呈蜂窝状(图1-2-81)。洞内可见气-液平面,灶周可有慢性炎症、支气管扩张等病灶。邻近胸膜常有明显增厚。

3.血源性肺脓肿:CT表现为两肺多发片状或圆形病灶,边缘可模糊,常有肺气囊,可并发脓胸、脓气胸(图1-2-82)。

4.并发症:急性期可伴胸腔积液或胸膜增厚,破入胸腔可引起脓胸或脓气胸。

5.鉴别诊断:

1)肺结核空洞:无明显急性炎症症状,空洞壁较薄而均匀,内壁光滑,或有浅小气-液平面,灶周常见卫星灶和引流支气管。

2)癌性空洞:肿块边缘清楚,可有分叶、毛刺,空洞多为厚壁、偏心性,内缘凹凸不平,肺门及纵隔淋巴结增大。

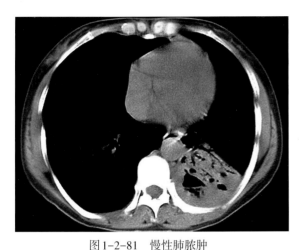

图1-2-81　慢性肺脓肿

左肺下叶巨大团块状实变,有多个大小不等、形态不一的空洞,呈多房状,其外缘与胸壁粘连。

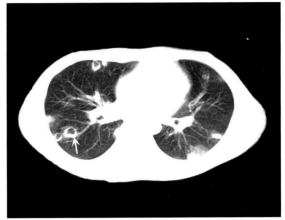

图1-2-82　血源性肺脓肿

两肺近胸膜下散在分布多发片状或结节状病灶,结节灶内见多个空洞形成(↑)。

(八)肺结核

肺结核(pulmonary tuberculosis)是由结核分枝杆菌引起的一种常见的慢性传染性疾病。结核病分五型:①原发性肺结核;②血行播散型肺结核;③继发性肺结核;④结核性胸膜炎;⑤其他肺外结核。此外,在这一分类标准中,基于结核病控制和治疗的实用性,在原分类基础上新增加了菌阴性肺结核,是指三次痰涂片和一次培养阴性,但有典型肺结核临床和影像学表现且经抗结核治疗有效的肺结核。原发性肺结核常见于儿童,继发性肺结核则多见于成人。肺结核病灶的病理改变多种多样,包括渗出、增殖、干酪样坏死及空洞等,但病灶的好转与恶化不一定是单独进行的,而是反复曲折的,在慢性继发性感染时尤为如此。CT能准确显示结核病灶的部位、范围及分型,对确定有无空洞优于X线胸片。

原发性肺结核

原发性肺结核(primary tuberculosis)最常见于儿童,也可见于成人,为初次感染发生的结核。主要有原发综合征和胸内淋巴结结核。前者由原发病灶、淋巴管炎及淋巴结炎三部分组成。后者是原发综合征演变过程中的一种形式,气管、支气管旁淋巴结结核可分为炎症型和结节型。

【诊断要点】

1.症状和体征:

1)常见于婴幼儿及儿童。

2)多数患者无症状。

3)部分患者有低热、盗汗、轻咳、消瘦、食欲减退等症状。

4)肺门或纵隔淋巴结结核较原发综合征更常见。

2.实验室检查:

1)血液检查:血沉加快,白细胞分类单核和淋巴细胞增多。

2)痰菌检查:查找结核分枝杆菌。

3)结核菌素试验:纯蛋白衍化物(purified protein derivative, PPD)强阳性有诊断意义。

3.X线胸片:

1)原发综合征:表现为肺内大小不一的云絮状阴影,病变与肺门间有条索状淋巴管炎和肺门淋巴结增大,形成双极或哑铃状阴影,典型者目前较少见。

2)胸内淋巴结结核:通常位于气管右侧、支气管旁或肺门区,表现为自纵隔向肺野凸出的结节阴影或肺门周围炎。

3)少数增大淋巴结可压迫支气管形成肺不张,常见右肺中叶综合征,病变恶化可形成空洞或发生播散。

【CT表现】

1.原发综合征:

1)原发病灶好发于中叶、下叶或上叶前段,呈小斑片状阴影,密度均匀,边缘模糊(图1-2-83)。

2)病灶扩大进展可为大片状阴影,可占据一个或数个肺段甚至发生全叶实变。

3)淋巴结炎表现为肺门旁边缘模糊的结节状影(图1-2-84)。

4)原发病灶可发生干酪样坏死,形成空洞,发生支气管播散或淋巴、血行播散(图1-2-85)。

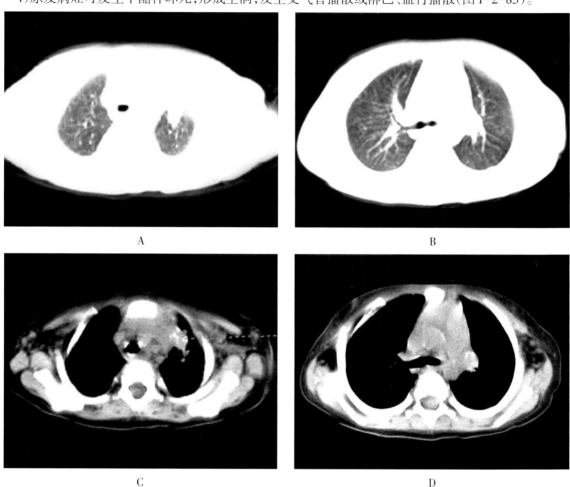

图1-2-83 原发综合征

A.B.患儿,15个月,左肺上叶前段斑片状影,病灶下方有条索状阴影伸向肺门,病灶内有多发高密度钙化;
C.D.左肺门旁有增大淋巴结,其内并见钙化灶。

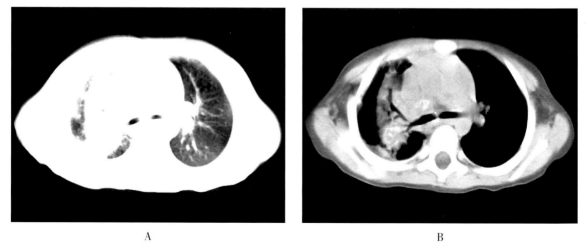

图1-2-84 原发综合征

A.B.患儿,2岁。右肺上叶前段及下叶背段条片状影,边缘清楚。右肺门、纵隔淋巴结和下叶原发灶内见成簇钙斑。右侧胸膜不规则增厚。

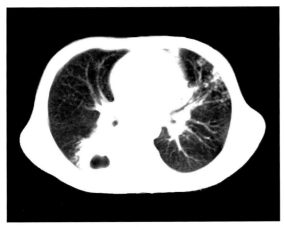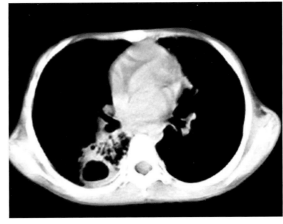

A　　　　　　　　　　　　　　　B

图1-2-85　原发综合征

A.患儿,8岁,右肺下叶背段斑片状影,其内有一个1.0 cm×1.5 cm空洞,左肺上叶有支气管播散病灶;

B.空洞更显清楚,其内有气-液平面,且为多发空洞。

2. 胸内淋巴结结核:表现为气管右侧、支气管旁、肺门和隆突下淋巴结增大。分为炎症型和结节型。

1)炎症型:表现为肺门和气管旁淋巴结增大,密度增高,边缘模糊。

2)结节型:表现为肺门和气管旁有圆形或卵圆形结节灶,边缘锐利,少数可呈分叶状(图1-2-86)。

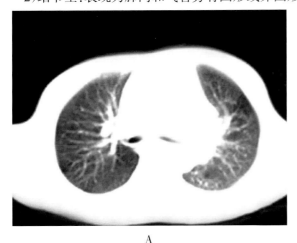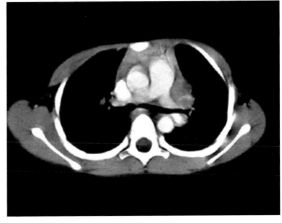

A　　　　　　　　　　　　　　　B

图1-2-86　胸内淋巴结结核

A.患儿,7岁,CT平扫见左肺门明显增大,左主支气管受压变形;

B.增强扫描见左肺动脉旁1.6 cm×2.2 cm大小的类圆形肿大融合之淋巴结,强化欠均匀,略呈分叶状。

3)上述两型均可发生钙化。

4)CT增强时若发现增大的淋巴结呈低密度坏死肿块,周边呈环状增强带,则为胸内淋巴结结核的典型表现。

3. 胸膜炎:表现为局限性胸膜增厚或渗出性胸腔积液改变。

4. 鉴别诊断:

1)肺炎:有急性感染症状,抗感染治疗后短期内可吸收消散,无肺门淋巴结增大,因此鉴别不难。

2)淋巴瘤:多为两侧性分布,气管旁或肺门、隆突下有多个淋巴结增大,可融合成团。

继发性肺结核

继发性肺结核(secondary pulmonary tuberculosis)最为常见,多见于成人,好发于两肺尖、锁骨下区和下叶背段。早期渗出性病灶经过治疗可完全吸收或大多数趋向于缓慢进展,若病变发生干酪样坏死,可形成干酪性肺炎,干酪性坏死物液化可形成空洞和支气管播散,有的经纤维组织包绕和钙化而愈合。

【诊断要点】

1.症状和体征:

1)早期可无症状,常在体检时发现。

2)全身常见症状:发热、疲劳、消瘦和面部潮红、盗汗等。

3)胸部症状:咳嗽、咳痰、咯血,侵犯胸膜可有胸痛。

4)干酪性肺炎:常有高热、盗汗、虚脱等严重的中毒症状或咳出干酪样物质等。

2.实验室检查:

1)痰菌检查:可找到结核分枝杆菌。

2)痰培养:更为精确,且可做药物敏感试验及菌型鉴定。

3)聚合酶链反应:特异性强、快速、简便,但精确性不足。

4)血液检查:血沉增速,白细胞分类单核和淋巴细胞增多。

5)结核菌素试验:纯蛋白衍化物(purified protein derivative,PPD)试验阳性。

3.X线胸片:表现多种多样,可单独或同时存在。

1)渗出性病变:表现为小片状、云絮状阴影,呈肺段或肺叶分布。

2)增殖性病灶:主要为腺泡结节,表现为密度较高的圆形或花瓣样小结节灶。

3)干酪性肺炎:表现为肺叶或肺段的实变,密度均匀或有虫蚀样空洞。

4)空洞:可多发也可单发,多为薄壁空洞,有的可见气-液平面。

5)纤维性病灶:大多由增殖性病灶愈合而成,表现为结节状及条索状纤维病变。

6)肺结核晚期:可有多种性质病变存在,可发生广泛性纤维化、慢性纤维性空洞和支气管播散。

4.纤维支气管镜检查:查找病因和结核分枝杆菌。

【CT表现】

1.斑片状病灶:呈分散的小片状或斑片状密度增高影,边缘模糊,密度均匀或不均匀,可伴有小空洞或钙化。常发生在上叶尖后段和下叶背段(图1-2-87至图1-2-89)。

2.结节灶:单发或多发,直径在2 cm以下,呈圆形或类圆形,可伴有单个或多个小空洞,也可有钙化。

3.干酪性肺炎:较少见,表现为肺段或肺叶的实变,边界可清楚或模糊,密度不均匀,可见到不规则空洞或"空气支气管征",有的可有播散病灶(图1-2-90)。

4.空洞性肺结核:以空洞为主的浸润病灶,常伴灶周或下叶支气管播散病灶(图1-2-91、图1-2-92)。

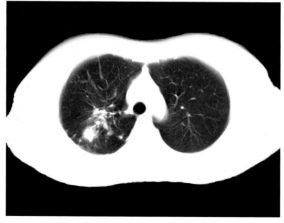

图1-2-87 继发性肺结核

右肺上叶后段不规则斑片状及结节状阴影,部分边缘模糊。

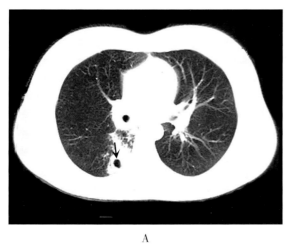
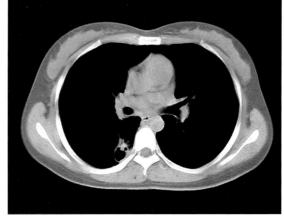

A　　　　　　　　　　　　　　B

图 1-2-88　继发性肺结核

A.B. 右肺下叶背段斑片状阴影,其内有一小空洞(↑)。

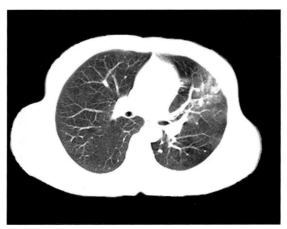

图 1-2-89　肺结核伴急性出血

左肺上叶上舌段小斑片状阴影,局部肺呈磨玻璃样影,为急性出血改变。

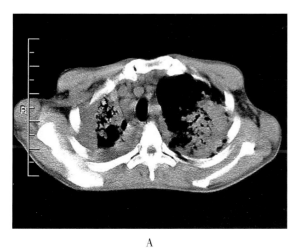
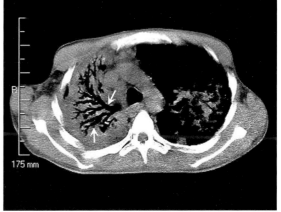

A　　　　　　　　　　　　　　B

图 1-2-90　干酪性肺炎

A.B. 两肺上叶大片状实变,密度不均匀,可见不规则空洞,其中右肺实变区内可见明显的"空气支气管征"(↑),气管旁淋巴结增大。

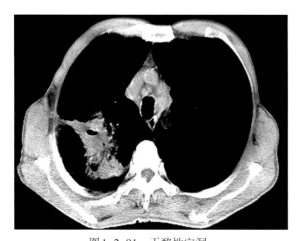

图1-2-91　干酪性空洞

右肺上叶大块状干酪性病灶,密度不均匀,其内有多发小空洞。

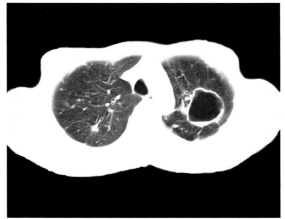

图1-2-92　肺结核薄壁空洞

左肺上叶尖后段有大小约2 cm×2 cm的薄壁空洞,内有一浅气-液平面,空洞周围有少量点状和条状病灶。右上肺见小结节灶。

5.结核球:是一个被纤维组织包绕的干酪性病灶坏死物,多为孤立性病灶,呈圆形或椭圆形,可有分叶,直径不小于2 cm,灶内可有钙化,灶周有卫星灶,干酪性液化可形成空洞。

6.HRCT:分支状小叶中心病灶是结核支气管播散的特征性表现。

7.鉴别诊断:

1)与非结核性肺炎的鉴别:肺炎好发于两肺下叶后基底段,肺结核多位于两肺上叶尖后段和下叶背段,呈片状或结节状影,常伴纤维条索影,灶周有卫星灶或支气管播散,可伴有空洞或钙化。少数病例早期鉴别有困难时,可于抗感染治疗后短期复查或在痰中找结核分枝杆菌。

2)结核性空洞与癌性空洞的鉴别:前者洞壁较薄,洞壁内外缘光滑,后者多为厚壁空洞,洞壁内缘不平,有结节状凸起,外缘多呈分叶状。

血行播散性肺结核

血行播散性肺结核(hematogenous disseminated pulmonary tuberculosis,HDPT)根据结核分枝杆菌侵入血循环的途径、数量和次数及机体反应的情况,可分为急性血行播散性肺结核和亚急性或慢性血行播散性肺结核。前者为大量结核分枝杆菌一次侵入血循环所引起,以初次感染多见;后者为较少量的结核分枝杆菌多次侵入血循环所致,以再次感染多见。

【诊断要点】

1.症状和体征:

1)急性血行播散性肺结核:有高热、寒战、盗汗、气急或呼吸困难等,多见于以渗出、干酪性病灶为主的病例。

2)慢性血行播散性肺结核:临床表现差异甚大,与结核分枝杆菌的数量、播散速度及患者体质有关,一般症状较轻,可有低热、咳嗽、咯血、盗汗、乏力及消瘦等,有的仅有呼吸道症状。

2.实验室检查:急性血行播散性肺结核血沉多增快,白细胞总数可降低;结核菌素试验可为阴性。

3.X线胸片:急性血行播散性肺结核为两肺野均匀分布、大小一致及密度相同的粟粒状病灶。亚急性及慢性血行播散性肺结核表现为分布不均、大小不一及密度不同的多种性质病灶。

【CT表现】

1.急性血行播散性肺结核:CT特征性表现为两肺弥漫分布、大小一致的粟粒样病灶,直径为1~3 mm,密度均匀,无钙化(图1-2-93)。较大的粟粒性病灶,密度较高,可有融合倾向(图1-2-94)。发生于儿童者有时仅表现为磨玻璃病变。

2.亚急性或慢性血行播散性肺结核:病变可小如粟粒,大至结节,可为渗出增殖灶,也可有钙化和纤维化。两肺上中部多见,也可局限于一侧肺,病灶可融合产生干酪样坏死,形成空洞和支气管播散(图1-2-95)。另可见小叶间隔增厚和磨玻璃灶。

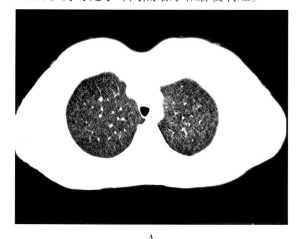
A
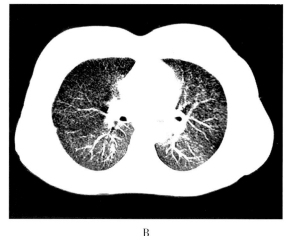
B

图1-2-93　急性血行播散性肺结核
A.B.HRCT 见两肺野均匀分布大小一致的针尖样致密阴影。

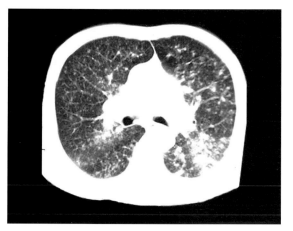

图1-2-94　急性血行播散性肺结核
　　两肺散在粟粒样致密影,左肺下叶背段病灶互相融合。

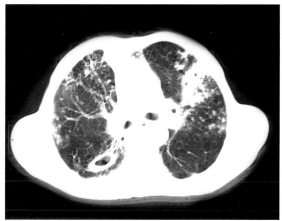

图1-2-95　慢性血行播散性肺结核
　　两肺散在分布大小不一的结节状及斑片状影,部分融合,右肺下叶背段见0.5 cm×1.2 cm厚壁空洞,两肺上叶前段有支气管播散。

3. 常有肺门或纵隔淋巴结增大。

4. 鉴别诊断:HRCT有助于鉴别诊断,提高病灶定性的可靠性。

1)急性血行播散性肺结核应与以下疾病鉴别:

(1)血行转移性肿瘤:病灶大小不一、分布不均,下肺多于上肺,老年人多见,原发灶明确,抗结核治疗无效。

(2)肺血吸虫病:病灶大小不一,形态各异,可为点状、结节状或斑片状,病灶分布不均,以中下肺内中带为多。患者来自疫区且血液嗜酸性粒细胞增多。

2)慢性血行播散性肺结核应与以下疾病鉴别:

(1)硅沉着病(矽肺):多见于两肺中部,结节大小为2~3 mm,边缘清楚,两肺门可增大。

(2)弥漫型肺癌:多见于两肺中下野,常呈小结节状或小斑片状影,分布不均匀,也可有较大的结节灶或融合灶。痰中可找到癌细胞,抗结核治疗无效。

结核球

结核球(tuberculoma)为继发性肺结核的一种表现,结核性干酪样病变被纤维组织包绕所致。约占

71

肺结核的20.7%。直径不小于2 cm,主要为干酪样物质或肉芽组织,常有钙化及液化溶解区。

【诊断要点】

1. 症状和体征:

1)有肺结核病史。

2)常无明显临床症状。

2. X线检查:

1)X线胸片:

(1)好发于上叶尖后段和下叶背段。

(2)表现为圆形或椭圆形病灶,单发多见,偶有分叶,密度较高且较均匀。

(3)常可见斑点状或沙砾状钙化,若发现球内有层状钙化或裂隙样空洞则为典型所见。

(4)灶周有斑点状或结节状卫星灶。

2)高千伏或体层摄片:更好地显示肿块的轮廓和球内结构,如钙化、空洞等。

3. 穿刺活检:有时CT不能定性,难与肺癌相区别,可采用穿刺活检。

【CT表现】

1. 结核球呈圆形或类圆形结节或肿块,以单发多见,边缘清楚,密度均匀或不均匀(图1-2-96)。

2. 层状、弧形或同心圆状钙化为其特征性表现(图1-2-96)。

3. 少数边缘有分叶和毛刺。

4. 斑点状或结节状卫星灶常见。

5. 鉴别诊断:

1)周围型肺癌:单发分叶状,可见短细毛刺、"空泡征",钙化少见,可呈分散点状。

2)炎性假瘤:边缘更为光滑锐利,密度均匀一致,一般无钙化,周围无卫星灶,有时两者区别较困难。

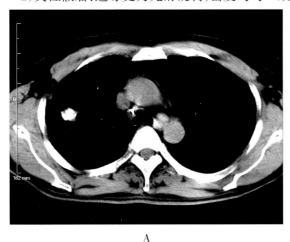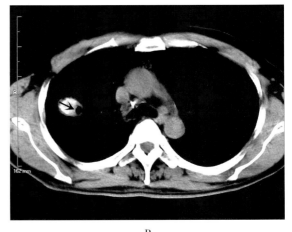

A   B

图1-2-96 结核球

A.右肺上叶前段见0.8 cm×1.2 cm的结节灶,其内有多个呈层状排列的钙化;

B.偏肺门侧见0.5 cm×0.8 cm的空洞(↑)。

(九)肉芽肿性血管炎

韦格肉芽肿(Wegner granuloma)又称韦氏肉芽肿,现更名为肉芽肿性血管炎,是一种特殊类型的坏死性肉芽肿和血管炎。本病男性多于女性,半数以上发病年龄为30~50岁。主要累及呼吸道、肾和皮肤等脏器。其病理改变为坏死性肉芽肿和坏死性血管炎,两者可同时存在。

【诊断要点】

1. 症状和体征:

1)早期可表现为上呼吸道感染或头面部器官的急性炎症或溃疡,如鼻窦炎、鼻溃疡、鼻出血、声音嘶哑及吞咽困难等。

2)全身症状有发热、贫血和体重减轻。

3)可以出现胸痛、咳嗽及咯血。

4)部分病例可因肾衰竭(简称"肾衰")或肺部病变并发感染而死亡。

2. 本病用免疫抑制剂及激素治疗过程中,病灶可缩小、消退、增大或出现新病灶。

3. X线胸片:

1)球形病灶最为多见,可单发或多发,病灶分布于两肺中下野和肺尖。

2)球形病灶内可出现厚壁或薄壁空洞,可单房或多房。

3)也可表现为结节病灶或粟粒状病灶。

4)节段性浸润,可为小叶型或节段型。

5)后期可出现肺水肿、肺梗死和胸腔积液等表现。

4. MRI检查:显示胸腔积液及肺门、纵隔淋巴结增大较敏感。同时也能够较好地显示肺内多样性的改变。

【CT表现】

1. 肺部病灶:

1)CT能够清晰地显示肺内粟粒状病灶。部分结节或球形病灶周围可见刺状凸起,以及邻近胸膜面可见放射状条索灶。

2)约半数患者的病灶内可见空洞。

3)部分患者表现为小叶型、节段型,甚至肺叶呈高密度。

4)CT可直接显示气管狭窄的程度、范围、管腔或管壁肉芽肿等,其远端常伴有肺叶或肺段不张(图1-2-97)。

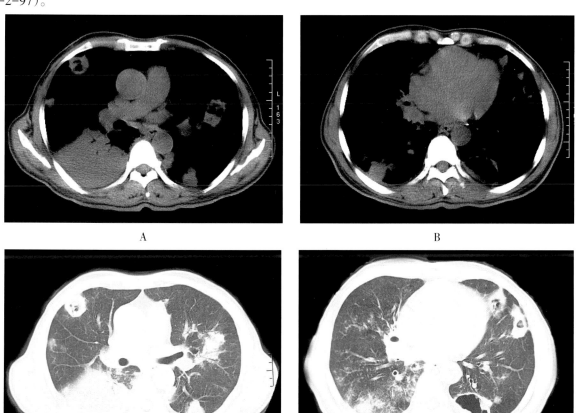

A

B

C

D

图1-2-97 韦格肉芽肿

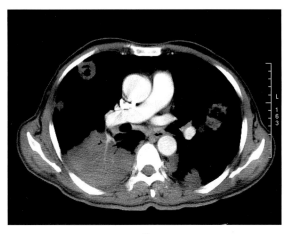
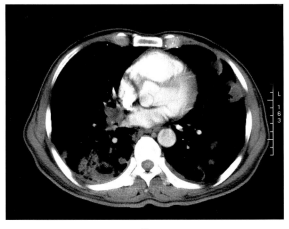

E   F

图1-2-97　韦格肉芽肿(续)

A~F. A~D为平扫,E.F为增强扫描。两肺可见多发性斑片状、结节状和大片状高密度病灶,部分病灶内可见不规则空洞,增强扫描强化不明显,纵隔内未见明显增大淋巴结。

5)增强检查多可见1支供养血管进入结节病灶。

2. 纵隔及胸腔病变:少数患者可伴有少量胸腔积液及肺门、纵隔淋巴结增大。

（十）过敏性肺炎

过敏性肺炎(hypersensitivity pneumonitis,HP)也称外源性过敏性肺泡炎(extrinsic allergic alveolitis, EAA),是指易感个体反复吸入有机粉尘后所引起的变态反应性肺部炎症。以弥漫性间质性肺炎、肺泡壁破坏、肺组织纤维化和肉芽肿为病理特征。根据临床表现可分为急性、亚急性及慢性3种类型。

【诊断要点】

1. 症状和体征:

1)急性期:指接触抗原后4~48 h出现畏寒、发热、咳嗽、呼吸困难等症状,脱离接触或经治疗后症状减轻或消失。

2)亚急性期:如果持续暴露,反复急性发作导致几周或几个月内逐渐出现持续进行性呼吸困难,伴体重减轻,表现为亚急性形式。

3)慢性期:长期暴露于低水平抗原或急性或亚急性反复发作后的结果,表现为进行性呼吸困难伴咳嗽和咳痰及体重减轻,肺底部可以闻及吸气末Velcro啰音,少数有杵状指(趾)。

2. 实验室检查:外周血嗜酸性粒细胞增高。

3. 肺功能检查:提示限制性肺通气功能障碍和弥散功能障碍。

4. 支气管肺泡灌洗液(BALF)细胞分类:提示肺泡淋巴细胞增加。

5. 支气管镜肺活检(TBLB):病理表现为以淋巴细胞浸润为主的肺泡炎,非干酪性坏死性肉芽肿及间质性肺炎。

6. X线胸片:胸片可见暂时性或游走性浸润阴影。轻度过敏性肺炎,胸片检查往往不能显示胸部病变。

【CT表现】

1. 急性期:两肺可见粟粒样或腺泡状、边缘模糊的小结节,可有磨玻璃灶,或表现为大小不等的片状浸润灶。病灶以多发性及游走性为特点(图1-2-98)。

2. 亚急性期:两肺线状、细网状和结节影,可与磨玻璃样病灶同时存在。在结节或磨玻璃区中可见囊状透光区,或见"马赛克征"(图1-2-99)。

3. 慢性期:两肺广泛分布网状影、蜂窝肺,可见牵拉性细支气管扩张。

4.鉴别诊断:

1)支原体肺炎:病变多发生在两中下肺野,常两侧对称,肺纹理增粗模糊或呈支气管肺炎状改变,密度较低而均匀。血清冷凝集试验阳性。

2)病毒性肺炎:有上呼吸道感染史,多见于儿童,一侧肺或两肺大片状病灶,以下叶明显,病变无游走性变化,白细胞正常或偏低,嗜酸性粒细胞正常。

3)慢性嗜酸性粒细胞性肺炎:CT扫描主要表现为两肺斑片状实变影,以中上肺野分布为主,横断面上病变局限于肺组织周边部分是本病的特征性表现。

4)结节病:病变以中上肺野分布为主,特征性CT表现为沿支气管血管束分布的多个结节影,边界清楚而边缘不规则。常合并双侧肺门及纵隔淋巴结增大。

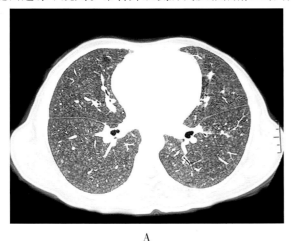
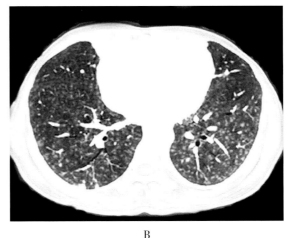

A   B

图1-2-98   过敏性肺炎

A. HRCT 示两肺弥漫分布粟粒影;

B. HRCT 示两肺多发小结节影。

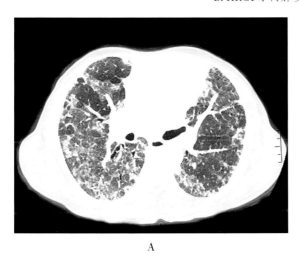
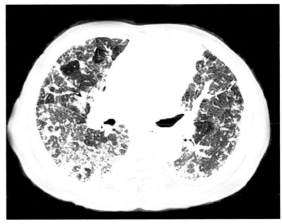

A   B

图1-2-99   过敏性肺炎

A.B. HRCT 见两肺弥漫分布磨玻璃灶,边缘模糊。

（十一）支原体肺炎

支原体肺炎(mycoplasma pneumonia)是由肺炎支原体引起的以间质改变为主的肺炎。支原体较一般细菌小,较病毒大。这种微生物由口、鼻的分泌物经空气传播引起散发的,甚或流行性的呼吸道感染。秋、冬季节发病较多,支原体肺炎以儿童及青年居多。支原体肺炎病理为小支气管及肺间质充血、水肿,炎性细胞浸润,继而发生肺泡渗出与实变。

【诊断要点】

1.症状和体征:多数患者症状较轻,有乏力、咽痛、头痛、咳嗽、胸痛、发热,有时咳少量白色黏液痰。部分患者可无自觉症状而在体检时发现。

2.实验室检查:支原体抗体呈阳性。发病后2~3周血冷凝集试验比值升高(可达1:46)。

3.X线胸片:

1)病变多见于下叶,早期主要是肺间质性炎症改变,表现为肺纹理增粗及网状影。

2)当肺泡内渗出较多时,出现斑点状模糊影,少数为小斑片状影或大叶性实变。

3)较典型的表现为自肺门附近向肺野外围伸展的大片扇形影,其外缘逐渐变淡而消失。

【CT表现】

1.早期CT表现为肺纹理增粗,边缘模糊,或呈网点状病灶。两中下肺野多见。

2.两肺可见磨玻璃、斑片、网状灶,支气管血管束增粗(图1-2-100)。

3.自肺门向肺野外围呈扇形分布斑片状灶,病变密度较低,其内可见走行肺纹理(图1-2-100A、图1-2-100C)。

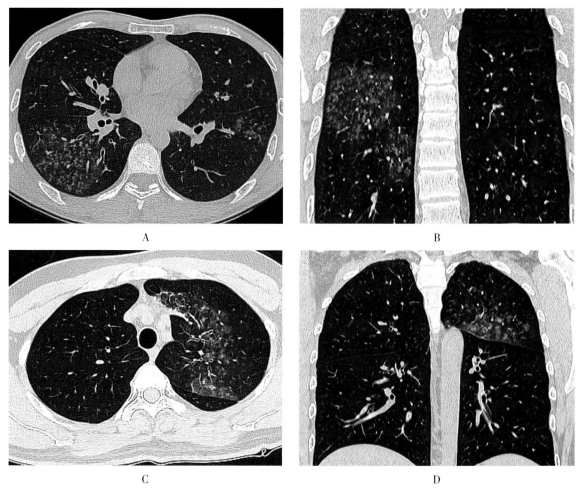

图1-2-100　支原体肺炎

A.B.HRCT平扫见两肺下叶磨玻璃样影及网点状影;

C.D.HRCT示左肺弥漫分布磨玻璃样影及斑片状影、网状结节影,支气管血管束增粗。

4.常合并肺门淋巴结增大和胸腔积液。

5.鉴别诊断:

1)支气管肺炎:此病多见于幼儿和老年人,病变多发生两中下肺野,沿肺纹理分布斑点、斑片状影,边缘模糊。临床症状较重,有高热、咳嗽、咳黄痰和气喘等。

2)过敏性肺炎:病变密度低而均匀,呈游走性,吸收较快,血中嗜酸性粒细胞增高。临床症状较轻。过敏原接触史是诊断的重要依据。

3)病毒性肺炎:儿童多见,有上呼吸道感染史,一侧或两肺大片状病灶,以下叶为多。病变吸收较过敏性肺炎慢。白细胞计数正常或偏低。

4)浸润型肺结核:病变多发生在两肺上叶尖后段、下叶背段,病变中可见空洞。痰结核菌培养阳性。短期内病变无明显吸收变化。

(十二)肺隐球菌病

肺隐球菌病(pulmonary cryptococcosis,PC)是由隐球菌感染引起的肺真菌病。隐球菌感染的主要途径包括:①通过呼吸道;②通过创伤性皮肤接种;③通过消化道进入人体。肺是感染的首发部位,隐球菌进入肺部后一般有三种表现形式:①隐球菌定植;②隐球菌聚集;③肉芽肿形成。呼吸道吸入隐球菌孢子是PC主要的感染途径,存在艾滋病、器官移植和自身免疫性疾病等的人群更容易感染PC。

【诊断要点】

1. 症状和体征:

1)肺隐球菌病临床以男性多见,发病年龄为20~65岁,婴幼儿及老年人中报道较少。

2)临床症状无特异性,既可表现为无症状而经体检发现,又可出现咳嗽、咳痰、发热等一般肺部感染症状,如咳嗽、咳痰、痰中带血等,亦可有发热、胸痛等。

3)约1/4的患者并发脑膜炎。

2. 实验室检查:免疫学检测血清中细胞壁成分(1,3)-β-D-葡聚糖抗原检测(G试验)、半乳甘露聚糖抗原检测(GM试验)阳性有重要的辅助诊断价值。合并细菌感染时可有白细胞、中性粒细胞升高。

3. X线检查:肺隐球菌感染由于表现多样,缺乏特异性,可表现为结节状、团片状阴影等,也可表现为浸润实变影与混合型病变,并伴有空洞、"晕征"与淋巴结增大等。

【CT表现】

1. 结节或肿块型:表现为多发的类圆形或不规则软组织密度灶,边缘可见"晕征",可有毛刺及分叶征象,有时难以与肺癌相鉴别(图1-2-101、图1-2-102)。

2. 浸润实变型:表现为边界清晰或模糊的磨玻璃密度灶、斑片状实变或大片状实变病灶。部分实变影可与胸膜呈宽基底相贴,实变影内可见"空气支气管征",支气管走行可自然。

3. 小结节或网织结节型:一般表现为病灶周围伴有卫星灶或多发小结节灶或粟粒结节样改变,病理上主要是肉芽肿。

4. 混合型:表现为结节肿块、实变、磨玻璃密度灶混合存在,可出现空腔、"胸膜凹陷征"、"血管集束征"。

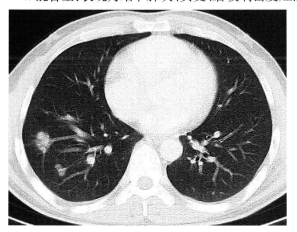
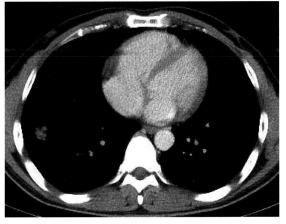

A　　　　　　　　　　　　　　　　　B

图1-2-101　肺隐球菌病(结节型)

A.B.增强扫描示右肺下叶多发结节状高密度灶,边缘见"晕征",无强化。

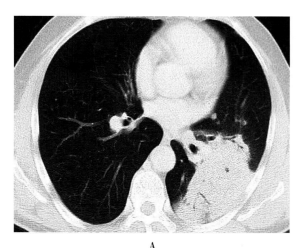
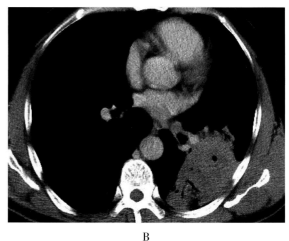

A   B

图1-2-102　肺隐球菌病(浸润实变型)

A.B.增强扫描示左肺下叶大片状实变区,内见"空气支气管征",边缘见"晕征",不规则强化。

5.其他征象:可伴胸腔积液、空洞、淋巴结增大等,增强扫描一般无明显强化。

6.鉴别诊断:

1)周围型肺癌:孤立性结节状病灶最易误诊为肺癌,肺癌多伴有毛刺、分叶等征象,但病灶周围"晕征"有助于与肺癌相鉴别。

2)肺炎:肺隐球菌性肺炎的临床症状明显轻于普通细菌性大叶性肺炎,与肺部病变严重程度不一致。表现为影像表现重,临床症状轻。

(十三)肺曲霉菌病

肺曲霉菌病(pulmonary aspergillosis)临床分为三型:变态反应性支气管肺曲霉菌病(ABPA)、侵袭性肺曲霉菌病(IPA)、寄生性肺曲霉菌病(曲霉菌球)。

【诊断要点】

1.症状和体征:

1)典型症状为反复发作的咳嗽、咳痰、胸闷、喘息、咳棕色或黄色痰栓史,部分患者有发热、咯血、头痛、胸痛。

2)发作时两肺闻及哮鸣音,局部闻及湿啰音。

3)患者具有过敏体质,常常幼年发病,常有支气管哮喘病史。

2.实验室检查:

1)外周血嗜酸性粒细胞增多;

2)血清总IgE升高(与本病的活动性有很好的相关性)。

3.免疫学检查:烟曲菌抗原皮试呈速发阳性反应。

4.纤支镜检查:支气管内可见黄色黏液栓阻塞管腔,冲洗后黏液栓可以排出;镜检找到菌丝(痰中有真菌孢子及菌丝)。

5.穿刺活检:检出黄曲霉菌。

6.X线胸片:

1)早期胸片可能正常,随着病情发展可表现为游走性、反复出现的斑点、斑片状浸润影,病变常见于两肺上叶。

2)当支气管扩张形成后,胸片表现为双轨征、不规则柱状及环状影。

3)晚期表现为肺叶收缩、肺纤维化、肺大疱形成。

变态反应性支气管肺曲霉菌病

变态反应性支气管肺曲霉菌病(allergic broncho pulmonary aspergillosis，ABPA)是人体对曲霉菌产生的变态反应性疾病,简称"变应性支气管肺曲菌病"。由于过敏反应,使支气管内产生大量分泌物不易排出,滞留在支气管内,形成黏液嵌塞即黏液栓,阻塞相应节段支气管,引起支气管扩张及周围肺组织不张;另一方面,嗜酸性粒细胞在肺组织局部浸润。ABPA患者发病年龄较广,以20~40岁人群多见,性别无明显差别。

【CT表现】

1.肺内可见自肺门向外,沿支气管走行分布的结节状、类结节状、柱状、杆状、指套状高密度灶,边界清楚,CT值为85~110 HU,增强后无明显强化。病灶周围可见斑点、斑片、云絮状浸润影(图1-2-103)。

2.中心性支气管扩张(两肺内中带近端较大支气管)和游走性肺内浸润影是ABPA的典型影像学表现;病变以两肺上叶多见,呈多发性、游走性,常累及多个肺叶。

3.纵隔窗显示部分病灶内可见斑点、斑片、结节、杆状较高密度影或钙化密度影(图1-2-103D)。

4.鉴别诊断:

1)肺结核:患者往往反复咳嗽、咳痰,低热、乏力、咯血,痰涂片抗酸杆菌阳性,PPD检查往往呈阳性或强阳性,抗结核治疗有效。ABPA临床症状与其相似,但痰涂片抗酸杆菌阴性,PPD检查阴性,肺部病灶呈游走性、反复性改变,抗结核治疗无效或疗效差。

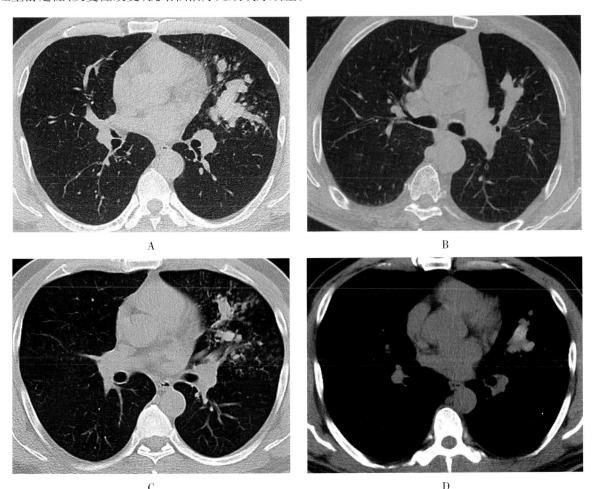

A　　　B　　　C　　　D

图1-2-103　变态反应性支气管肺曲霉菌病

A~C. HRCT示左肺上叶中心性支气管扩张伴杆状、柱状、指套状高密度灶(黏液栓),周围见斑点状、云絮状浸润区;
D. 纵隔窗显示左肺上叶支气管走行区自肺门向外呈杆状、柱状高密度灶。

2)感染所致周围性支气管扩张:两肺纹理增粗紊乱,可见不规则囊、柱状支气管影,病变往往以两下叶多见,常发生于远端支气管。ABPA则显示中心性支气管扩张,而远端支气管无明显异常,病变以两上叶多见。

3)肺动静脉瘘:约1/3的该类病为多发性,多位于肺门附近内带,表现为圆形或轻度分叶的高密度灶,增强扫描后明显强化。ABPA胸部CT表现与其相似,但增强后无强化。因此,通过增强扫描可区分鉴别。

侵袭性肺曲霉菌病

曲霉菌相关肺病能引起广泛的肺部疾病,常发生于有基础肺病或一些免疫反应受损或过度免疫反应病的病例,它可能与嗜酸性肺病或过敏性肺炎有关。侵袭性肺曲霉菌病的特征是曲霉菌累及正常肺组织,常导致明显的组织损伤和坏死,包括血管侵袭性或气道侵袭性肺曲霉菌病。最常见于免疫抑制病例,尤其是有急性白血病、使用糖皮质激素或其他免疫抑制药、接受器官移植或恶性肿瘤的中性粒细胞减少症病例中;较少见的风险因素包括慢性肉芽肿性疾病,晚期AIDS(CD4+<100 L)和原发性免疫性疾病。

【CT表现】

IPA多表现为沿支气管分布的杵状高密度影,典型者呈"指套征",外周阻塞性炎症见"树芽征",支气管扩张多在近端(图1-2-104)。

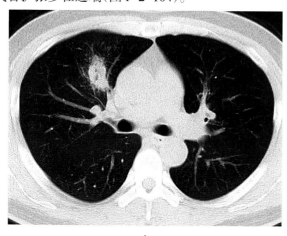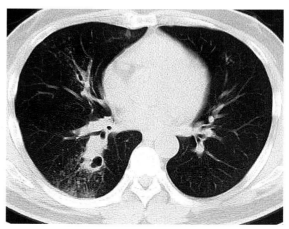

A   B

图1-2-104　侵袭性肺曲霉菌病

A.B.CT平扫示右中肺及下肺沿支气管分布的高密度区。

1. 血管侵袭性曲霉菌病:

1)结节:单发或多发,典型的数量<10个,早期征象包括结节或实变内部的中心低密度征(系梗死所致)、结节或实变周围的"晕征"(在免疫抑制患者中高度提示侵袭性曲霉菌病)。

2)CT"血管造影征":周边的肺段动脉于结节边缘处终端,病变内部的血管不可见。

3)"空气新月征":空洞性结节内的新月形空气影,典型的出现于治疗后2~3周,是一种晚期征象。

4)实变:以胸膜为基底的楔形实变,类似于梗死,也可以表现为低密度征。

5)可越过筋膜间隙侵袭胸膜、胸壁、肺动脉、心包、心脏、纵隔等。

2. 气道侵袭性曲霉菌病:较血管侵袭少见,表现为边缘不清的小结节,小叶中心结节或"树芽征",实变以气道为中心(支气管周围),也可伴发肺不张。

3. 鉴别诊断:

1)肺结核:

(1)肺结核的增殖性结节多呈簇状分布,边界较清,无"晕征",IPA结节以肺外带散在分布多见,边界不清,无簇状分布的特点。

(2)肺结核空洞为干酪样坏死物质完全排出后形成,空洞内干净,无坏死物残留,空洞内壁光滑,IPA

空洞为菌丝部分断裂后,凝固性坏死物少量排出所致,因菌丝有阻碍坏死物排出的作用,故IPA内坏死物不易排出,空洞内可有条状或网格状影。

2)转移瘤:转移瘤多为双肺随机分布的大小不等的结节,边缘光滑清楚,少有空洞形成;IPA结节边界多不清楚,空洞形成多见。

3)肉芽肿性多血管炎:多为双肺胸膜下多发结节或肿块,边界不清,约50%的结节或肿块内可以出现不规则的厚壁或薄壁空洞,影像学表现与IPA难以鉴别,抗中性粒细胞胞浆抗体(ANCA)检测阳性有助于诊断本病。

寄生性肺曲霉菌病(曲霉菌球)

常见于慢性病患者免疫力极度低下时,通常存在于陈旧性结核性空洞、支气管扩张的囊腔及肺切除术后支气管残端的盲端内。曲霉菌球是由菌丝形成的圆形团块,病变局限,发展缓慢,可存在数年。

【CT表现】

1.肺空洞所在部位、大小不具特征性,曲霉菌球一般贴壁生长,密度均匀,边缘光滑。

2.曲霉菌球在空洞内可随体位改变而变动(图1-2-105)。

3."新月征":曲霉菌球与空洞壁见一新月形空气腔隙(图1-2-106)。

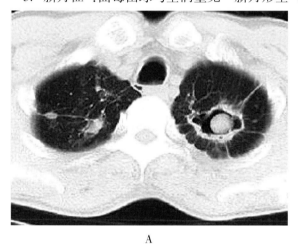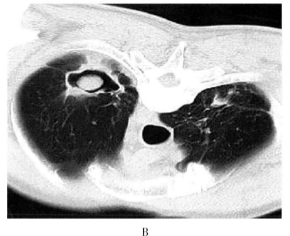

A   B

图1-2-105　肺曲霉菌球
A.B.CT平扫左肺上叶见孤立性空洞内类圆形曲霉菌球,边缘光滑,可随体位移动而改变位置。

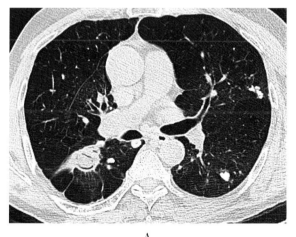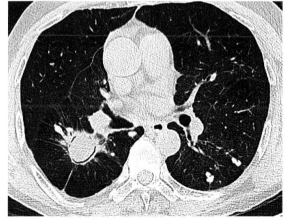

A   B

图1-2-106　肺曲霉菌球
A.B.右肺下叶背段空洞性病灶,洞内曲霉菌球与洞壁间可见"新月征"。

(十四)耶氏肺孢子菌肺炎

耶氏肺孢子菌肺炎(pneumocystis jiroveci pneumonia,PJP)是一种机遇性肺真菌感染,既往认为是原虫感染,后经DNA分析证实属于真菌类。肺孢子菌可寄生于健康人的肺泡内,机体通过细胞免疫和巨噬细胞的共同作用将其清除。免疫功能下降,细胞免疫对肺孢子菌清除能力减弱,使其在肺泡内大量繁殖。见于严重免疫缺陷患者,如HIV感染、恶性肿瘤、白血病、器官移植患者,合并结缔组织疾病者也是高危人群。

【诊断要点】

1. 症状和体征:亚急性起病,低热、非刺激性干咳、无痰,进而高热、呼吸困难、低氧血症及呼吸衰竭。

2. X线胸片:

1)可无异常发现。

2)两侧大致对称自肺门开始向外周辐射的弥漫性磨玻璃病灶,边缘模糊,以中下肺野为重,同时伴有肺野透亮度降低。

3)病变严重时两肺网格状影,可伴斑片状及结节状改变,出现范围不等的肺段、肺叶实变。

【CT表现】

1. 两肺磨玻璃密度是主要表现,无"树芽征"(图1-2-107)。

2. 弥漫性病变,多数以肺门为中心,外周受累较少(图1-2-108),较少见"碎石路征"。

3. 磨玻璃区伴囊肿(30%),囊肿薄壁,通常在磨玻璃区内,易发生气胸,罕见于非HIV肺孢子菌肺炎。

4. 不典型征象有多发结节灶、空洞,以网状病灶为主(图1-2-109),以及不对称性实变(图1-2-110)。

5. 淋巴结增大不常见,胸腔积液罕见。

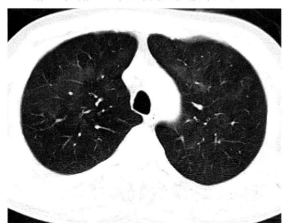

图1-2-107　耶氏肺孢子菌肺炎

HIV患者PJP感染,CT平扫示双肺弥漫淡薄磨玻璃病灶。

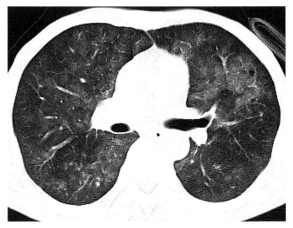

图1-2-108　耶氏肺孢子菌肺炎

HIV患者PJP感染,CT平扫示双肺弥漫磨玻璃样病变,且融合成大片状。

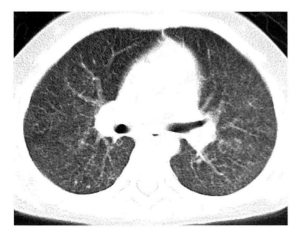

图1-2-109　耶氏肺孢子菌肺炎

白血病化疗后PJP感染,双肺弥漫磨玻璃伴小结节灶。

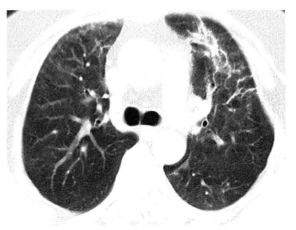

图1-2-110　耶氏肺孢子菌肺炎

特发性血小板减少性紫癜患者激素治疗过程中PJP感染,左上肺不对称性实变区。

6.大部分患者经治疗后肺部病变吸收完全,部分吸收不完全者可有纤维化形成。

7.鉴别诊断:

1)病毒性肺炎较PJP更容易累及间质,因此病变区域可以有细网格状改变。治疗后肺内多留下纤维化。

2)急性或亚急性过敏性肺泡炎病变通常表现为双肺边缘模糊微小结节,边缘模糊,肺内可见空气潴留,晚期可有纤维化形成。

3)肺水肿,临床上多没有感染指标,影像上表现为以肺门为中心的大片状渗出实变,实变较明显,病变边缘模糊,病变由中心到外周的密度逐渐减低。

(十五)肺炎性肌纤维母细胞瘤

肺炎性肌纤维母细胞瘤(inflammatory myofibroblastic tumor,IMT)习惯上称为炎性假瘤,是一种少见的间叶来源的肿瘤。最多见于肺,也可发生于脾脏、乳腺、副鼻窦、中枢神经系统及其他软组织中。该病病因不明,可能为炎性起源,与创伤、异常修复、EB病毒、单纯疱疹病毒感染等有关。可发生于任何年龄、任何部位,发病无性别差异。

【诊断要点】

1.症状和体征:临床表现无特异性,部分患者可有咳嗽、咳痰、咯血、低热、胸闷、胸痛、体重减轻等症状。

2.实验室检查:可见血沉加快、血小板增多,但多数患者无明显症状,实验室检查多正常。

【CT表现】

1.发生于肺内的IMT为单发病灶,多位于肺外周胸膜下,邻近胸膜肺组织内,病灶常伴有邻近胸膜广泛增厚,分叶征象不多见(图1-2-111),部分边缘可见"晕征",可伴肺不张、空洞、囊变(图1-2-112),病程较长,抗感染治疗后复查CT,肿块有缩小趋势。

2.CT平扫呈软组织密度肿块,增强扫描呈均匀或不均匀轻、中度甚至显著强化(图1-2-113)。之所以出现如此复杂的增强现象,主要是由于组织结构内血管成分不同及组织成分的不同,可出现肿块高度均匀强化、肿块周围强化或肿块无强化,其中肿块高度均匀强化及周围增强程度高于中心部,是这种病变较为特征性的表现。

3.纵隔内增大淋巴结少见。

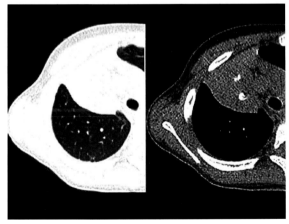

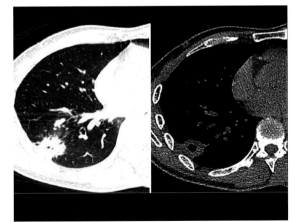

图1-2-111 肺炎性肌纤维母细胞瘤

CT平扫示右肺上叶软组织密度肿块伴钙化灶,边界清,邻近胸膜增厚。

图1-2-112 肺炎性肌纤维母细胞瘤

CT平扫示右肺下叶背段片状密度增高影,边界不清,边缘毛糙伴空洞。

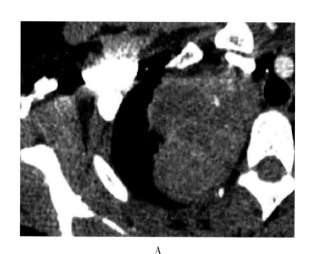 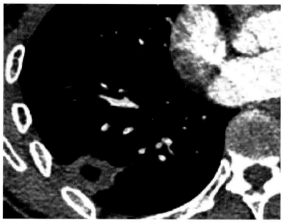

A   B

图1-2-113　肺炎性肌纤维母细胞瘤
A.增强扫描示右肺上叶软组织肿块,增强后中度不均匀强化;
B.右肺上叶空洞性病灶,强化不明显。

4.鉴别诊断:

1)结核球:有结核感染的基础病史。病灶多见于上叶尖后段及下叶背段,绝大部分边缘清楚光整,内见斑点状或星状钙化,并常见包膜下空洞形成,且结核球直径很少超过4 cm,病灶周围有卫星病灶具有鉴别意义,多表现为环形强化。

2)周围型肺癌:老年男性多见,临床症状明显,逐渐加重,倍增时间短;深分叶、细短毛刺、"胸膜凹陷征"为其特征性表现,与邻近胸膜间夹角多为锐角,"晕征"少见,可见较粗的血管与之相连,肺癌易出现厚壁空洞,内壁不光整。

3)肺错构瘤:呈球形或轻度分叶的结节影,密度取决于病灶内不同成分(如血管、平滑肌、脂肪等)的构成比,可伴点状或特征性"爆米花"样钙化。

（十六）肺吸虫病

肺吸虫病(paragonimiasis)是肺吸虫幼虫在肺内生长所致。由生食或食入未煮熟的含有肺吸虫囊蚴的生鱼片、螃蟹、蛤蜊或蝲蛄(俗称"小龙虾")引起。

肺吸虫囊蚴在肠道发育为幼虫,幼虫穿透肠壁、膈进入胸腔和肺,并在肺内发育为成虫。肺吸虫在肺内穿行,使组织破坏出血,形成窟穴或隧道样腔隙,病变周围有炎性渗出,可形成脓肿,也可形成包围虫体的单房或多房囊肿。病灶可形成结节状肉芽组织。病变可逐渐缩小吸收而愈合,也可发展为纤维化或钙化。可出现渗出性胸膜炎及胸膜肥厚粘连。

【诊断要点】

1.症状和体征:

1)咳嗽、咳痰,可有低热、乏力、食欲不佳、胸痛、胸闷、气急。

2)常有咯血或咳果酱样痰。

3)可有游走性皮下包块。

4)患者有食入生鱼片,未熟螃蟹、蛤蜊或蝲蛄史。

2.实验室检查:

1)周围血中嗜酸性粒细胞百分比及绝对值升高。

2)在痰中查到嗜酸性粒细胞,夏科-雷登结晶或肺吸虫卵。

3.免疫学检查:肺吸虫皮内试验与补体结合试验阳性。近年来采用肺吸虫抗体金标法(DIGFA)和酶标法(ELISA)检测,敏感性和特异性均有显著提高。

4. 病理检查:发现嗜酸性肉芽肿,查见夏科-雷登结晶。

5. X线胸片:两肺纹理增粗,多发结节状浸润影,或大小不等的单房或多房囊状影,胸腔积液。

【CT表现】

1. 浸润病变:肺吸虫引起的破坏出血表现为斑片状、圆形、椭圆形病灶,密度较低,边缘模糊,多发生在中下肺野(图1-2-114)。

2. 多房囊状区:在肺门周围及肺野的浸润影内可见单房或多房性囊状灶,其周围可见条索状影伸向邻近肺野,此为肺吸虫的特征性表现。

3. 结节灶:为边界清楚的圆形或椭圆形结节灶,结节的中心部密度减低,其周围可见条索状灶。结节可为单发,也可聚集成团块状。

4. 硬结、钙化灶:可见多发大小不等的高密度结节灶,可有环状、点状或片状钙化,边缘清楚。部分病灶呈纤维条索状高密度灶。

5. 胸膜病变:少量胸腔积液与胸膜增厚较常见,纵隔胸膜与心包膜粘连致心影边缘变直或呈不规则形状,也可合并心包积液。

6. 鉴别诊断:

肺结核:

1)患者有低热、盗汗、咳嗽、咳痰、咯血、消瘦等结核中毒症状。

2)胸部CT表现为斑点、斑片、结节、条索状密度不均增高影,部分病灶内可见空洞及钙化影,并可见囊柱状支气管影。病变多发生在两肺上叶尖后段、下叶背段。

3)痰结核菌培养阳性。

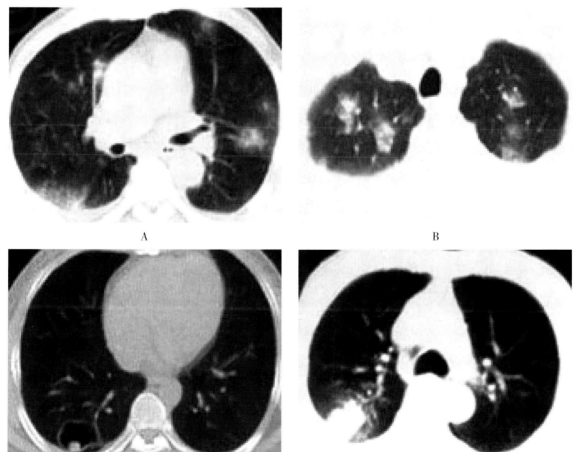

A   B

C   D

图1-2-114　肺吸虫病

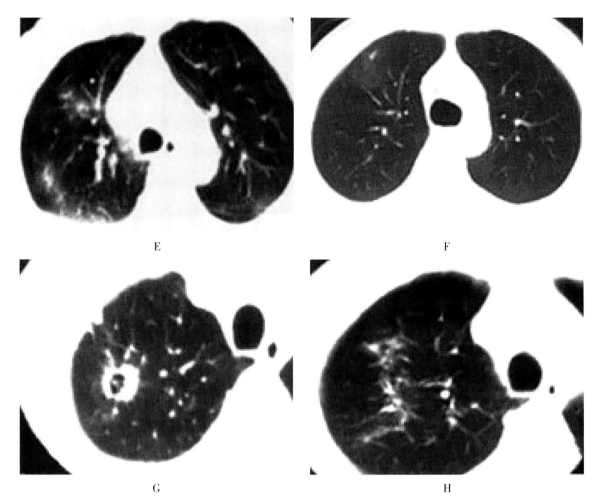

图1-2-114　肺吸虫病(续)

A.CT平扫肺窗示两肺胸膜下多发小片状、小点状病灶,边界模糊,左肺病灶内见不规则隧道样低密度区;

B.肺窗示两上肺散在多发斑片状、边界不清炎性浸润灶;

C.肺窗示右肺下叶薄壁囊肿,边缘清楚,内壁附一结节;

D.肺窗示右上叶后段团块状炎性浸润灶,边缘呈"月晕征";

E.肺窗示两肺多发病灶,右上叶见扭曲小条状、小点状高密度灶,周围见稍高密度区;

F.肺窗示右肺上叶小点状较高密度灶,周围见月晕状稍高密度区;

G.肺窗示右上肺厚壁囊肿,壁厚薄不均,边缘见粗短毛刺,内有一结节,周围见小斑点及小结节灶;

H.肺窗示右上肺小囊肿、纤维性隧道及多发纤维灶。

(十七)放射性肺损伤

放射性肺损伤(radiation-induced lung injury)为胸部放射治疗后引起的肺部炎症和纤维化等一系列病理变化所导致的临床症状和影像学表现,大多在一个疗程接受40 Gy或40 Gy以上剂量后发生。急性期以渗出性改变为主,后期主要改变为纤维化。主要病理改变是由于电离辐射产生的游离基损伤了细胞膜和染色体的DNA,引起细胞功能不良和死亡。损害程度与放疗总剂量、剂量率和被照射肺野的大小有关。

【诊断要点】

1.症状和体征:

1)早期为一过性放射性肺炎症状,如咳嗽、低热等。

2)后期呼吸困难和咳嗽加重,甚至出现肺源性心脏病及继发性感染症状,部分患者可无症状或表现轻微。

3)有胸部肿瘤放射治疗史,如乳腺癌、肺癌、食管癌、淋巴瘤等。

4)抗生素治疗无效,激素治疗有效。

2. X线胸片:早期病变范围与放射治疗区一致,有明显的斑片状阴影或密度均匀的气腔实变影,照射侧偶见胸腔积液发生。后期照射野出现网状或纤维条索状影,肺容积缩小,可合并支气管扩张或胸膜增厚。

【CT表现】

1. 早期在照射区内呈均匀的稍高密度区,呈可逆性改变(图1-2-115),停止照射后可明显吸收。

2. 慢性期表现呈散在斑片状或大片状实变,边缘模糊,其内可见"空气支气管征",常有肺体积缩小(图1-2-116)。

3. 少数实变区与正常肺野平直交界,出现"直的边缘效应",常见于纵隔旁肺野。

4. 后期出现纤维化,伴有支气管扩张和灶周气肿。

5. 胸膜或心包增厚。

6. 照射后部分血管破坏,管腔狭窄变细,血流灌注减少。

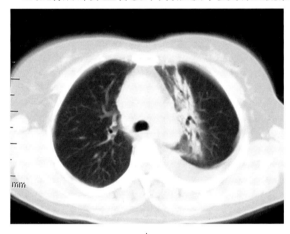
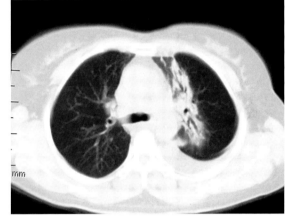

A B

图1-2-115 放射性肺炎

A.B.左肺上叶纵隔旁条片状密度增高影,其内有"空气支气管征",病变外缘较平直,伴少量胸腔积液。

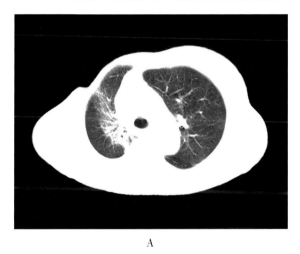
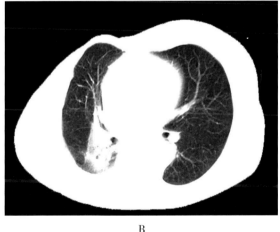

A B

图1-2-116 放射性肺炎

A.右乳腺癌术后,右肺上叶片状密度增高影,右肺容积明显缩小;

B.右肺下叶病变外缘平直,其内可见肺血管及"空气支气管征"。

（十八）药物性肺损伤

药物性肺损伤(drug-induced lung injury)是药物不良反应的一种,指在正常使用药物进行诊断、治疗和预防疾病时,由所用药物直接或间接引起的肺部疾病。目前已知有超过350种药物可引起各种类型的肺损伤。引起肺损伤的药物主要分为细胞毒性药物(烷化剂、抗肿瘤药物、抗代谢类药物)及非细胞毒性药物(抗心律失常药物、抗菌药物)两类。此外,吉非替尼、利妥西单抗等新型靶向抗肿瘤药物的肺纤维化亦较为明确。

【诊断要点】

1.症状和体征:

1)有使用疑似能引起肺损伤药物的病史,用药后出现症状和肺部阴影(图1-2-117),停药后症状改善。

2)急性肺损伤可表现为急性起病,咳嗽、发热、呼吸困难、低氧血症等症状。

3)当身体其他部位同时出现红色斑丘疹、多形红斑、红皮病(剥脱性皮炎)等皮疹(药疹)时,应怀疑药物性肺损伤。

2.实验室检查:肝肾功能损害、IgE升高、外周血嗜酸粒细胞增加、C反应蛋白及血沉增高。

3.抗生素治疗无效,激素治疗有效。

4.除外其他疾病引起的肺损伤。

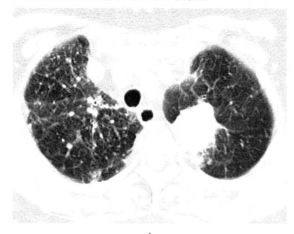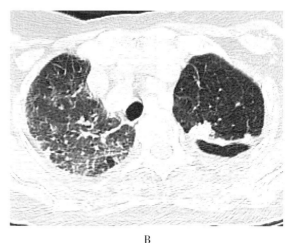

A   B

图1-2-117　药物性肺损伤性肺炎

A.B.左肺腺癌伴肺内多发血行转移患者,A为CT平扫服用靶向药物治疗前,B为靶向药物治疗后一个月复查,左肺肿块及双肺结节转移灶缩小,右肺出现磨玻璃及网格样药物性肺损伤。

【CT表现】

1.药物性肺损伤的CT表现多样,缺乏特异性。

2.大多数表现为间质性改变(图1-2-118)。

3.CT还可表现为非心源性肺水肿、过敏性肺炎、慢性肺炎或肺纤维化、机化性肺炎及闭塞性细支气管炎、肺肾综合征、肺部高密度病灶及淋巴结增大等征象。

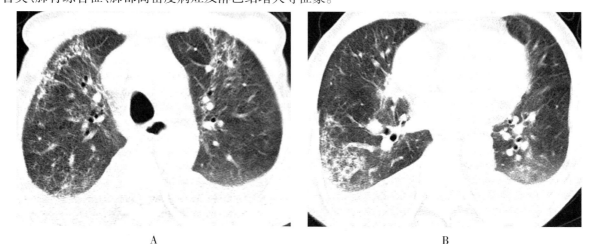

A   B

图1-2-118　药物性肺损伤性肺炎

A.B.肝硬化患者服用不明成分中药,CT平扫示双肺内弥漫性间质性损伤。

（十九）吸入性肺炎

吸入性肺炎（aspiration pneumonia，AP）指吸入食物、口咽分泌物、胃内容物及其他液体或固体物质引起的肺化学性或合并细菌性的炎症，是临床常见的危重症之一，好发于老年人。吸入性肺炎的发病率占老年肺炎患者发病率的15%~23%，其病死率为40%~60%。

【诊断要点】

1. 病因：

1）意识不清或意识障碍时，吞咽和声门关闭动作不协调，咳嗽受到抑制，异物可吸入。

2）食管病变使食物下咽时不能全部入胃，部分反流入气管。

3）咽部或口腔病变导致吞咽障碍。

4）气管插管或气管切开、胃管等医源性因素抑制正常咽部运动。

2. 症状和体征：固体吸入物最常见食物和牙齿的碎片，症状是突然发生的窒息和顽固性的咳嗽，伴有或不伴有呕吐，其他症状有咳嗽、发热、气促等。液性吸入物临床表现为呛咳、发热、呼吸困难、胸痛、发绀、血痰等，慢性反复吸入可能无明显吸入病史，表现隐匿。

3. 病理表现：

1）液体吸入物引起支气管上皮急性炎症反应和周围炎症细胞浸润，肺泡腔液体渗出。

2）吸入物若含有化学性物质，则破坏肺泡上皮细胞及毛细血管壁引起间质水肿、损伤。

3）肺泡Ⅱ型细胞破坏过多时，会导致表面活性物质生成减少，小气道闭合，肺泡萎陷。

4）恢复期有间质纤维化改变。

5）继发细菌进入肺内，引起相应的细菌性感染。

6）细菌感染治疗不当，可并发肺脓肿或脓胸形成。

【CT表现】

1. CT表现与吸入物相关，如固体吸入物的大小、吸入位置、吸入相关气道阻塞的缓急有关。液体误吸引起的影像学表现与吸入液体的体积、pH和急慢性病程，以及患者食管或气管支气管树的固有异常有关。

2. 固体异物吸入可表现为阻塞性肺过度膨胀或不张，当吸入物阻塞在叶支气管时，可表现为肺叶不张、支气管腔内液体潴留及阻塞部位以下的肺炎（图1-2-119）。

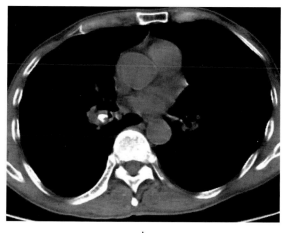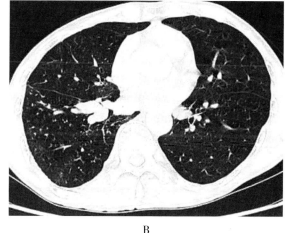

A   B

图1-2-119　吸入性肺炎

A.B. CT平扫示右下肺主支气管异物吸入，其远端支气管腔扩张，腔内液体潴留伴肺内多发小片状炎性病变。

3. 液性吸入物可呈多灶性小叶中心结节、"树芽征"、斑片状及小叶性或节段性磨玻璃病变、网格样改变及实变（图1-2-120），肺叶及肺段膨胀不全，重者出现坏死、脓肿、肺栓塞。

4. 慢性吸入可导致反复发作的肺炎，形成纤维化、支气管扩张及支气管狭窄，有时可导致肺损毁。

5.鉴别诊断：

1)社区获得性肺炎：发病急骤,常有寒战、高热、咳嗽、胸痛等,前驱症状主要有鼻炎样症状或上呼吸道感染的症状。

2)肺结核：无明显急性炎症症状,病灶可有空洞,空洞壁较薄,或有浅小气-液平面时可能合并细菌感染,灶周可见卫星灶,常可见引流支气管。

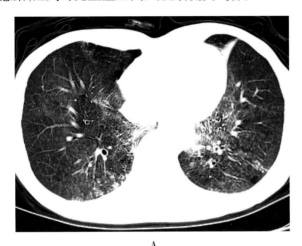 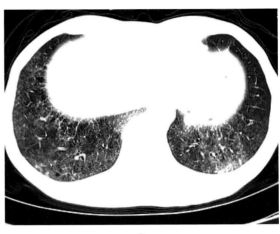

　　　　　A　　　　　　　　　　　　　　　　　　　　　B

图1-2-120　吸入性肺炎

A.B.颈部淋巴瘤患者放疗后进食呛咳,CT平扫示双下肺弥漫性磨玻璃及网格样病灶。

(二十)严重急性呼吸综合征

严重急性呼吸综合征(severe acute respiratory syndrome, SARS)又称传染性非典型肺炎,简称"非典",为一种传染性强的呼吸系统疾病。好发于成年人,病因尚未完全确定,目前初步认定为一种变异冠状病毒(coronavirus)感染所致。主要以近距离呼吸道飞沫传播为主或密切接触受感染者的分泌物传播,多在感染后4~5天发病。肺部X线表现多样化,缺乏特征性,与临床症状、体征可不一致。目前,此病在我国平均病死率约为5.6%。

【诊断要点】

1.症状和体征：

1)发病前2周有"非典"明确密切接触史,潜伏期2~12天。

2)起病急,以发热为首发症状,体温一般超过38℃。

3)可伴流感样症状,如头痛、关节肌肉酸痛、乏力等症状,偶有畏寒。

4)呼吸道症状不明显,可有咳嗽,多为干咳,少痰,偶有血丝痰。

5)重者可出现呼吸加速、气促或呼吸窘迫,并可合并其他感染。

6)抗生素治疗无效。

2.实验室检查：血液中白细胞不高或降低,淋巴细胞减少。

3.X线胸片：发病后2~3天即出现胸部阴影,肺部呈现不同程度的片状、斑片状浸润阴影或呈网状改变,可进展迅速呈大片状阴影,常为双侧改变,可累及多个肺叶,病变吸收缓慢。首次检查阴性,应在1~2天予以复查。

【CT表现】

1.早期表现为肺纹理增粗模糊,局限性磨玻璃样改变(图1-2-121)、小斑片状(图1-2-122)或网状病灶。

2.病变迅速发展为结节状、大斑片状或大片实变区(图1-2-123),有的可出现"空气支气管征"(图1-2-124C、图1-2-125)。

3.病变范围广泛,可累及多个肺段、肺叶或两侧肺(图1-2-124、图1-2-125)。

4.少数可出现肺水肿或急性呼吸窘迫综合征等征象。

5.病变吸收消散缓慢可达3周以上,部分重症者可出现局部肺间质纤维化。

6.鉴别诊断:应结合流行病学、临床症状与体征和化验检查,与细菌性肺炎、支原体和衣原体肺炎、艾滋病合并肺部感染、军团病、肺结核、流行性出血热、非感染性间质性疾病、肺水肿、肺部肿瘤等病相鉴别。

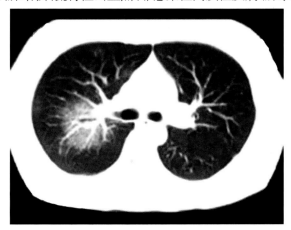

图1-2-121　严重急性呼吸综合征

发病第3天,右肺上叶肺门旁大片状磨玻璃样改变,其内可见"空气支气管征"。

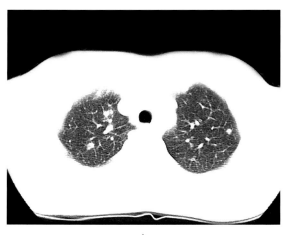

A

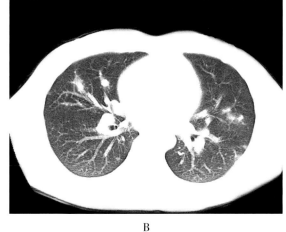

B

图1-2-122　严重急性呼吸综合征

A.B. 两肺上叶、下叶散在斑片状病灶。

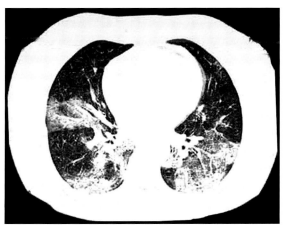

图1-2-123　严重急性呼吸综合征

发病第4天,HRCT见右肺中叶及两肺下叶大片状实变区和磨玻璃样改变。

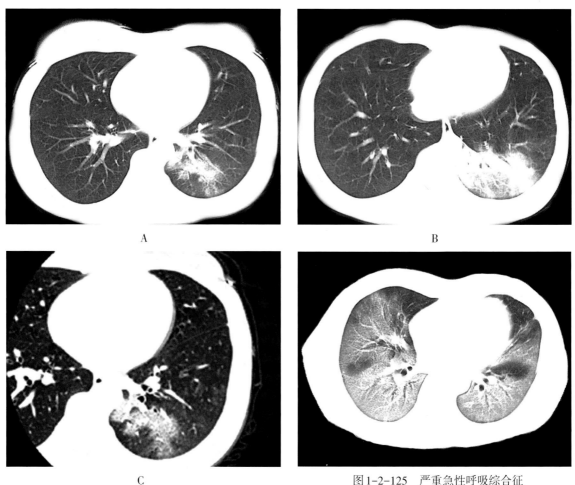

图1-2-124 严重急性呼吸综合征

A.B. 左肺下叶后基底段斑片状及大片气腔实变影；

C.HRCT见大片状磨玻璃样影，其内有"空气支气管征"。

图1-2-125 严重急性呼吸综合征

两肺广泛性磨玻璃样影伴"空气支气管征"。

（王龙胜　胡克非　江安红　赵茹　相丽　单艳棋）

四、肺部弥漫性病变

（一）特发性肺间质纤维化

特发性肺间质纤维化（idiopathic pulmonary fibrosis）又称纤维性肺泡炎或特发性肺纤维化，为一种慢性进行性疾病，男女发病率分别为31.5/10万和26.1/10万，好发于40~60岁。本病原因未明确，可能与免疫、基因变异和病毒感染有关。病变早期肺泡间隔炎性细胞浸润，继而发生不同程度的纤维化，肺泡壁和肺泡间隔增厚，肺泡结构破坏，肺泡腔变小或融合扩大呈囊状。HRCT是目前最方便和最敏感的无创性检查方法之一，对本病的诊断和治疗有重要价值。

92 【诊断要点】

1. 急性型极少见，多见于儿童和青年，绝大多数为慢性型，以进行性呼吸困难和干咳为主要临床症状。

2. 部分患者有胸痛、消瘦、乏力等。

3. 两肺听诊可闻及尼龙带拉开音（Velcro啰音）（吸气相）。

4. 晚期可出现发绀和杵状指，可伴有肺源性心脏病。

5.其他检查:

1)实验室检查:血乳酸脱氢酶增高,类风湿因子、抗核抗体滴度增高。

2)X线胸片:

(1)早期两下肺出现模糊或磨玻璃样改变,进而呈细小网织阴影。

(2)晚期表现为广泛增粗的网织结节样阴影和蜂窝状影。

(3)常有肺体积缩小、肺动脉高压和肺源性心脏病征象。

3)肺功能检查:呈限制性通气障碍和肺弥散功能显著降低。

4)肺活检:为确诊手段,开胸活检或经支气管镜肺活检。

【CT表现】

磨玻璃样改变、不规则线状灶、胸膜下线和蜂窝状改变为CT检查的主要特点,尤其是HRCT能较早发现该病的微细结构变化。

1.磨玻璃样改变:表现为肺实质的片状略高密度区,肺纹理存在,多见于两肺下叶,尤其是下叶后基底段,磨玻璃区的存在常表明病变具有活动性(图1-2-126)。

2.不规则线状灶:为胸膜下小叶间隔增厚,宽1 mm,长1~2 cm,可呈分支状或呈多角形相连的线样灶,以两肺下叶多见(图1-2-127)。

3.胸膜下线:纤细弧形线2~5 cm长,与胸膜平行走向,多见于两下肺后、外部近胸膜面1 cm以内(图1-2-128A)。

4.结节灶:为间质及实质结节,2~5 mm,以两下叶多见。

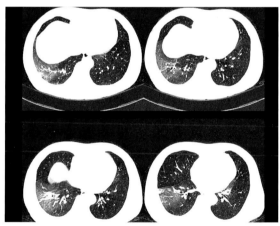

图1-2-126　特发性肺间质纤维化

HRCT见右肺下叶大片状磨玻璃样影,其内可见肺纹理。

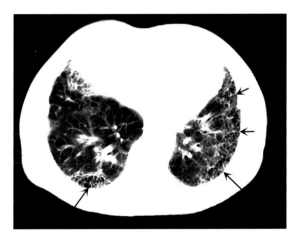

图1-2-127　特发性肺间质纤维化

左下肺小叶间隔增厚(↑)和两下肺胸膜下蜂窝及网状阴影(长↑)。

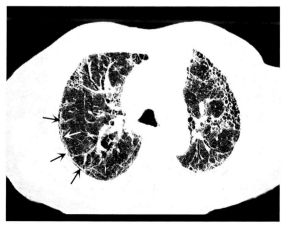

A

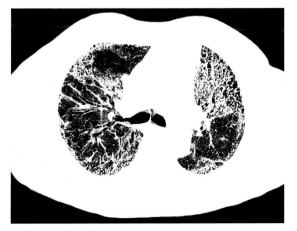

B

图1-2-128　特发性肺间质纤维化

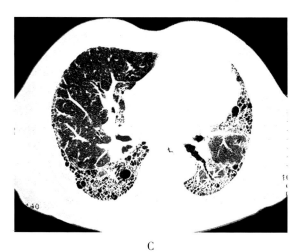
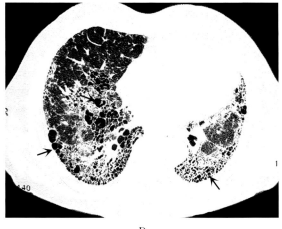

C　　　　　　　　　　　　　　　　　D

图1-2-128　特发性肺间质纤维化(续)

A. HRCT见右上肺与胸膜平行走向的胸膜下线(↑)及两肺胸膜下蜂窝状及网状阴影;

B.C. 特发性肺纤维化晚期表现,两肺呈广泛性蜂窝状阴影,两下肺见牵引性支气管扩张(↑);

D.两下肺呈广泛分布的蜂窝状阴影(↑)。

5. 支气管扩张:肺间质广泛性纤维化,肺组织扭曲变形,发生牵拉性支气管扩张(图1-2-128B、图1-2-128C)。

6. 蜂窝状改变:为晚期表现,好发于中下肺外带胸膜下3~4 cm,呈圆形薄壁囊状改变,壁厚0.8~1 mm,后期呈弥漫性分布,提示为不可逆性改变(图1-2-128D)。

7. 鉴别诊断:蜂窝状改变常见于多种慢性肺部疾病的晚期,应密切结合临床和实验室检查加以鉴别。

1)石棉肺:蜂窝状病灶好发于两下肺,胸膜斑为其特征性表现,有石棉接触史。

2)结节病:蜂窝状病灶常见于两上肺,沿支气管血管周围分布,尚有融合肿块,肺门和纵隔淋巴结增大,因此诊断并不难。

3)外源性过敏性肺泡炎:蜂窝状病灶也常呈胸膜下分布,多为弥漫性分布,单靠HRCT难以鉴别,确诊主要依靠过敏史、支气管肺泡灌洗和肺活检。

(二)狼疮性肺炎

系统性红斑狼疮(systemic lupus erythematosus,SLE)是一种累及多系统的自身免疫性炎症性结缔组织病。主要病理改变为小动脉和结缔组织慢性炎症。发病以青中年女性多见。有50%~80%的患者肺部受累,可以发生在疾病的任何阶段。狼疮性肺炎(lupus pneumonia)病理上表现为肺泡间隔增厚、黏蛋白性水肿、肺透明膜形成、肺泡出血、灶性肺泡壁坏死和灶性肺不张。由于患者免疫力低下,加之长期应用激素治疗,很容易继发肺部感染。胸膜受累表现为胸腔炎症和积液。

【诊断要点】

1. 症状和体征:

1)SLE早期症状不典型,有多发关节疼痛和肿块;多脏器受累出现发热、皮肤红斑、淋巴结增大、肝脾肿大、浆膜滑膜炎等各受累系统症状,其中面颊部蝶形或盘形红斑是特征性改变。

2)SLE对胸部的侵犯病程较长,有反复发作、缓解、逐步加重的特点,急性发作与慢性迁延可同时存在。表现为发热、呼吸困难、胸痛、咳嗽、咯血等呼吸道症状,但是缺乏特异性。

2. 肺功能检查:多为限制性通气功能障碍。

3. 实验室检查:狼疮细胞阳性,抗双链DNA抗体阳性或抗Sm抗体阳性,或抗组蛋白抗体阳性。

4. X线胸片:双侧或单侧、以肺底为主的斑片状实变影、局灶性肺不张、膈肌抬高。多数伴有胸腔积液。

【CT表现】

1. 狼疮性肺炎的CT表现多样,缺乏特征性。肺内浸润和/或肺泡出血表现为磨玻璃样斑片状改变、

第一章 胸部

94

实变腺泡和"空气支气管征",以肺门周围、基底部和外周肺野多见(图1-2-129)。合并感染表现为多发斑片状和结节、团块状高密度灶,部分伴有空洞。慢性期可有小叶间隔增厚,肺间质纤维化的程度较轻,蜂窝肺少见(图1-2-130)。

2.肺内血管受侵表现为肺内小血管周围边缘模糊。晚期出现肺动脉高压、右心室增大,同时出现不同程度的肺水肿。

3.胸膜和心包膜是SLE常见的侵犯部位,表现为胸腔积液和心包积液。胸腔积液多为双侧,量较少,伴有胸痛,呈迁延性,反复出现。

4.膈肌受侵表现为横膈抬高,伴有进行性肺容量减少,常于肺底部出现楔形或条带状的节段性肺不张,形成具有特征性的"收缩性"或"消失性"肺综合征。经激素治疗后可有明显好转。

5.鉴别诊断:狼疮性肺炎的肺部改变常与肺水肿、肺部感染、非特异性间质性肺炎和肺肾综合征等相混淆。因此对于本病的诊断和鉴别诊断需结合临床各方面的资料综合分析,临床明确诊断则需参考相关风湿病协会的标准。

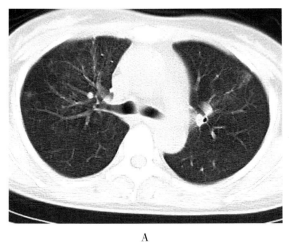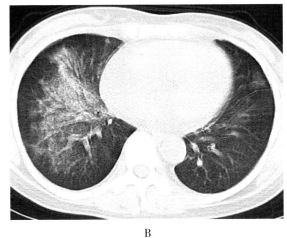

A   B

图1-2-129 狼疮性肺炎

A.B. 女性,31岁,系统性红斑狼疮病史3年余。CT平扫肺窗示两肺大小不等的斑片状磨玻璃及腺泡样改变,境界模糊。

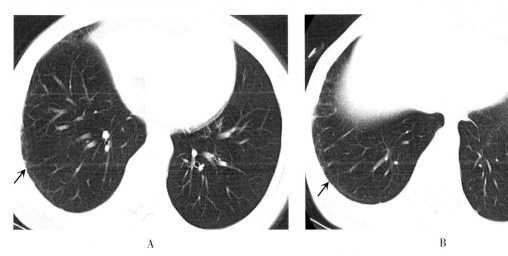

A   B

图1-2-130 狼疮性肺炎

A.B. 女性,54岁,系统性红斑狼疮病史10年余。CT平扫肺窗示右下肺胸膜下细线样病灶(↑)。

（三）类风湿肺病

类风湿关节炎(rheumatoid arthritis,RA)是以关节慢性炎症性病变为主要表现的自身免疫性疾病,以多发性、对称性小关节炎为主要临床表现。本病可合并胸部病变,主要包括类风湿肺病(rheumatoid pulmonary disease)、类风湿胸膜炎、类风湿尘肺(Caplan综合征)。男女发病之比约为1:3,任何年龄均可发病,发病率随年龄的增长而增加。肺部受累的主要病理改变是肺泡壁和毛细血管壁的炎性损害,以水肿和细胞浸润为主,炎症吸收后出现肺间质纤维化、晚期发展为蜂窝肺。

【诊断要点】

1. 症状和体征:

1)RA的症状和体征:表现为晨僵、关节肿胀疼痛、活动受限、炎症改变、关节畸形等关节症状。以小关节和腕关节常见,多为双侧对称性。20%~25%的患者有皮下结节。

2)肺部受累的症状和体征:表现为进行性呼吸困难、刺激性干咳等呼吸道症状,而咯血、胸痛少见;杵状指占50%~75%。两侧肺底部可闻及爆裂音(Velcro啰音),偶可闻及喘鸣音和湿啰音,也可以完全正常。晚期患者常有呼吸急促、发绀、心率增快。

2. 实验室检查:血沉增快、免疫球蛋白增高、类风湿因子和抗核抗体可有阳性改变。肺纤维化患者的血清Ⅲ型前胶原(PCI Ⅲ)、Ⅳ型胶原(CIV)和透明质酸(HA)含量增高。

3. X线胸片:肺病变早期表现为肺底弥漫性阴影,病变呈结节状、线状或网状影。晚期表现为肺区域性囊性病变,蜂窝肺形成,常伴肺容积减少。胸膜病变表现为单侧或双侧胸腔积液,可保持长期无变化。

【CT表现】

1. 类风湿肺病的CT表现多样。

1)早期处于肺间质炎症时,主要表现为肺内1~2 mm的小结节、细线及磨玻璃样改变(图1-2-131)。

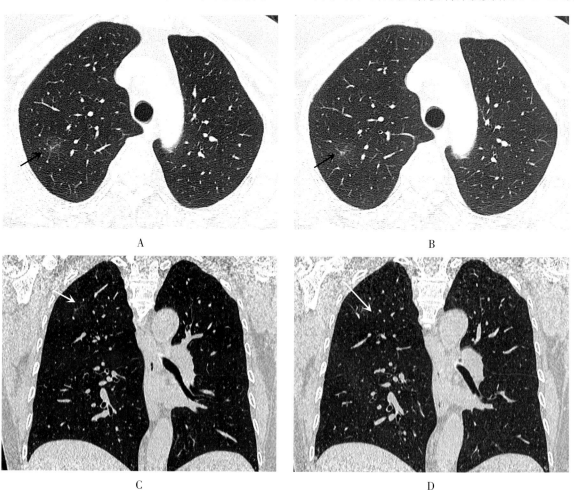

A   B

C   D

图1-2-131　类风湿肺病

A~D. 女性,56岁,类风湿关节炎10年余。HRCT平扫肺窗和冠状位重组示右肺小片状磨玻璃和小结节灶(↑)。

2）进展至肺间质纤维化后,则表现为粗细不均的网格状、小叶间隔增厚、肺实变,以肺外周及下肺野为主。

3）晚期可出现蜂窝肺,并且肺体积逐步缩小(图1-2-132)。

2. 渐进性坏死性结节是RA肺部受累的一种表现形式,也称非尘肺性类风湿肺结节。

1）多发生于重症RA或有多发结节的患者。CT表现为两肺大小不等的结节灶,直径3~70 mm,边缘光滑。

2）大结节内常出现厚壁空洞,内壁光整。

3. 类风湿胸膜炎:多见于男性患者,表现为无痛性胸腔积液,积液量多少不等,可长期不变,单侧多于双侧。

4. 类风湿尘肺(Caplan综合征):由Caplan于1953年首次报道,南威尔士煤矿中合并类风湿关节炎的尘肺工人,其同时并存尘肺结节和类风湿关节炎的风湿性肉芽肿。表现为肺外周多发圆形阴影,直径5~50 mm。与尘肺结节不同,这种结节可短期内出现、逐步增多,具有发展迅速、呈集群样分布的特点,且结节的形态、大小与患者的病情无关。

5. 鉴别诊断:类风湿肺病的诊断主要依靠全身性改变和肺内病变表现相结合,单纯胸部CT表现需与特发性肺间质纤维化、尘肺及其他结缔组织肺部浸润等弥漫性肺病相鉴别,明确诊断则需结合临床特点、实验室检查及肺组织病理活检来综合考虑。

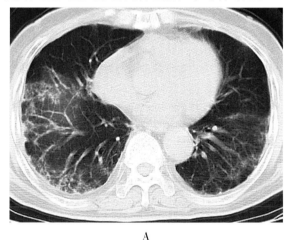
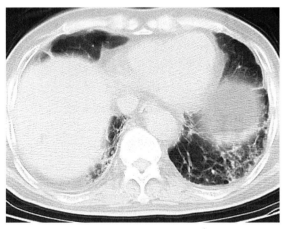

A   B

图1-2-132　类风湿肺病

A~D.平扫肺窗示两下肺小叶间隔增厚、网状和蜂窝状改变。

（四）特发性肺含铁血黄素沉积症

特发性肺含铁血黄素沉积症(idiopathic pulmonary hemosiderosis)可单独存在,同时有肾脏病变者称为出血性肺肾病,两者的肺部表现基本相同。病因尚未明确。本病大多发生于儿童,通常在10岁以下,与性别关系不大,但也可以发生在成年人。出血性肺肾病则多数发生于青年人。

【诊断要点】

1. 症状和体征:主要表现为反复的咯血、缺铁性贫血和肺部出现阴影。

2. X线胸片:

1）肺出血早期表现为两肺广泛的斑点状及小片状模糊影,密度较低,轮廓模糊。

2）分布对称,以肺门区及两肺中下部较多。

3）在急性肺出血期密切随访,可发现肺部出血性阴影变化较快,在2~3天内可有明显的吸收,而被网织阴影所代替,10~12天肺部可以恢复正常。

4）反复肺出血发作,可使含铁血黄素和间质纤维病变逐步增多,形成两肺广泛对称分布的小点状和网织状改变。含铁血黄素的点状病灶直径只有2~3 mm,密度低,轮廓不清楚。

3. 实验室检查:痰中找到含有含铁血黄素的巨噬细胞(噬铁细胞),有利于诊断。

【CT表现】

CT表现取决于出血量、出血频率、病期和病程。

1. 表现为两肺弥漫分布的小结节、小片状及双肺磨玻璃样改变,内可见"空气支气管征"(图1-2-133)。

2. 一般分布对称,肺尖及肋膈角常不受累。

3. 同时肺内还可见广泛的网格影,部分病灶可融合。

4. 晚期由于广泛的肺间质纤维化,可引起肺动脉高压和肺源性心脏病。

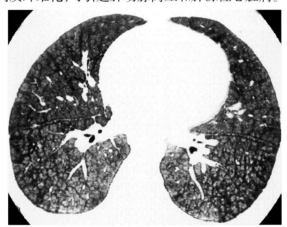

图1-2-133 特发性肺含铁血黄素沉积症

患者,女,30岁。自儿童期便有反复弥漫性肺出血的病史,近几年来HRCT表现未见明显改变。本次HRCT显示广泛性分布的双侧小叶中心性磨玻璃样高密度影和小叶中心性结节。部分结节密度较高,未见钙化。

(五)肺气肿

肺气肿(pulmonary emphysema)是指终末细支气管远端气腔过度充气扩张,伴有肺泡壁不可逆性的破坏。在成人尸检中检出率为66%。根据发病原因、病变性质和分布范围,肺气肿可分为代偿性、阻塞性、弥漫性、间质性肺气肿和肺大疱。CT特别是HRCT对肺气肿的诊断有很高的敏感性和特异性,可直接显示肺的破坏区,甚至在肺功能发生异常之前即可发现早期肺气肿。

【诊断要点】

1. 症状和体征:

1)呼吸困难是肺气肿的重要症状,取决于原发病和肺气肿的程度和范围。

2)慢性支气管炎并发肺气肿者常有咳嗽、咳痰,进一步加重可出现气促、胸闷、呼吸困难,严重时可出现头痛、嗜睡、神志不清等呼吸衰竭症状。

3)早期体征可不明显,随后出现桶状胸、呼吸运动减弱等,或出现早期肺源性心脏病等体征。

2. X线检查:

1)透视:患侧肺野透亮度增高,膈肌降低,肋间隙增宽等。

2)X线胸片:

(1)胸片是诊断肺气肿的主要方法,其中肺野透亮度增高和肺野血管纹理稀疏、变细、拉长、拉直更具有诊断价值,一般诊断不难。

(2)间质性肺气肿常发生纵隔、心包和皮下组织间积气。

(3)肺大疱破裂可发生局限性气胸和肺不张。

3.肺功能检查:较胸片敏感,表现为气管阻塞和弥散功能降低。

【CT表现】

1.气肿区肺组织过度充气,密度减低。

2.在肺窗呈低密度区改变,CT值减低(-910 HU左右),血管纹理变细、稀疏,数量减少。

3.慢性重症者可发生肺动脉高压征象,如肺门区大血管增粗等。

4.HRCT能显示以下各型肺气肿。

1)小叶中心型:最为常见,破坏区周围绕以正常组织,呈斑片状或小圆形低密度区,好发于两肺上叶尖后段和下叶背段(图1-2-134至图1-2-136)。

2)全小叶型:好发于中下叶,表现为大片均匀一致的无壁低密度区,范围广。由于病变区内血管纹理稀疏、变形,可形成弥漫性的"简化肺结构"(图1-2-137、图1-2-138)。

3)间隔旁型:常发生在胸膜下小叶间隔旁,呈局限性低密度区。

4)瘢痕旁型或不规则型:在肺瘢痕区周围发生肺气腔增大和肺破坏或在肺组织纤维化区域与支气管扩张并存,形成"蜂窝肺"(图1-2-139)。

5)肺大疱:可为瘢痕旁型肺气肿的另一种表现,为薄壁无血管低密度区(图1-2-140)。

5.鉴别诊断:先天性肺囊肿为薄壁囊腔,随访过程中囊液可变化,而大小和形态变化不大。CT值对含液成分敏感。

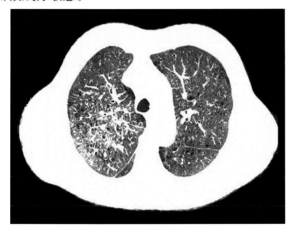

图1-2-134 中度小叶中心型肺气肿

HRCT示两肺上叶散在分布的斑片状或小圆形无壁低密度区。

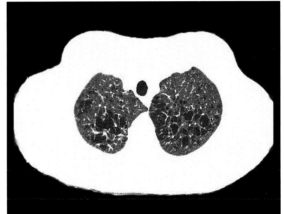

图1-2-135 重度小叶中心型肺气肿

HRCT见两肺尖部弥漫性融合性肺气肿。

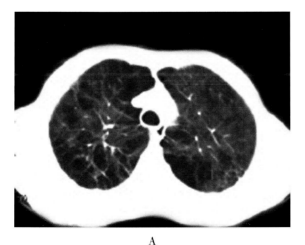

A

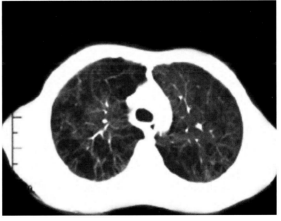

B

图1-2-136 重度小叶中心型肺气肿

A.B.两肺上叶大小不等的无壁低密度区,部分为融合性肺气肿。

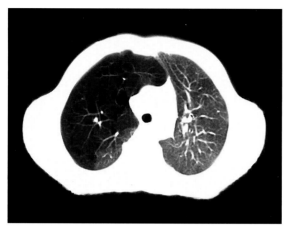

图1-2-137　全小叶型肺气肿

右上肺结构广泛破坏,肺野透亮度增强,病变区血管纹理稀疏、变形,呈"简化肺结构"。

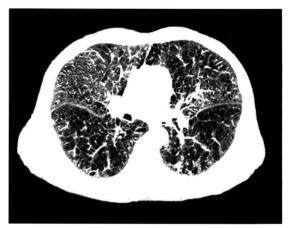

图1-2-138　全小叶型肺气肿

HRCT见两肺小叶呈广泛性低密度区,肺结构破坏,血管纹理变形、稀疏。

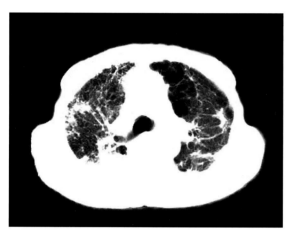

图1-2-139　瘢痕旁型肺气肿

肺气肿发生在两肺上叶肺结核纤维化周围。

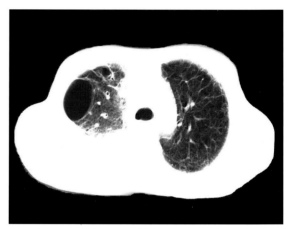

图1-2-140　肺大疱

右前胸壁胸膜下肺大疱,肺组织明显被压缩。

(六)先天性大叶性肺气肿

先天性大叶性肺气肿(congenital lobar emphysema,CLE)为叶支气管不完全阻塞所致,腔内阻塞为支气管壁软骨发育缺陷、管壁发育不良或黏膜增生等引起,腔外阻塞通常为迷走血管或肿块压迫,少数病例系肺泡发育异常,即肺泡壁结构不良或肺泡数量增加,故称为多肺泡叶,半数以上的病例找不到阻塞原因。该病是婴儿期呼吸困难的常见病,需急诊手术治疗。

【诊断要点】

1. 症状和体征:

1)出生后随着呼吸活动,病变气道活瓣作用导致患肺叶阻塞性气肿,过度膨胀的肺叶压迫毗邻正常肺叶产生呼吸困难症状,表现为进行性呼吸困难、急促、发绀、咳嗽、喘息及患侧呼吸音降低。

2)病变程度与发病时间有关,通常50%的病例在新生儿期发病,体征可不显著,于出生后数月症状变为显著,可出现患侧胸廓饱满及呼吸音减低。也可延迟至幼儿期发病。

3)伴随呼吸道继发感染时症状加剧,尤其在新生儿期可导致窒息死亡。

2. X线胸片:

1)典型X线征象为患侧胸廓膨隆,肋间隙增宽,病变肺野过度膨胀,容量和透亮度增加,其内可见稀疏纤细肺纹理。

2)同时必然伴随毗邻的下肺野或上下肺野受压致体积缩小和密度增高,为压迫性肺不张(图1-2-

141)。

3)由于病变肺野过度膨胀,体积增加引起纵隔心脏向健侧推移,可形成纵隔疝。

【CT表现】

1. 好发于两肺上叶和右肺中叶,左肺上叶最多见,占57%~61%,单侧单叶多见,占80%。

2. 患侧胸腔扩大,患肺叶的透亮度明显增高,密度降低,以呼气末更明显,肺纹理明显稀疏,纵隔向健侧移位(图1-2-141)。

3. 相邻的肺叶受压体积变小,密度增高,肺纹理聚集,为压迫性肺不张表现。

4. 偶尔见于新生儿早期,由于患肺叶充满肺液而呈现密度均匀增加且推移邻近纵隔结构,类似胸腔积液。随着年龄的增长和肺液的清除而显露病变肺叶过度扩张。

5. 鉴别诊断:本病需与张力性气胸鉴别,后者显示肺野透亮度增加,以透亮区内无肺纹理和全肺被压向肺门区为特征。其他如先天性张力性肺囊肿,累及肺叶的肺囊性间质气肿也应加以鉴别。

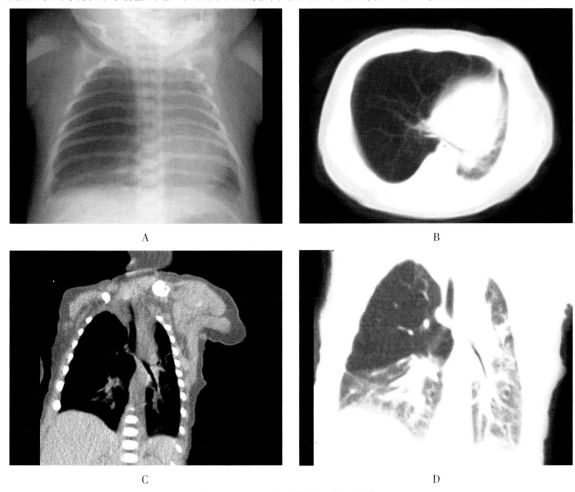

A　　　　　　　　　B

C　　　　　　　　　D

图1-2-141　先天性大叶性肺气肿

A~D. A为胸部平片,B为横断面图像,C和D分别为冠状面和MPR图像。患侧胸腔扩大,肺叶的透亮度明显增高,密度降低,以呼气末更明显,肺纹理明显稀疏,纵隔向健侧移位。相邻的肺叶受压,体积变小,密度增高,肺纹理聚集。

（七）肺水肿

肺水肿(pulmonary edema)是指过多的液体从肺血管内向血管外转移而引起的肺间质和肺泡腔内的液体含量增多。肺水肿根据发病的原因不同分为心源性肺水肿和非心源性肺水肿。心源性肺水肿为左心功能不全所致。非心源性肺水肿主要包括:①毛细血管通透性增加引起的肺水肿,以急性呼吸窘迫综合征(ARDS)为常见。②毛细血管内静水压升高引起的肺水肿,主要为肾性肺水肿和静脉输液过量等。③血浆胶体渗透压降低引起的肺水肿,见于严重的低蛋白血症。④其他原因的肺水肿,如肺复张后肺水肿、高原性肺水肿、神经性肺水肿等。

心源性肺水肿见于左心功能不全,主要原因为急性心肌梗死、心肌病、心肌炎等,其他包括左心瓣膜病变、左心房黏液瘤、静脉闭塞性疾病和硬化性纵隔炎等。

【诊断要点】

1. 症状:呼吸困难或夜间阵发性呼吸困难、端坐呼吸、严重咳嗽及大量粉红色泡沫样痰。

2. 体征:强迫体位、呼吸深快,双肺底有湿啰音、哮鸣音或水泡音。

3. X线表现:

1)间质性肺水肿:

(1)两上肺静脉分支增粗:上肺血管直径等于或大于下肺血管,肺动脉/支气管比值增大。

(2)间隔线阴影:分为Kerley A线和B线。A线为肺上叶指向肺门的长线状影。B线为不超过2 cm的短线影,位于两下肺野外带,与胸膜相连并与其垂直。

(3)肺门和肺纹理阴影模糊。

(4)支气管"袖口征"。

(5)胸膜下水肿致叶间裂增厚。

2)肺泡性肺水肿:表现为斑片状或大片状的磨玻璃影及实变影,内可见"空气支气管征"。病变多位于肺的中心部或基底部,典型的中心分布表现为"蝶翼征",少数为弥漫性分布。病变动态变化较快,在1~2天内可有显著的变化。多伴有少量胸腔积液和心脏阴影增大。

【CT表现】

1. 间质性肺水肿:

1)表现为小叶间隔增厚,其边缘光滑。

2)肺门及支气管血管束增粗、模糊,上叶肺血管增粗比下叶明显。

3)叶间胸膜及其他部位胸膜增厚,可发生叶间积液。

2. 肺泡性肺水肿:表现为磨玻璃样密度区及实变密度区。

1)早期呈结节状,边缘模糊,很快融合成斑片状或大片状病灶,密度均匀,内有"空气支气管征"。

2)病变分布和形态呈多样性,典型表现为两侧肺门周围的大片状阴影,肺门区密度较高,相当于X线胸片的"蝶翼征"。病变也可为两肺弥漫性分布、单侧分布或两肺不对称分布。

3)病变动态变化较快,24~48 h即可有显著的变化。

4)严重的肺水肿常伴有胸腔积液,多为双侧性。心脏常增大(图1-2-142)。

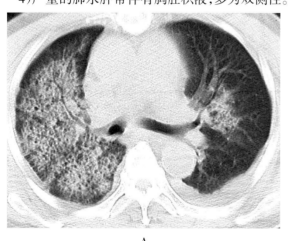 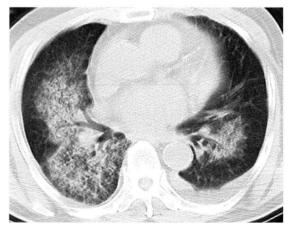

A   B

图1-2-142 肺泡性肺水肿

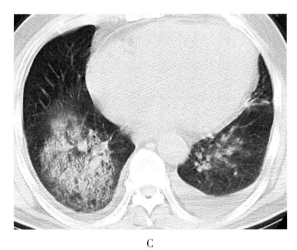
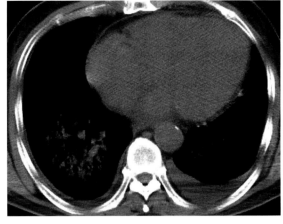

C   D

图 1-2-142　肺泡性肺水肿(续)

A~C. CT 平扫肺窗示两肺大片状磨玻璃样病灶,内见"空气支气管征",以肺门为中心呈蝶翼状分布;

D. 纵隔窗示两侧胸腔积液,心脏增大。

3. 鉴别诊断:

1)间质性肺水肿需与肺炎及癌性淋巴管炎鉴别。肺炎通常为病毒性或支原体感染,患者有发热,心影大小正常。癌性淋巴管炎有恶性肿瘤病史,淋巴结增大,心影大小正常,病变一般不似肺水肿分布广泛。

2)肺泡性肺水肿需与肺炎鉴别。肺炎心影大小一般正常,影像位置与重力改变无关。肺水肿病变发生迅速,阴影动态变化快,无肺炎的临床表现。

(八)急性呼吸窘迫综合征

急性呼吸窘迫综合征(acute respiratory distress syndrome, ARDS)是一种严重的肺功能障碍,其特征是肺泡通透性增加、肺水肿和严重的低氧血症。本病是由多种原发疾病引起的肺毛细血管损伤后出现的严重的临床综合征,主要表现为进行性、急性和缺氧性呼吸衰竭。在发病原因上,任何严重内科或外科疾病均可引发 ARDS,如有毒气体的气道刺激、脓毒血症、输血、外科手术、严重外伤、各种原因的休克和胰腺炎等。

【诊断要点】

1. 症状和体征:在原发疾病基础上急性发病,患者有呼吸困难、干咳、烦躁不安、发绀。肺毛细血管压正常、肺顺应性下降。正常压力及高浓度给氧时,患者仍有严重的低氧血症。

2. X 线表现:

1)本病的典型表现是磨玻璃样密度影及实变密度影。

2)在发病 12 h 内胸片可无异常改变,或可有小片状磨玻璃密度或实变密度影。Kerley B 线和支气管"袖口征"少见,无肺血再分配现象。

3)心脏大小正常。

4)病变发展形成多发片状及融合阴影,或弥漫性阴影,呈磨玻璃密度及实变密度,有的病例在肺野外围部分布较明显。

5)广泛的肺实变使两肺密度普遍明显增高,称为白肺。

6)可有少量胸腔积液。合并其他感染性肺炎常见,引起阴影密度不均及空洞等。

【CT 表现】

1. 两肺多发片状及融合病灶,呈磨玻璃及实变密度区。病变呈弥漫性分布,或以肺外周部分布为主(图 1-2-143)。

2. CT 可发现气压伤并发症,如肺气囊、气胸、纵隔气肿。还可发现感染性并发症,如肺脓肿、脓胸。

3. 鉴别诊断:本病需与心源性肺水肿相鉴别。ARDS 无典型间质性肺水肿表现,病变以肺外周部明显,心脏及大血管正常。

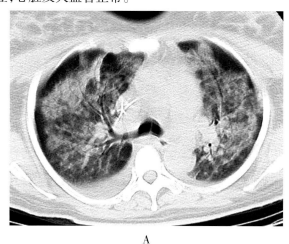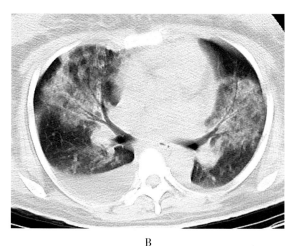

A   B

图1-2-143   急性呼吸窘迫综合征(ARDS)

A.B. CT平扫肺窗示两肺大片状磨玻璃及实变区,内见"空气支气管征",以肺门为中心呈蝶翼状分布。有胸腔积液。

(九)肺淋巴管平滑肌瘤病

肺淋巴管平滑肌瘤病(pulmonary lymphangioleiomyomatosis,PLAM)是一种罕见的特发性、弥漫性间质性肺病。过去曾称为肺平滑肌瘤病、增生性血管肌瘤、变形性淋巴管瘤、弥漫性肺平滑肌瘤病和肺平滑肌增生。本病原因不明,因PLAM患者大多数为育龄期妇女,且其平滑肌组织中雌激素受体表达异常增高,故考虑该病可能与雌激素水平紊乱有关。PLAM的主要病理改变是肺内细支气管、肺泡间隔、肺血管、淋巴管及胸膜上的未成熟平滑肌细胞异常增生和胶原沉积,阻塞管腔,从而产生一系列异常继发性改变,如气胸、肺出血、肺动脉高压、肺心病、乳糜胸。

【诊断要点】

1. 病史:PLAM患者绝大多数是育龄期妇女,妊娠和/或口服避孕药可加重病情。

2. 症状和体征:

1)患者主要是活动后呼吸困难、反复发作的自发性气胸、咳嗽、痰血和乳糜性胸腹腔积液等。呼吸困难是最常见的症状,几乎见于所有患者。

2)80%的患者合并自发性气胸,50%是首发症状,具有反复发作性和双侧性的特征。

3)有50%的患者合并肾血管平滑肌瘤病。

3. 肺功能检查:阻塞性通气功能障碍,少数为混合性通气功能障碍。

【CT表现】

1. PLAM的特征性CT表现是两肺多发的小气囊样改变。

1)囊壁菲薄,厚度一般不超过2 mm。

2)囊径大小不一,2~5 mm不等,多数为10 mm左右的囊腔。且气囊的大小与肺部受累的范围呈正相关(图1-2-144)。

3)气囊分布弥漫性,无相对优势区,气囊间则多为正常肺组织。

2. 气囊破裂则常出现自发性气胸。

3. 肺小静脉阻塞致破裂出血,CT表现为磨玻璃影,少数伴有小叶间隔增厚。

4. 胸内淋巴管、胸导管扩张,出现乳糜性胸腔积液。

5. 鉴别诊断:

1)特发性肺间质性纤维化:也多有肺内多发小囊腔,但其囊腔是由肺间质纤维化导致的,囊腔大小多为1.0~2.5 cm,壁较厚,以两下肺外周分布为主,并见有细支气管扩张、肺结构紊乱等较重的肺间质纤维化征象。

2)结节硬化症:其肺部表现与PLAM极为相似,也以女性多见,故需鉴别。但结节硬化症多有皮肤损害或神经系统症状,常伴有脑部受累。明确诊断则需肺组织活检。

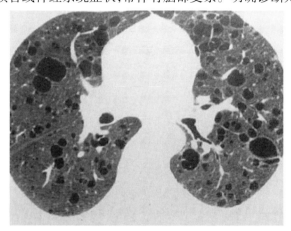 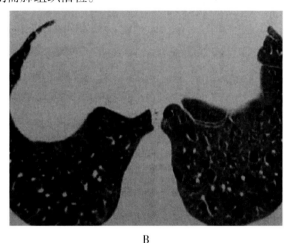

A　　　　　　　　　　　　　　　　　　　　B

图1-2-144　肺淋巴管平滑肌瘤病

A.B. CT平扫肺窗示两肺弥漫性小囊状改变,囊壁菲薄,气囊间肺组织正常。

(十)弥漫性肺淋巴管瘤病

弥漫性肺淋巴管瘤病(diffuse pulmonary lymphangiomatosis,DPL)是一种罕见的肺疾病,可发生于任何年龄,其发生率不确定,病因不明,从出生至80岁均有发病,以幼儿和青少年多见,无性别差异。DPL为淋巴回流障碍性疾病,其病因多为胸导管末端狭窄致纵隔及肺内淋巴管增殖扩张,病变常呈弥漫性或多灶性分布,也常累及纵隔内脏器和淋巴系统。DPL病情缓慢进展,多呈良性经过,但预后差,最终患者往往因肺内淋巴管弥漫增殖导致呼吸衰竭或继发感染而死亡。

【诊断要点】

1.症状和体征:弥漫性肺淋巴管瘤病临床表现通常不典型,以呼吸困难、不明原因咳嗽、咯血多见,部分病例合并乳糜胸。该病无特异性治疗策略,多以对症治疗为主。

2.X线胸片:表现为纵隔增宽,肺纹理增粗模糊,逐渐出现渗出甚至实变,合并乳糜胸时则表现为肋膈角变钝。

3.MRI检查:由于有流空效应,胸部MR扫描对纵隔结构显示较好,有助于观察纵隔血管周围扩张的淋巴管,表现为纵隔内心脏大血管周围间隙内等长T_1WI、长T_2WI信号。

4.淋巴管造影检查:可见纵隔多发对比剂浓聚,甚至胸腔内出现对比剂。

【CT表现】

1.纵隔血管间隙周围密度弥漫性增高,但是无结节和肿块,增强扫描病变无强化(图1-2-145A)。

2.双肺支气管血管束增粗模糊,沿支气管血管束周围分布模糊渗出,肺内可出现磨玻璃密度及光滑型小叶间隔增厚(图1-2-145B)。增强扫描病变无强化。

3.合并乳糜胸时可见少量到中等量胸腔积液,胸膜一般无明显增厚粘连。

4.CT淋巴管造影显示纵隔内血管周围间隙出现对比剂积聚,部分可逆流至胸腔内。

5.鉴别诊断:

1)纵隔淋巴结增大:纵隔内多发肿块或结节,推挤或侵犯心包大血管,增强扫描可以有强化甚至出现坏死。

2)肺水肿:肺内磨玻璃病变及光滑型小叶间隔增厚,与间质性肺水肿单从影像上难以鉴别,但是纵隔病变可以帮助鉴别。

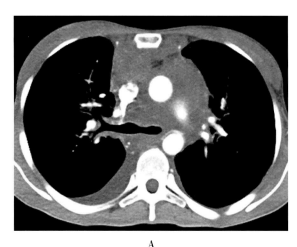
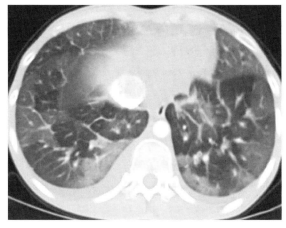

A   B

图1-2-145　弥漫性肺淋巴管瘤病

A.增强扫描示纵隔内心包大血管周围密度弥漫性增高,包绕心脏大血管,但未见明确肿块或结节,增
　强扫描不强化,右侧见少量胸腔积液;

B.肺窗示双肺弥漫磨玻璃灶及光滑型小叶间隔增厚。

(十一)肺静脉闭塞性疾病

肺静脉闭塞性疾病(pulmonary veno-occlusive disease,PVOD)是一种极为罕见的疾病,发病率为(0.1~0.2)/百万,任何年龄都可以发病,男女发病之比成人为2∶1,儿童没有差异。进展迅速,治疗选择有限,预后极差,一般在诊断后2年内死亡。发病机制目前不详,病因包括特发性、怀孕、结缔组织病、结节病、HIV或梅毒感染等。病变主要累及肺静脉系统,引起血管腔狭窄与闭塞,继而形成肺动脉高压。

【诊断要点】

1.症状和体征:临床表现呈进行性呼吸困难,肺动脉高压及右心衰竭,病情进展迅速。诊断依据肺活检。预后极差,血管扩张剂、免疫抑制剂、抗凝剂治疗无效,唯一可以延长生命的治疗方法是一侧或双侧肺移植。

2.X线胸片:肺内表现轻微,肺野透光度轻度降低,可出现Kerley A线和B线,部分肺动脉段可凸出。

【CT表现】

1.病例100%可以见到弥漫磨玻璃影,边缘模糊。

2.65%的病例可以见到小叶中央磨玻璃结节,密度较低,边缘模糊,此征象最具特征性。出现危及生命的肺水肿时,可出现光滑型小叶间隔增厚(图1-2-146)。

3.纵隔淋巴结轻度肿大,心包、胸腔少量积液。

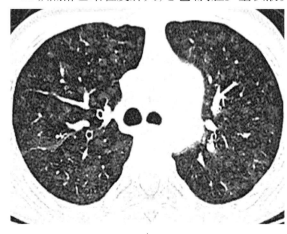
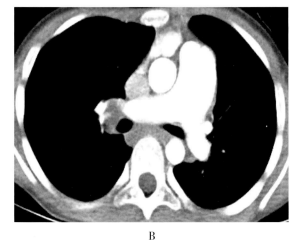

A   B

图1-2-146　肺静脉闭塞性疾病

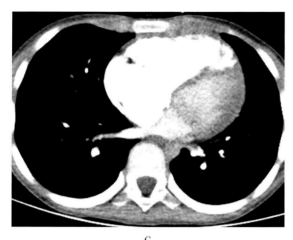
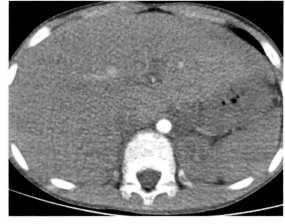

C   D

图1-2-146 肺静脉闭塞性疾病（续）

A.CT平扫示双肺弥漫小叶中央磨玻璃结节,边界清楚,肺背景正常,提示非气道来源的小叶中央结节;

B.C.增强扫描示肺动脉及右心房、心室增宽,提示肺动脉高压,而肺静脉主干未见增粗;

D.肝脏因右心衰竭而淤血面积增大。

4.肺CT血管造影(CTA)显示主肺动脉干和中央肺动脉增粗,肺静脉管径基本正常。

5.肺动脉高压可出现右心衰竭表现,如肝脾肿大。

6.鉴别诊断:肺内小结节需要与血行播散结节相鉴别,部分合并光滑型小叶间隔增厚,需与肺水肿相鉴别,两者均无肺动脉高压表现,而PVOD肺动脉高压表现较为明显。

（十二）肺泡蛋白沉积症

肺泡蛋白沉积症(pulmonary alveolar proteinosis,PAP)以肺泡和细支气管腔内充满PAS染色阳性的来自肺的富磷脂蛋白物质为其病理特征。本病发病年龄多在30~50岁,好发于中青年,男性发病率约为女性的3倍。根据病变分布,可分为中央型和外围型。中央型与外围型可交替出现,即中央型病变消退后外围型病变随之出现,或反之交替出现,为本病的特征。

【诊断要点】

1.多表现为渐进性呼吸困难、咳嗽、咳白黏痰,继发感染后可伴发热及咳脓性痰。

2.还可表现明显乏力、体重减轻和食欲减退等全身症状。

3.晚期可出现明显气促及呼吸衰竭。

4.体征通常不明显,偶可闻及湿性啰音及捻发音,晚期可出现发绀及杵状指。

5.X线胸片:表现为弥漫性小结节、斑片状或大片实变影。

1)中央型:肺内弥漫细小模糊结节或羽毛状浸润阴影。其内可见"空气支气管征",病变自两肺门向外围延伸分布,形成蝶翼状外貌,其似肺泡性肺水肿,为本病典型表现。

2)外围型:小叶浸润病变分布于两肺外围或一侧外围,轮廓模糊。

6.MRI表现:由于肺泡内主要成分为脂肪和蛋白质,T_1及T_2图像上均为高信号,与肺内其他渗出性病变的信号改变明显不同。

7.纤维支气管镜检查:肺泡腔内充满PAS染色阳性的粗颗粒状物质,肺泡灌洗液可见大量无定形的碎片,常伴PAS染色阳性的巨噬细胞。

【CT表现】

1.中央型:表现为蝶翼状浸润性病灶,病变区与正常肺组织分界清楚,对称分布于两侧肺门周围,其内可见"空气支气管征"(图1-2-147)。

2.外围型:表现为多发性条片状、斑片状及斑块状高密度灶,弥散、对称或不对称分布于两肺或一侧肺外围部位。病变区与正常肺组织及脏层胸膜面分界清晰,呈"地图"样改变。HRCT可显示小叶间隔增厚及肺小叶内稍高密度区等细微结构(图1-2-147)。

3.鉴别诊断:

1)肺泡性肺水肿:影像学表现变化快,多有心、肾疾病。而肺泡蛋白沉积症的肺部改变变化慢,并为中央型、外围型交替出现的特征性改变。

2)弥漫型肺癌:病程较肺泡蛋白沉积症发展快,影像表现为弥漫性结节病灶,以中下肺野内中带密集,肺尖与外围很少见。

3)结缔组织病:全身性疾病和多系统受累。而肺泡蛋白沉积症仅有肺泡局限的病变而无全身各系统受累状况。

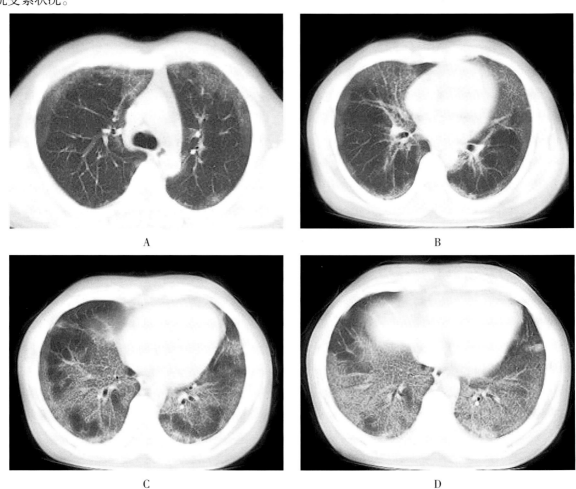

图1-2-147　肺泡蛋白沉积症

A～D.两侧肺内表现为蝶翼状、斑片状高密度浸润阴影,边缘模糊,对称分布于两肺外围部位。病变区与正常肺组织及脏层胸膜面分界清晰,呈"地图"样改变。

(十三)肺泡微石症

肺泡微石症(pulmonary alveolar microlithiasis)为一种少见的慢性肺泡疾病,其病因和发病机制不明。以20~50岁多见,无明显性别差异。本病以两肺肺泡内弥漫性、分布均匀的微小结石为特征。

【诊断要点】

1.早期多数患者症状轻微或无症状。

2.其后可表现为活动后气急、胸闷,轻度咳嗽和咳少量黏稠痰。

3.晚期可有发绀、杵状指及肺源性心脏病症状。

4.病变进展缓慢,可以停止发展,维持数十年无明显改变,最后可导致肺动脉高压和肺源性心脏病。

5. X线胸片:所见很典型,两肺透亮度减低,肺野内可见弥漫性微小沙砾状密度极高或钙化阴影,轮廓清楚。一般分布在肺野内中带。部分病灶可融合成较大病灶。

【CT表现】

1. 两肺弥漫性小结节状钙化影:多为两肺弥漫性、对称性分布的钙质细粒,直径在1~2 mm,部分可融合成较大结节,病灶从上到下逐渐增多,为本病最常见且最主要的征象(图1-2-148)。

2. 胸膜下和心包线状钙化灶:脏层胸膜下肺表面的薄层钙质沉着,可表现为线状钙化灶,多见于舌段、中叶的前外侧面。此外可见胸膜及心包增厚及钙化(图1-2-148)。

3. 肺大疱及肺气囊:通常为多发,沿胸膜下分布。

4. 间质纤维化改变:晚期于肺内出现纤维化表现,可出现网状和条索高密度灶。

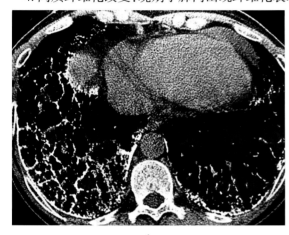
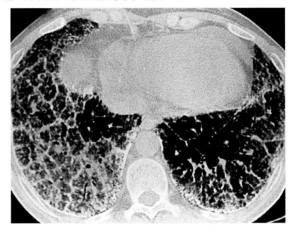

图1-2-148　肺泡微石症

A.B.两侧肺内出现广泛性网状和条索状纤维化改变,两肺弥漫性、对称性分布的钙质细粒,脏层胸膜下肺表面见薄层钙质沉着。

(十四)尘肺病

尘肺病(pneumoconiosis)定义:在职业活动中长期吸入生产性矿物性粉尘并在肺内潴留而引起的以肺组织弥漫性纤维化为主的疾病。尘肺的病理改变包括巨噬细胞性肺泡炎、尘细胞性肉芽肿、尘肺纤维化。三种病理改变有先后发生的过程,但也会同时存在。尘肺病的发病率高居职业病发病率之首,约占90.21%,病死率超过20%。

尘肺病诊断应严格执行国家诊断标准(GBZ70—2015《职业性尘肺病的诊断》),肺部阴影密集度的判定以X线高千伏胸片或数字化摄影(DR)后前位胸片为准。由于还没有公认的CT尘肺病分类(分期)诊断标准,因此CT目前尚不能作为法定尘肺病期别判定的依据,但CT/HRCT对尘肺病的鉴别诊断具有重大价值。

【诊断要点】

1. 诊断原则(GBZ70—2015):根据可靠的生产性矿物性粉尘接触史,以技术质量合格的X射线高千伏或数字化摄影(DR)后前位胸片表现为主要依据,结合工作场所职业卫生学、尘肺流行病学调查资料和职业健康监护资料,参考临床表现和实验室检查,排除其他类似肺部疾病后,对照尘肺病诊断标准片,方可诊断。

2. 症状和体征:以咳嗽、咳痰、胸痛、呼吸困难为主的呼吸系统四大症状,此外尚有喘息、咯血及某些全身症状。

3. 肺功能检查:如单纯尘肺肺功能损害以限制性通气功能障碍或混合性通气功能障碍为主。若出现以严重阻塞性通气障碍为主,提示可能合并慢性支气管炎或喘息性支气管炎。石棉肺多为限制性通

109

气功能障碍。

4. X线胸片：

1）一期尘肺：是指有总体密集度1级的小阴影，分布范围至少达2个肺区。

2）二期尘肺：是指有总体密集度2级的小阴影，分布范围超过4个肺区；或有总体密集度3级的小阴影，分布范围达到4个肺区。

3）三期尘肺：是指有以下情况之一者。有大阴影出现，其长径不小于20 mm，短径不小于10 mm；有总体密集度3级的小阴影，分布范围超过4个肺区并有小阴影聚集；有总体密集度3级的小阴影，分布范围超过4个肺区并有大阴影。

矽肺和煤工尘肺

矽肺（silicosis）和煤工尘肺（coal worker's pneumoconiosis，CWP）均为吸入无机粉尘引起的肺内弥漫性病变，两者吸入的粉尘不同，但在CT表现上有相似之处。矽肺是吸入二氧化硅微细晶体所致，吸入的粉尘在肺内由巨噬细胞吞噬，在肺间质内由粉尘引起纤维化反应，形成胶原纤维结节，这些增殖改变首先影响到肺内的细微间质结构，约占20%的结节可发生钙化，后期可融合成大块状病变。煤工尘肺因吸入粉尘的煤、岩比例不同，所引起的病理改变有所差异，一般分为三类，即矽煤肺、煤矽肺和矽肺。煤工尘肺的结节分为小结节（<7 mm）、大结节（7~10 mm）和煤工尘肺矽结节，又称煤矽结节。病变发生的进行性大块状纤维化，约2 cm以上。无论是矽肺还是煤工尘肺，均可引起肺气肿，肺内有广泛纤维化及淋巴结增大。临床表现因病变的范围和严重程度不同而出现不同程度的呼吸困难、憋气、气喘、咳嗽，合并感染或结核可有相应的临床表现。

【CT表现】

1. 圆形小阴影：是矽肺的典型影像学征象。表现为两肺野内弥漫性分布的粟粒样灶，呈小叶中心分布，较大者密度高、边缘清楚锐利，较小者密度较低而均匀。早期多以两中下肺野为主，随病变发展可逐渐布满全肺野（图1-2-149、图1-2-150）。

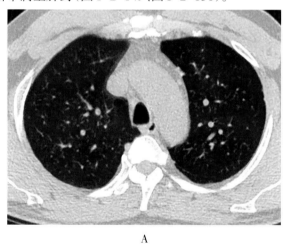
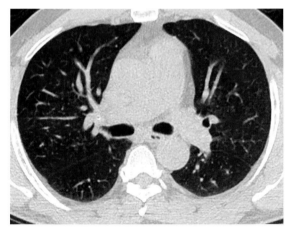

A   B

图1-2-149　尘肺病（矽肺Ⅰ期）

A.B. CT平扫肺窗示两侧上、中肺野多发的粟粒样小结节，呈小叶中心型分布。

2. 不规则小阴影：

1）短线形影：与胸膜垂直或接近垂直，多位于肺野外周，其边缘多有毛糙、粗细不均，呈不规则状，有的呈结节或串珠状，为小叶间隔增厚所致。

2）小叶内线影：起于胸膜下1 cm处，呈分支状，但不与胸膜面接触，呈多边形或分散紊乱的线状影，长短不一。

3）胸膜下弧线影：表现为胸膜下1 cm以内长度大于10 cm的与胸膜平行的线样影。

4）分布于肺外周部分的网状影。

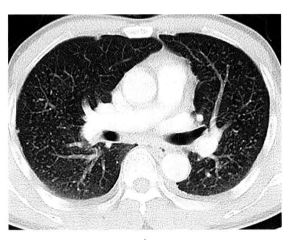
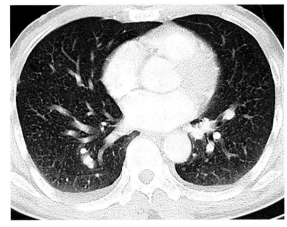

A   B

图1-2-150　尘肺病(矽肺Ⅱ期)
A.B. CT平扫肺窗示两下肺野较多的结节灶,呈小叶中心型分布。

3. 大阴影和融合团块:

1)多发生于上肺野,双侧性。

2)表现为形态不规则的软组织密度团块,可伴有钙化或不伴钙化,边缘清楚,周围可有较粗大的纤维条索或粗毛刺,呈典型的"伪足征"改变。

3)相邻肺组织、支气管牵拉、变形、扭曲,伴有支气管扩张及瘢痕旁型肺气肿。

4)矽肺团块因缺血坏死可出现空洞,但空洞内壁无结节样凹凸不平。

5)增强扫描时矽肺团块一般无强化(图1-2-151)。

4. 支气管扩张:多表现为柱状扩张或"印戒征"。有时可见支气管结石,呈不规则斑点状高密度灶。

5. 淋巴结增大及钙化:一般在2 cm以下,可见蛋壳状、斑点状或弥漫性钙化。

6. 胸膜增厚及钙化:早期最先发生于肺底部和肺尖部,晚期可发生弥漫性胸膜增厚、粘连。

7. 肺气肿:因肺间质纤维化而常发生肺气肿。

8. 鉴别诊断:

1)血行播散性肺结核:急性或亚急性血行播散性肺结核,肺内粟粒状阴影呈"三均匀"或"三不均匀"表现,肺尖常受累,结节可融合成片,胸腔积液亦常见。临床上有典型的结核中毒症状,痰涂片可查到抗酸杆菌,PPD试验阳性,且无粉尘职业接触史。

2)特发性肺纤维化:病因不明,是一种肺泡壁的弥漫性机化性炎症,CT表现为磨玻璃影和弥漫性小叶间隔增厚,病变以两中下肺野为重,尤其是HRCT上的磨玻璃影与矽肺小阴影可资鉴别。

3)结节病:是一种原因未明的多系统非干酪性肉芽肿疾病,最常累及肺。CT表现为肺门及纵隔淋巴结增大,伴或不伴肺内纤维化。其特点是肺内病灶大小不一,活动期可见磨玻璃影,HRCT显示更为清楚,经治疗后病灶变化快。纵隔、肺门淋巴结增大较矽肺明显,但一般无钙化。

4)肺含铁血黄素沉着症:是由于长期反复的肺毛细血管扩张、淤血和破裂出血,含铁血黄素沉着于肺组织所引起的异物反应。患者常有风心病史,鉴别较容易。而特发性肺含铁血黄素沉着症则罕见,应密切结合职业史。

5)肺泡微石症:表现为两肺弥漫性分布的钙质细粒,自上而下逐渐增多,以下后部最密,其密度较矽肺高,可多年无变化。常伴胸膜和心包膜的钙化。本病与家族遗传有关。

6)肺癌:矽肺团块多发生于上肺野,常为双侧对称性分布,形态不规则,边缘有粗大毛刺和瘢痕旁型肺气肿,两侧肺野内可见尘肺小阴影的背景,增强后矽肺团块一般无强化。纵隔、肺门淋巴结多普遍肿大,常伴有钙化,但无淋巴结融合坏死。肺癌多为单侧,即使为罕见的双侧肺癌,也无对称性,形态多为分叶状类圆形,边缘为细毛刺,周围常有阻塞性肺炎或肺不张,增强后病灶有不规则强化,纵隔、肺门淋巴结为不对称肿大,可融合成团并出现坏死。

111

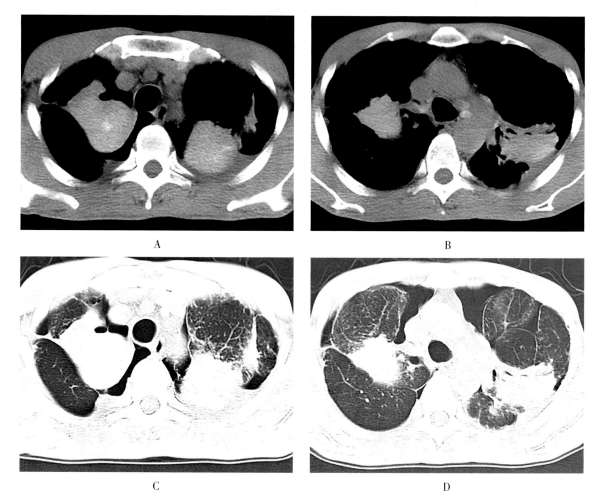

A

B

C

D

图1-2-151　尘肺病(矽肺Ⅲ期)

　　A.B. CT平扫纵隔窗示两上肺团块状软组织样密度灶,形态不规则,内见斑片状高密度钙化。纵隔内见蛋壳样钙化的淋巴结。

　　C.D. CT平扫肺窗示两上肺野病灶周围的粗毛刺、纤维条索灶,以及瘢痕旁型肺气肿、两侧胸腔前部低密度气体,肺组织受压,萎陷。

石棉肺

　　石棉肺(asbestosis)是由吸入石棉粉尘引起的肺内弥漫性疾病。石棉是纤维性矽酸盐,石棉纤维经呼吸性细支气管、肺泡至肺泡壁,引起肺间质内巨噬细胞反应,经组织学检查可见石棉小体,以及细长的串珠状结构,末端呈球形。在疾病早期,肺内发生间质性肺炎,并逐渐发展为两肺广泛纤维化及胸膜病变。

【CT表现】

　　一般采用常规CT扫描结合HRCT检查。石棉肺的特点是以弥漫性肺间质纤维化和胸膜斑为主,纵隔、肺门淋巴结多无增大。

　　1.肺部主要改变:是不规则小阴影、肺间质纤维化,表现为多种形式(图1-2-152)。

　　1)不规则小阴影:表现为短线形、小叶内线及胸膜下弧线影,肺外围小血管分支显示率明显增加。

　　2)肺间质纤维化:表现为多发条索、网格状及蜂窝状病灶,以胸膜下多见。

　　3)肺实质内索带状病灶:长2~5 cm,终止于胸膜增厚处,且与血管走行方向不同,多见于肺底。其邻近血管及支气管扭曲变形。

　　上述表现可同时存在,或以其中1~2种表现为主。

　　2.胸膜改变:

　　1)胸膜斑:石棉肺的特征性表现,是指厚度大于5 mm的局限性胸膜增厚或局限性钙化胸膜斑块(除肺尖和肋膈角区以外)。

2)弥漫性胸膜增厚、纤维化、钙化。

3)胸腔积液:石棉肺早期常有少量胸腔积液,且可反复出现和自行吸收。

4)可有胸膜间皮瘤发生。在石棉工人中,胸膜间皮瘤的发生率为5%~7%。

3.鉴别诊断:类似石棉肺CT改变的肺间质纤维化疾病很多,其中主要有外源性过敏性肺泡炎、特发性肺间质纤维化、某些结缔组织病(如类风湿病、SLE等)、药物性肺间质纤维化。要结合职业史、临床表现、实验室检查等方面加以鉴别。

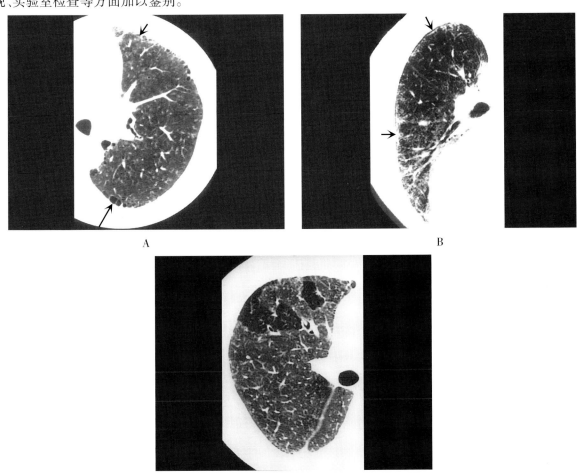

图1-2-152　石棉肺

A. HRCT胸膜下点状或条状密度增高影(↑),邻近胸膜旁肺气肿(长↑);

B. HRCT胸膜下线(↑)平行于胸壁内侧;

C. HRCT肺内磨玻璃及条索状病灶,表现为"马赛克"样灌注。

（十五）支气管肺淀粉样变性

淀粉样变性(amyloidosis)亦称淀粉样沉着症,是一种多糖蛋白组成的淀粉样物质沉积于多种组织内的疾病。本病分为原发性和继发性两种。继发性淀粉样变性大多继发于感染、退行性变、恶性肿瘤等疾病。原发性淀粉样变性原因不明,可出现于多个器官,其中50%~70%的病例累及肺脏。在肺脏,这些物质沉积在黏膜下层、结缔组织间、小血管毛细血管管壁或腺体周围组织间而致临床症状,称为支气管肺淀粉样变性(bronchus and pulmonary amyloidosis)。

【诊断要点】

1.症状和体征:气急、支气管哮喘、咳嗽、咳痰、胸痛及进行性呼吸困难。由于患者肺内受侵部位不尽相同,因此其临床表现也有很大差别,并无明显特异性。

2.实验室检查:淀粉样原纤维类型的鉴别可采用免疫荧光法和免疫组化法,免疫过氧化酶染色可鉴别淀粉样物和浆细胞中的lambda(λ)轻链和kappa(κ)轻链。应用抗AL、AA蛋白和甲状腺素运载蛋白单抗,可确定多数患者的类型。也可用高锰酸钾消除刚果红染色法区别AA蛋白(能被消除)和AL(不能消除)。淀粉样物化学抽提后行氨基酸测序,能更准确地判定类型。

3.X线胸片:

1)气管、支气管型:表现为阻塞性肺炎、肺不张和气道局灶性或弥漫性狭窄。约1/4的患者X线所见在正常范围。

2)肺结节型:表现为边界清晰的单个或多个圆形阴影,多位于周围胸膜下区,直径1~8 cm不等,可有轻度分叶、钙化和空洞形成,有时难与原发性或转移性肿瘤相区别(图1-2-153E、图1-2-153F)。

3)弥漫性肺泡间隔型:表现为两肺弥漫性粟粒状或小结节状影,亦可呈网状或网状结节状影,常伴肺门纵隔淋巴结增大(淋巴结淀粉样变),可有单侧或双侧少量胸腔积液。

4.MRI检查:淀粉样变性病灶在T_2WI上呈现低信号改变,较具特征性(炎症和肿瘤在T_2WI上普遍表现为高信号)。

【CT表现】

支气管肺淀粉样沉着症的CT表现多样,无特异性,一般根据其病理分型将CT表现分为三型。

1.气管、支气管型:

1)气管支气管壁不同程度的增厚,可伴内壁凹凸不平或管腔宽窄不一。

2)气管支气管内壁单发或多发的结节、肿块形成。一般呈半圆形,基底较宽。

3)淀粉样变性可发生钙化和骨化。若呈附壁不规则的条状钙化则高度怀疑本病。(图1-2-153A至图1-2-153D)

4)淀粉样变性的管壁及肿物一般呈轻度强化或无强化。

5)纵隔及肺门可见轻度增大的淋巴结,直径多小于1 cm,无融合,钙化多见。

6)气管、支气管管腔狭窄或阻塞产生的继发改变,如阻塞性肺气肿、肺炎、肺不张。

2.结节肿块型:表现为肺内单发或多发的结节肿块影,以外周肺野及胸膜下多见,边缘不规则;肿块内密度不均匀,外周密度增高,中心密度低;可出现空洞,多为厚壁空洞。50%的病例因病灶组织内的钙化或骨化组织而出现点样高密度影(图1-2-154B、图1-2-154C)。

3.弥漫性肺实变或肺泡间隔型:表现为以沿肺小血管周围分布为主的大小不一结节影,直径一般在2 mm至4 cm,边界清楚,可伴有点样钙化影(图1-2-153E、图1-2-153F)。小叶间隔增厚和网格样影也较常见。以上病灶以两肺周围及胸膜下多见,可融合呈大片样肺实变影及肺叶、肺段肺实变影。

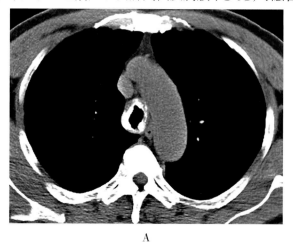
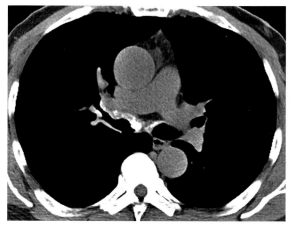

A   B

图1-2-153　支气管肺淀粉样变性

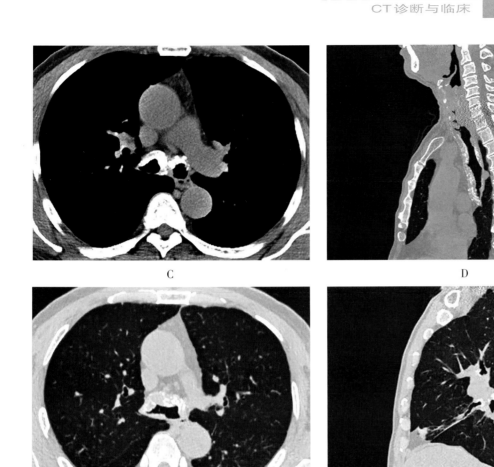

C

D

E

F

图1-2-153 支气管肺淀粉样变性(续)

　　A~D.CT平扫纵隔窗和矢状位重组示气管、主支气管树管壁不均匀增厚伴有广泛的钙化灶,气管腔变形、宽窄不一;

　　E.F.平扫肺窗和矢状位重组示两肺弥漫分布的小结节灶,部分结节钙化。

　　4. 鉴别诊断:肺结节型淀粉样变性应与肺良恶性肿瘤或转移癌相鉴别。肺弥漫性肺泡间隔型淀粉样变性需与肺间质纤维化、结节病、过敏性肺泡炎等弥漫性间质疾病及含铁血黄素沉积症、肺泡微结石症等沉积性疾病相鉴别。

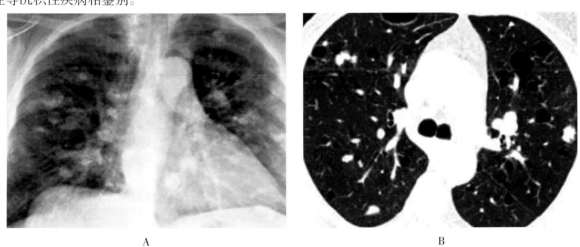

A

B

图1-2-154 支气管肺淀粉样变性

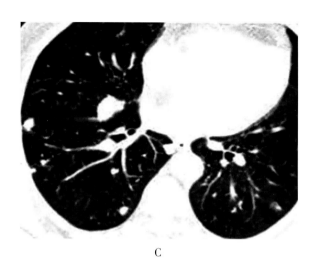

C

图1-2-154 支气管肺淀粉样变性(续)

A. X线正位胸片示两肺多发大小不等的结节影,边缘不规则,轻度分叶;

B.C. CT平扫示两肺多发结节灶,大小不一,以外周肺野分布较多。

(十六)肺朗格汉斯细胞组织细胞增生症

肺朗格汉斯细胞组织细胞增生症(pulmonary Langerhans cell histiocytosis,PLCH)是以朗格汉斯细胞为特征的组织细胞浸润增生的一种罕见病,曾称为肺嗜酸细胞肉芽肿,属于全身性朗格汉斯细胞组织细胞增生症一组疾病。本病80%以上局限于肺部,约20%累及骨骼。发病原因不明,多见于20~40岁的严重吸烟者,男性约占60%。组织学上,在支气管周围间质和肺泡间隔的肉芽肿内含有大量的朗格汉斯细胞和嗜酸性细胞,最终可造成纤维化、结节和肺囊肿形成。

【诊断要点】

1. 症状和体征:

1)常见症状是干咳、呼吸困难,自发性气胸比例为15%~25%。

2)少数发生骨损害及尿崩症等。

3)约1/3的患者无症状而偶然发现。

4)病变过程:25%~30%缓解,30%~50%稳定,25%进展。死亡主要原因是呼吸衰竭。

2. X线胸片:病变早期表现为以两侧中上肺野分布为主的小结节影。中晚期为网状影、结节影、网结影、蜂窝肺改变。

【CT表现】

HRCT是临床主要诊断方法,征象反映病变不同时期的病理变化与特点。

1. 多发小结节影是本病的早期表现,结节直径为1~5 mm,边缘不规则呈星状凸起,结节坏死形成空洞。结节常位于小叶中央、支气管及细支气管周围(图1-2-155)。

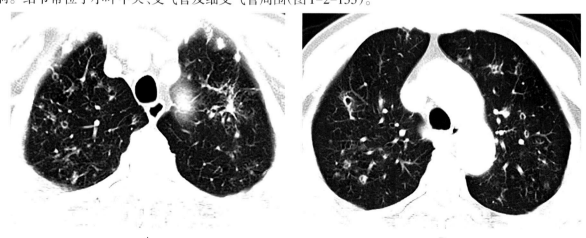

A   B

图1-2-155 肺朗格汉斯细胞组织细胞增生症

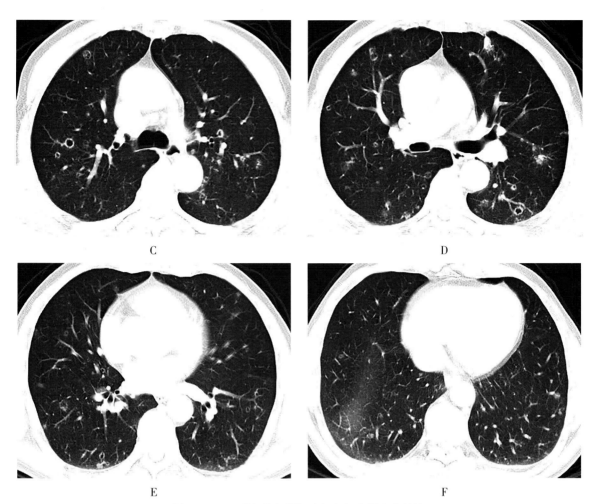

C   D

E   F

图1-2-155　肺朗格汉斯细胞组织细胞增生症(续)

A~F. HRCT示两肺多发的小结节灶,部分结节内坏死形成空洞,病灶分布以两侧上、中肺野较多。

2. 多发囊腔是病变后期主要征象,几乎见于所有病例,囊腔直径大多<10 mm,壁厚<2 mm,大多数囊状病变呈圆形,可融合成双叶状、三叶状或多边形不规则囊腔,是本病的特征性征象(图1-2-156)。

3. 病变主要分布在两侧中上肺野,肺底及肋膈角相对正常,无纵隔淋巴结增大和胸腔积液。

4. 结节、囊腔可单独存在或并存,病灶间肺野相对正常。病灶并存反映了本病的发展过程及其影像特点。

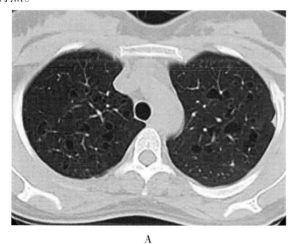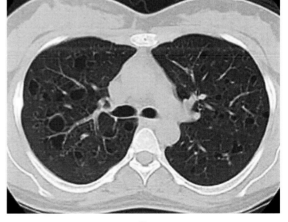

A   B

图1-2-156　肺朗格汉斯细胞组织细胞增生症

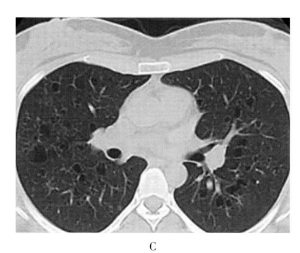
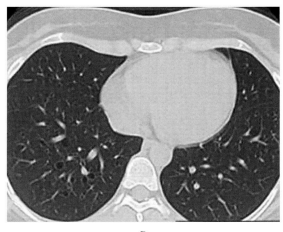

C   D

图1-2-156   肺朗格汉斯细胞组织细胞增生症(续)

A~D. HRCT示两肺多发的低密度小囊腔,病灶间肺野相对正常,以两上、中肺野分布为主。

5. 蜂窝状病灶:少见,代表终末期纤维化病变。

6. 鉴别诊断:

1)肺淋巴管肌瘤病:①两肺弥漫分布多发气囊腔,但无中上肺野分布特征,也无小结节形成征象。②囊腔壁菲薄,显示不清,尤其是小的囊腔,相邻囊腔孤立、无融合。③60%的患者引流淋巴管阻塞,导致乳糜胸。④雌激素分泌异常,多见于育龄期妇女。

2)慢性肺间质性病变:①病灶主要分布于两下肺野基底部。②磨玻璃影、肺实变、蜂窝状囊腔共存。③"蜂窝肺"之间小叶间隔增厚、胸膜下线等慢性纤维化征象显著。

3)支气管扩张:①肺部感染、咯血病史。②病灶多位于中叶、两下叶5~6段支气管,沿支气管树分布。③蜂窝样、串珠样扩张含液平囊腔,支气管壁增厚、"印戒征"、"双轨征"。

(张俊祥　朱广辉　闵旭红　袁怀平　吴　珂)

五、肺和支气管先天性病变及其他

(一)气管狭窄

气管狭窄(tracheal stenosis)是指气管及支气管相较于正常管腔变窄。引起气管狭窄的常见原因包括机械性损伤、炎症、肿瘤及气管结构异常等。正常气管管径,男性:冠状径13~25 mm,矢状径13~27 mm,平均20 mm;女性:冠状径10~21 mm,矢状径10~23 mm,平均16 mm。

【诊断要点】

1. 症状和体征:呼吸困难、咳嗽、咳痰、喘鸣气促等。

2. X线胸片:气管管腔可见狭窄。

【CT表现】

1. 外源性压迫:CT可见甲状腺肿、血管环等外在原因导致气管管腔向心性狭窄,但是管壁厚度正常。

2. 创伤后狭窄:长时间插管留置或胸部穿透伤或钝性伤术后,CT可见气管壁多增厚。

3. 气管支气管软化:可为原发或获得性,致使气管管径动态减少70%以上,CT扫描显示为气管冠状径狭窄,而矢状径正常。气管可呈新月形、军刀状,管壁无增厚和钙化,内壁光整。

4. 非肿瘤性狭窄:气管及支气管管壁可见增厚,可为弥漫性或局限性。

5. 肿瘤性狭窄:原发气管或支气管内肿瘤,或继发于周围恶性肿瘤如甲状腺癌、食管癌、肺癌累及气管内,管腔内可见结节或肿块影,管壁不均匀增厚,管腔多为偏心性狭窄,增强后病灶可见强化(图1-2-157)。

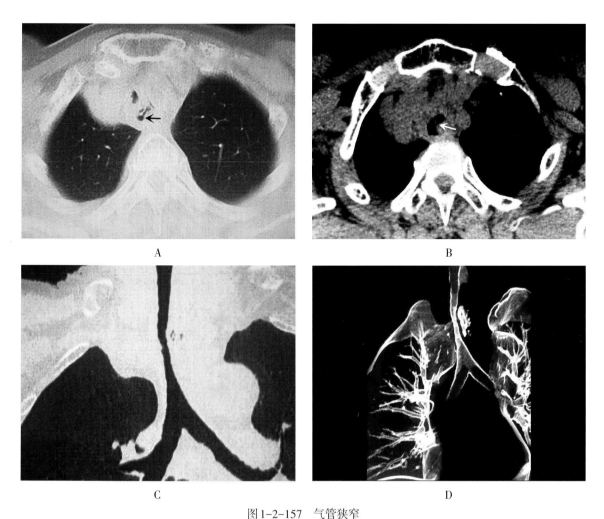

A
B
C
D

图1-2-157　气管狭窄

A.B. CT平扫气管管腔可见明显狭窄并受压推挤(↑),后方食管管壁可见明显增厚;

C.D. CT重组图像示气管管腔明显狭窄。

(二)气管性支气管

气管性支气管(tracheal bronchus)的发生率为2%,也称外支气管,定义为起源于隆突上方气管侧壁的支气管段,几乎总是右上叶的支气管。它们通常位于隆突2 cm以内,但可以位于环状软骨和隆突之间的任何位置。

【诊断要点】

1. 气管性支气管与许多先天性畸形有关,包括漏斗胸、食管闭锁、Vacterl复合体(脊椎畸形、肛门闭锁、气管食管瘘并食管闭锁、桡骨和肾脏异常)、Klippel-Feil综合征(颈椎分节不良)等。

2. 不同胚胎时期的异常胚芽样隆起决定了异位支气管的位置。分为异位型、额外型。异位型:正常的右肺上叶支气管缺一个分支或全部缺如。额外型:右肺上叶支气管有正常的单个分支。异位型远较额外型多见。

【CT表现】

CT表现为上叶支气管整个起源于气管或者上叶尖段支气管起源于气管,而其余气管及支气管起源、走行正常(图1-2-158)。

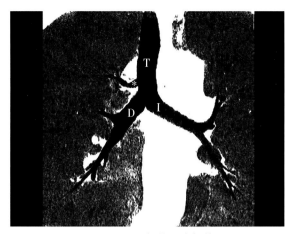

图1-2-158 气管性支气管

CT冠状面重组示:T为气管;I为左支气管;D为右支气管;*为右上叶支气管对应的气管支气管。

(三)支气管桥

支气管桥(bridging bronchus,BB)是一种罕见的支气管分支异常,通常其右肺中叶和下叶由起源于左主支气管中段跨过纵隔向右延伸的一个支气管供应,也有支气管桥起源于右主支气管中段跨过纵隔向左延伸,按起源位置可分为五种类型(图1-2-159)。支气管桥通常低于正常气管隆嵴位置水平,多伴发先天性心脏病、肛门闭锁、胆管缺如。

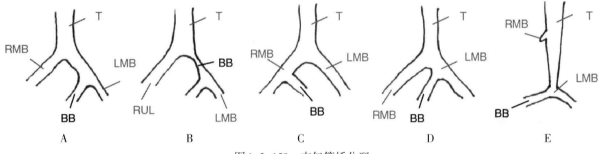

图1-2-159 支气管桥分型

A~E. RMB为右主支气管,LMB为左主支气管,RUL为右肺上叶支气管,T为气管,BB为支气管桥。

【诊断要点】

症状和体征:一般不引起临床症状,若伴发气管狭窄或左肺动脉吊带等先天性心脏病,可伴发呼吸困难。

【CT表现】

CT平扫可见支气管起源位置异常,最小密度气道三维成像及容积重组可清楚显示支气管走行异常(图1-2-160)。

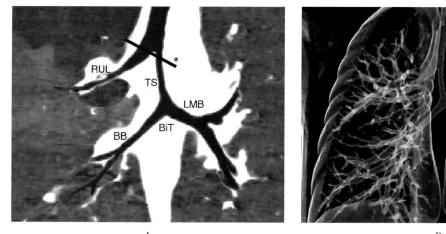
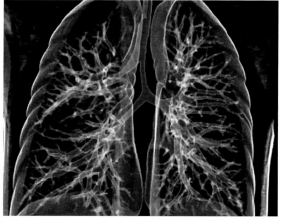

A
B

图1-2-160 支气管桥

A.B.CT重组图像示右肺中下叶支气管可见起源于左主支气管。RUL为右肺上叶支气管,LMB为左主支气管,TS为气管狭窄,BB为支气管桥,BiT为假气管隆嵴,*为正常气管隆嵴。

(四)支气管闭锁

支气管闭锁(bronchial atresia)在先天性支气管发育异常中排列第二位,通常累及段或亚段支气管。支气管闭锁远端的支气管和肺组织发育正常,但肺泡数量会减少,肺组织则通过肺泡间的孔氏(Kohn)孔、支气管与肺泡间的兰勃(Lanbert)管和呼吸性细支气管间通道进行侧支通气,累及的肺组织由于活瓣现象产生肺气肿。发病年龄较轻,平均年龄为17岁,男女发病之比约为2:1。闭锁远端的支气管黏膜分泌功能正常,黏液集聚导致支气管扩张和黏液栓形成,黏液栓的形态为沿支气管树分布的铸型改变。

【诊断要点】

1.患者多无症状或轻微咳嗽、咳痰、呼吸困难、咯血等,多数在体检时偶然发现。与肺内肿瘤的常见发病年龄不同。

2.本病好发于左上叶尖后段,其次为左肺下叶、右肺中叶及右肺下叶支气管。

【CT表现】

1.典型的三联征:闭锁支气管(支气管囊肿)远端有黏液栓塞所致的中心性结节或肿块;受累肺段过度通气;受累肺段血管纹理稀疏,增强扫描示灌注减少(图1-2-161)。

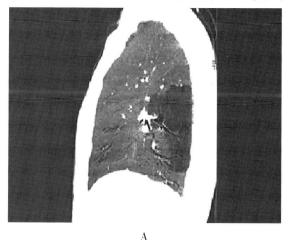
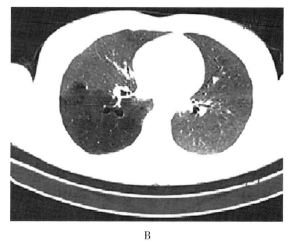

A
B

图1-2-161 支气管闭锁

A.B.CT重组示受累右肺下叶上段过度通气。

2.支气管囊肿:由于内含黏液样物质可呈较低密度,内可含钙化;增强扫描无强化。形态可呈管状、球状、分枝状;支气管囊肿沿肺段的中轴线排列,位于过度透亮肺组织内侧。

3. 罕见体动脉供血(支气管-动脉吻合不良)。

4. 鉴别诊断:

1)肺内型支气管囊肿:肺内支气管囊肿是胚胎时期支气管发育异常所致的发生在肺的先天性发育畸形。在单个肺段,支气管囊肿与支气管闭锁的鉴别比较困难。支气管囊肿多不形成周围的肺气肿。

2)先天性肺囊性腺瘤样畸形(先天性肺气道畸形):是局限性肺发育不良或异常,系胚胎期肺黏液腺过度增殖引起的肺发育畸形。①肺内单个或多个含气大囊及周围不规则小囊样结构。②数目众多、大小相近的蜂窝样小囊腔。③肺内病变具有较强占位效应,合并有纵隔肺疝及鸡胸等征象时,应考虑到本病可能,最终确诊有赖于病理检查。

(五)巨气管支气管症

巨气管支气管症(tracheobronchomegaly)又称Mounier-Kuhn综合征,原因不明,有家族性发病可能,属常染色体隐性遗传病。继发性可能是长期肺纤维、慢性咳嗽及反复感染等所致。好发于男性。本病主要特征为气管和支气管管腔因其平滑肌和弹力纤维发育不良而明显扩张。软骨环间的管壁可形成憩室样的凸起,腔内壁光滑。

【诊断要点】

1. 临床表现:可无症状,也可咳嗽、咳痰、痰液量增多,伴反复感染时可表现为进行性呼吸困难和呼吸衰竭。

2. X线检查:胸片测量气管的冠状位及矢状位直径可诊断。气管巨大症的定义是女性气管直径冠状位>21 mm 和矢状位>23 mm,男性冠状位>25 mm 和矢状位>27 mm。支气管巨大症的定义是女性左右支气管直径分别>19.8 mm 和>17.4 mm,男性>21.1 mm 和>18.4 mm。

【CT表现】

CT可见气管及主支气管管腔明显扩张,可伴有肺内支气管扩张(图1-2-162至图1-2-164)。

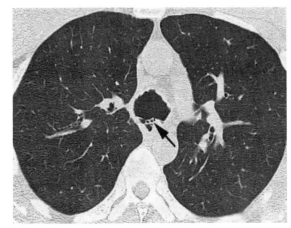

图1-2-162　巨气管支气管症

CT平扫示气管管腔明显扩张,肺内支气管管腔未见明显扩张。

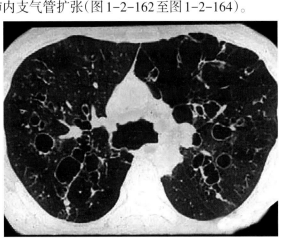

图1-2-163　巨气管支气管症

CT平扫示气管管腔明显扩大,管壁不规则,肺内支气管可见扩张。

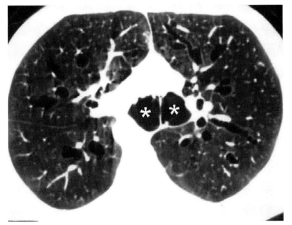

图1-2-164　巨气管支气管症

CT平扫示左、右主支气管管腔明显扩张,肺内支气管管腔扩张。

（六）Kartagener综合征

原发性纤毛运动障碍综合征（primary ciliary dyskinesia，PCD）是纤毛超微结构异常及由此导致的黏膜纤毛功能障碍和鼻窦、肺部疾病。鼻窦炎、支气管扩张、内脏转位三联征称为Kartagener综合征，是PCD的一个亚型。男女发病之比为1∶1，为常染色体隐性遗传病。

【诊断要点】

1. 症状和体征：典型表现为自幼出现反复发作的鼻窦炎、中耳乳突炎、肺部感染，呼吸道症状体征为咳嗽、咳痰、喘鸣、肺部闻及粗湿啰音，劳力性呼吸困难。另外可有男性不育等。

2. X线胸片：肺部主要表现为支气管血管束增粗，不同程度的支气管扩张，支扩区域反复发生炎症，内脏转位等。

【CT表现】

1. 左肺上叶舌段、右肺中叶及双肺下叶不同程度支气管扩张，部分支气管管壁增厚（图1-2-165A、图1-2-165B）。

2. 支气管扩张区域反复发生感染，表现为小叶中央型小结节及"树芽征"、实变甚至肺不张，晚期可出现纤维化，局部肺容积缩小（图1-2-166A、图1-2-166B）。

3. 内脏完全或部分转位：胸腹部内脏完全转位、右位主动脉弓等。合并先天性心脏病时表现为心脏增大（图1-2-165、图1-2-166）。

4. 鼻窦炎：鼻窦黏膜不同程度增厚（图1-2-166D）。

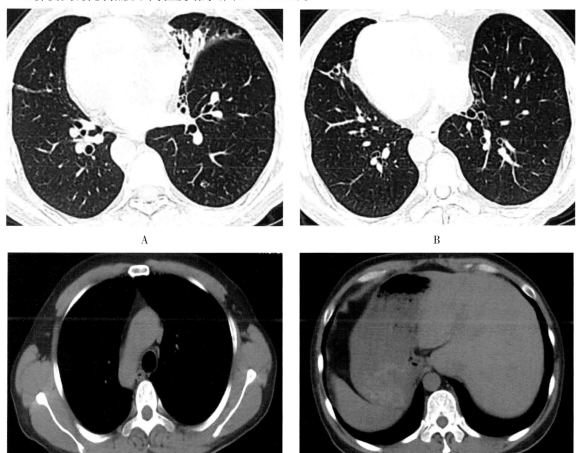

A　　　　　　B

C　　　　　　D

图1-2-165　Kartagener综合征

A.B. CT平扫示右肺上叶及左肺中叶心脏旁支气管扩张伴周围炎性病变；

C.D. 内脏全转位。

123

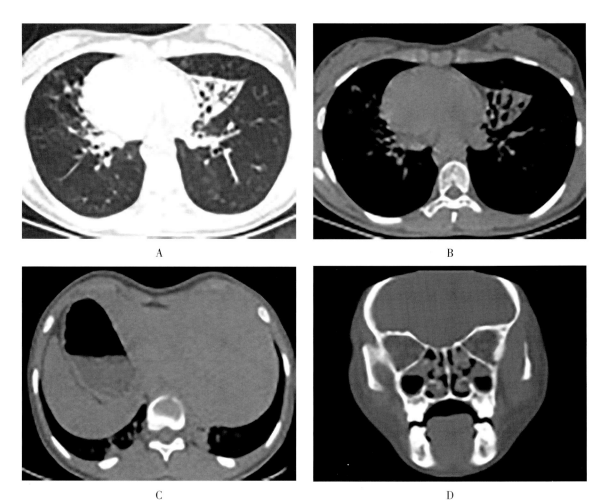

A   B

C   D

图1-2-166　Kartagener综合征

A.B. CT平扫示支气管扩张伴周围炎性病变；
C. 内脏全转位；
D. 鼻窦炎性改变伴黏膜肥厚。

5. 鉴别诊断：

支气管扩张：肺内支气管扩张多与感染相关，同时合并内脏转位及鼻窦炎症时需考虑Kartagener综合征。

（七）Birt-Hogg-Dube综合征

Birt-Hogg-Dube综合征（BHDS）是一种临床上较罕见的常染色体显性遗传病，目前认为发病机制主要为Follicin相关基因表达缺陷致中胚叶层发育异常。Follicin是一种肿瘤抑制蛋白，高度表达于肺间质细胞、肺泡Ⅰ型上皮细胞、肾脏及皮肤等组织。BHDS好发年龄为30~40岁，且病情随年龄增长逐渐进展。

【诊断要点】

1. 症状和体征：

1）患者可无症状，绝大多数患者可出现皮疹，病理学证实为纤维毛囊瘤。

2）约80%的BHDS患者肺部可出现弥漫性囊状阴影，且常并发肾脏肿瘤。肾脏肿瘤可出现血尿，晚期可发生远处转移。

3）部分患者可并发自发性气胸。发生自发性气胸时表现为快速出现的呼吸困难。

4）预后情况常取决于是否继发肾癌、自发性气胸等并发症。

2. X线胸片：表现为双肺多发囊腔，自发性气胸时表现为胸壁下出现透亮气胸带，内侧为被压缩的肺组织。

【CT表现】

1. 肺部表现为渐进性增多、增大的囊腔，囊腔多位于下肺，胸壁下及纵隔旁、下肺血管周围较多见，囊腔反复破裂发生自发性气胸后修复，所以部分囊壁靠内侧壁较厚（图1-2-167A、图1-2-167B、图1-2-168）。

2. 部分病例合并肾脏肿瘤，嫌色细胞瘤或嗜酸性细胞瘤多见，增强扫描强化方式与肿瘤病理类型相关，嫌色细胞呈轻中度强化，嗜酸细胞瘤肿瘤内"辐轮状"瘢痕时期特征，透明细胞癌增强扫描呈明显"快进快出"表现（图1-2-167C、图1-2-167D）。肿瘤晚期可发生远处转移，如肺、骨等转移病灶。

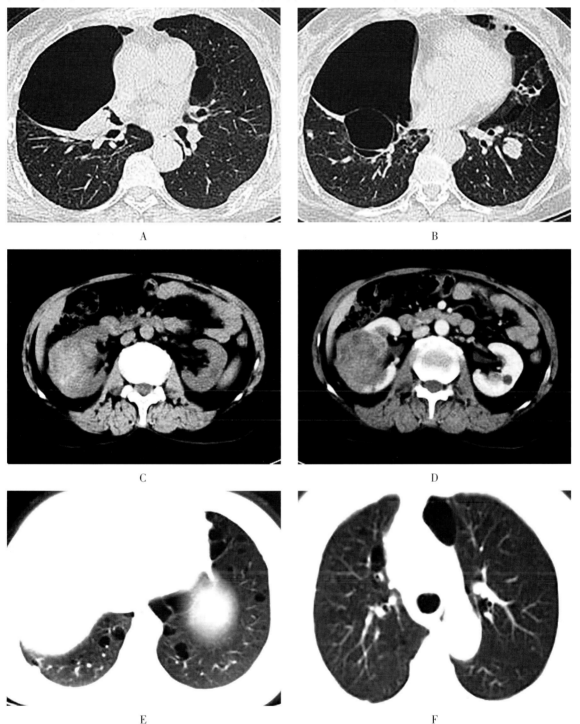

图1-2-167　Birt-Hogg-Dube综合征

A.B. CT平扫示双肺中下肺心脏旁，尤其是肺静脉周围多发低密度囊腔，囊腔靠近肺一侧壁较厚；

C.D. 右肾嫌色细胞癌，增强扫描肿块强化不明显；

E.F. 为患者孪生妹妹，CT平扫示肺内心包旁亦可见多发低密度囊腔。

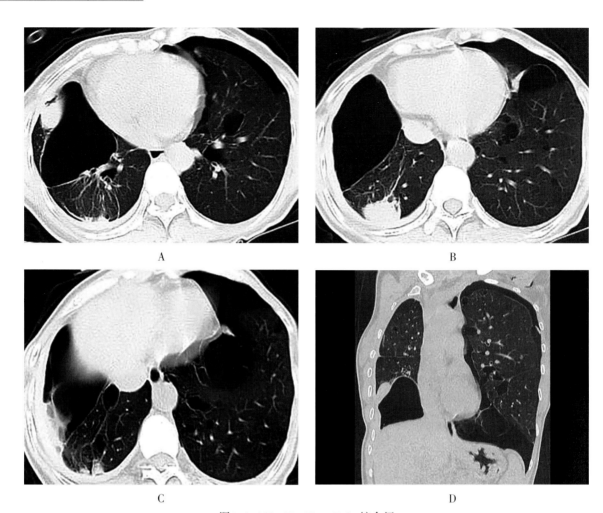

图1-2-168 Birt-Hogg-Dube综合征

A~D. 两下肺尤其在心包周围见多发低密度囊腔且伴高密度结节灶,另见左侧少量气胸。

3. 鉴别诊断:

1)朗格汉斯细胞组织细胞增生症(PLCH):多见于大量吸烟患者,结节与囊腔并存,囊腔形态怪异,一般以中上肺野分布为主,肋膈角通常不受累。

2)淋巴管肌瘤病(LAM):一般见于育龄期妇女,以肺内弥漫薄壁囊腔为主,分布较为均匀。

3)淋巴细胞性间质性肺炎:以中下肺野分布为主,磨玻璃背景下多发囊腔,囊腔张力较大,较圆,有完整薄壁。

(八)支气管肺隔离症

支气管肺隔离症(broncho pulmonary sequestration,BPS)过去认为属于先天性肺发育异常,目前的观点更支持本病是一种获得性疾病。发病率为0.15%~6.4%,男女之间无明显差异。病理上为发育不全的肺组织,无呼吸功能,与正常的支气管不相通,往往由异常的体动脉供血。病变多见于两肺下叶后基底段,尤以左侧多见。根据有无胸膜包绕,分为叶内型(占75%)和叶外型(占25%)两种。叶内型与正常肺组织有共同胸膜,引流血管为下肺静脉;叶外型由独立的胸膜包裹,多见于肺与横膈之间,也可位于膈肌内和膈下,甚至可位于纵隔、心包和后腹膜内,多引流至体循环静脉系统内,少数为门静脉(简称"门脉")系统内。

【诊断要点】

1. 症状和体征:

1)叶内型:常为同一部位反复发作的肺部感染,或少量间歇性咯血。

2)叶外型:常无症状,可合并其他先天性异常,如膈膨升、膈疝。部分隔离肺与胃肠道可有瘘管相通,还可合并心脏与骨骼畸形。

3)较小婴儿易并发充血性心力衰竭,较大儿童有时有呼吸困难。

2. X线胸片:

1)叶内型:常位于下叶后段脊柱旁圆形或椭圆形致密阴影,边缘光滑、清楚,密度均匀。囊内感染并液化坏死导致和支气管相通,囊与支气管或胃肠道相通者可含有气-液平面,不相通者则表现为光滑的囊肿。

2)叶外型:多呈圆形、卵圆形或三角状分叶肿块。

3. 抗感染治疗后病变长期不消退。

4. 支气管造影:有支气管受压改变,除非感染后与支气管腔相通,否则碘油不能进入囊腔。周围的肺组织可见到囊状或柱状支气管扩张。

5. DSA 或 MRI 检查:发现体循环动脉供血即可确诊。

【CT表现】

1. 叶内型:

1)好发于两肺下叶,60%发生于左肺下叶后基底段(图1-2-169)。

2)病变形态多种多样,如囊状空腔、实性肿块或囊实性病变,边缘光滑,囊性病变,囊壁不规则,无张力,可有气-液平面。继发感染后囊腔大小有变化,但长期不消退。

3)囊腔充满液体时影像似呈肿块状。

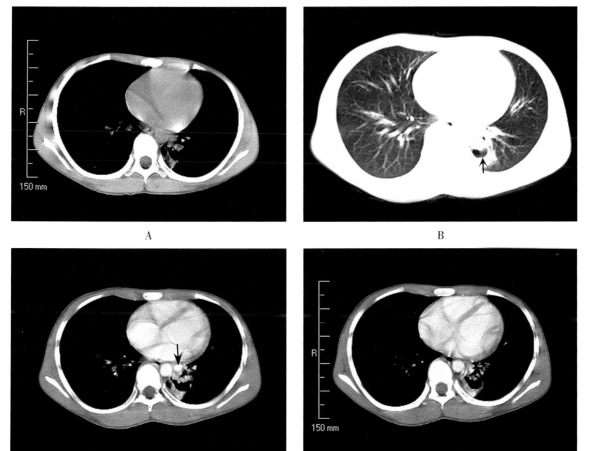

A

B

C

D

图1-2-169　支气管肺隔离症

A.B. 左肺下叶后基底段见一囊实性肿块,其内有气-液平面(↑);

C.D. 增强扫描见肿块前方一异常血管(↑),强化的程度与主动脉相仿。

2.叶外型:以椭圆形分叶状肿块为主,密度较均匀,很少继发感染,常有横膈缺损。

1)增强薄层扫描或CTA和血管造影一样常能发现体循环异常供血,异常血管增强的峰值几乎与主动脉峰值同时出现(图1-2-170)。

2)局部肺野内见增多、增粗的血管结构。

3)病灶周围肺组织内有局限性肺气肿表现。

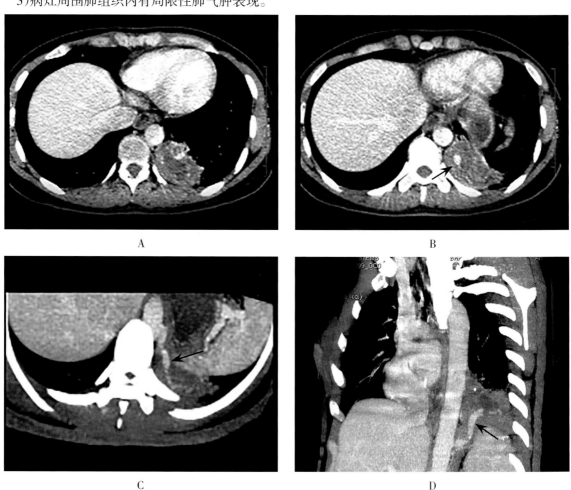

图1-2-170 支气管肺隔离症

A～D. A.B.为增强扫描横断面图像,C.D.为重组图像。增强扫描见左下肺近脊柱旁一类圆形软组织块,边缘欠光滑,密度不均匀,中心密度较低(↑);重组图像可见其供血动脉来自腹主动脉(长↑)。

(九)先天性囊性腺瘤样畸形

先天性囊性腺瘤样畸形(congenital cystic adenomatoid malformation,CCAM)属于先天性肺发育异常,最近国外文献重新命名为先天性肺气道畸形(congenital pulmonary airway malformation,CPAM),根据发生部位和畸形组织与气管、支气管的关系分成五型。本病以1岁以下婴儿多见,男性多于女性。病因为终末呼吸单元的异常增殖,形成多囊状结构。国内根据影像和病理表现分三型:Ⅰ型为单个或多个大囊肿,直径>2 cm;Ⅱ型为多个小囊肿,直径<2 cm;Ⅲ型为大的非囊肿性病变,肿块由多发小囊组成(直径<2 mm)。本病可发生于肺内任何部分,单侧肺占95%,中叶病变相对较少。

【诊断要点】

1.症状和体征:

1)常有羊水过少、胎儿全身水肿史。

2)Ⅱ型、Ⅲ型常并发其他脏器畸形,如婴儿多囊肾、肺发育不全等,后者可与隔离肺混合发生。

3)新生儿期易并发呼吸窘迫和进食困难,稍年长儿童以反复肺部感染为主。

4)本病有时会恶变为间质肉瘤。

2.X线胸片:肺内改变多样。

1)可为单发或多发囊性病变,囊壁薄。

2)巨大囊腔者可占据整个肺野,囊内可有气-液平面,但不一定为感染所致。

3)病变区肺透亮度增加,心脏移位及纵隔肺疝等。

【CT表现】

1.肺内呈大小不等的囊腔和结节样、蜂窝状小囊肿影,部分囊腔周围可见少量实性成分(图1-2-171)。

2.囊腔大小相差悬殊,囊腔不规则,以囊内含气为主,少有液体。也有少数表现为实性肿块。

3.占位效应较强,邻近肺组织含气不良。

4.周围肺实质有浸润并可出现间质改变。

5.本病常由肺动脉供血,与肺隔离症不同。

6.鉴别诊断:

1)大叶性肺气肿:患肺体积膨胀,透亮度增强,其内可见稀疏肺纹理。

2)肺囊肿:通常多位于肺边缘及胸膜下,单囊或多囊,大小不等,囊壁菲薄,囊壁较光整。

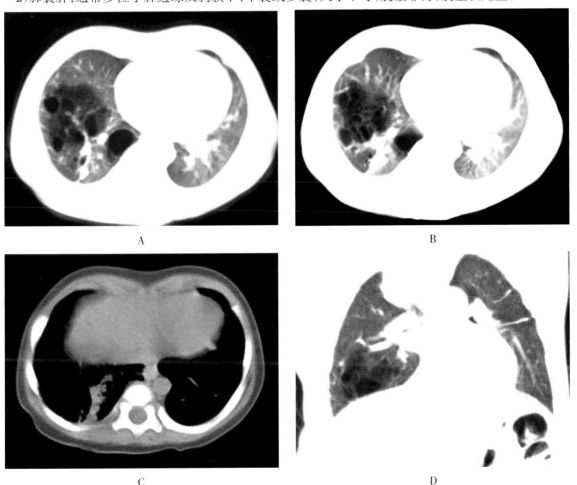

图1-2-171　先天性囊性腺瘤样畸形

A.B.右下肺见大小不等的含气腔;

C.囊腔周围可见少量结节样实性成分;

D.冠状位囊状影显示更清楚。

（十）肺囊肿

肺囊肿（pulmonary cyst）是胚胎发育障碍引起的先天性疾病,可分为支气管源性囊肿和肺实质囊肿。好发于幼儿或青年。可单发或多发,一般囊壁菲薄,与支气管相通可形成液气囊肿或含气囊肿,囊肿破裂可形成气胸。

【诊断要点】

1.症状和体征:

1)症状为咳嗽、咳痰、胸痛等,并发感染可出现发热、咳嗽和咳脓痰。

2)较大的囊肿或囊肿破裂可发生气胸,出现胸闷、气急及呼吸困难等症状。

3)咯血较常见。

2.X线检查:

1)X线胸片:

（1）单发或多发,前者好发于肺下叶,后者可见于肺的一叶、一侧或双侧肺野。

（2）含液囊肿表现为圆形或椭圆形水样密度的阴影,边缘光滑锐利。

（3）若囊肿和支气管相通,形成含气囊肿或气液囊肿。

（4）通常囊壁薄而均匀,有气-液平面,囊肿周围肺组织清晰。感染后囊壁可增厚或发生囊壁纤维化。

（5）有的可发生张力性囊肿,形成纵隔肺疝。

2)支气管造影:有助于观察肺囊肿的部位和支气管发育情况。对比剂一般不进入囊肿内。

【CT表现】

1.肺实质囊肿多位于肺边缘及胸膜下,支气管源性囊肿好发于两肺门及下肺野。

2.单发或多发,单囊或多囊,大小不等,囊壁菲薄,密度均匀。

3.与支气管相通形成气液囊肿或含气囊肿,有时可见气-液平面(图1-2-172)。

4.囊肿大小和形态可随感染而变化,反复感染囊壁显示不规则(图1-2-173)。

5.张力性囊肿可形成纵隔疝,囊肿破裂可发生气胸,也可合并出血。

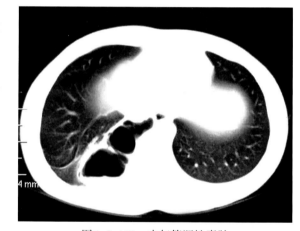

图1-2-172　支气管源性囊肿

右肺下叶一巨大的气液囊肿,囊壁和间隔明显增厚,可见气-液平面。

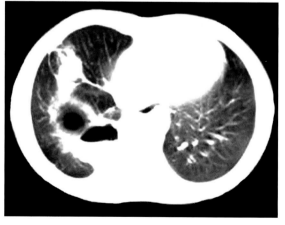

A

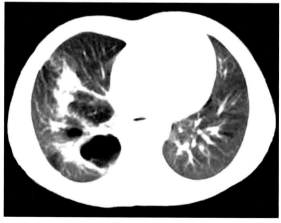

B

图1-2-173　支气管源性囊肿伴感染

A.治疗前,右肺下叶囊肿囊壁明显增厚,其周围炎性病变,近脊柱旁大囊肿与支气管相通形成气液囊肿;

B.治疗后,囊肿周边炎症明显吸收,囊内液体排出后形成2个含气囊肿。

6. 鉴别诊断：

1）肺隔离症：常为囊性、实性或囊实性结构。叶内型好发于两下肺，尤其是左下肺基底段，叶外型好发于椎体旁，均由主动脉及其分支供血。

2）肺包虫囊肿：为圆形或椭圆形囊性肿块，"水上浮莲"为其特征性表现，结合疫区史和血清试验阳性可明确诊断。

3）先天性囊性腺瘤样畸形：主要为细支气管和肺泡发育不良所致。多见于2岁以下小儿，呈多发囊性或囊实性块影，偶尔为一个大的孤立性囊腔，有时难以鉴别。

（十一）复发性多软骨炎

复发性多软骨炎（relapsing polychondritis，RPC）是一种少见的多系统疾病，其特点是反复发生的炎症和软骨组织的破坏。男女均可发病，发病率相仿且好发于中年人。约50%的患者可出现气道受累，上气道塌陷率为20%，上、下气道软骨均可累及。

【诊断要点】

1. 症状和体征：

1）临床表现因受累部位不同而异，轻者仅表现为耳郭炎、关节炎和/或眼炎；重者可引起严重并发症，如气道塌陷或阻塞、耳聋、视力丧失、主动脉及其他大血管动脉瘤、心律失常、心力衰竭或肾功能不全。

2）喉部受累可引起声门狭窄，表现为声音嘶哑、咳嗽、发声困难、喘息、哮鸣、呼吸困难、窒息和颈前部压痛。

3）气管和主支气管受累可能为隐匿性，症状为干咳、呼吸困难和喘息，常误诊为支气管哮喘，甚至可能发展为呼吸衰竭甚至呼吸窘迫等。

2. X线检查：气管管腔可见狭窄。

【CT表现】

1. 气管、支气管管腔狭窄、变形，狭窄范围较广泛（图1-2-174、图1-2-175）。

2. 病变处气管、支气管软骨钙化和管壁增厚。

3. 肺内常合并有继发肺气肿、肺感染或肺间质性改变（图1-2-176）。

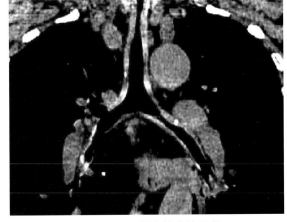

图1-2-174 复发性多软骨炎

CT冠状位重组示气管及左主支气管管壁可见增厚，并有局部管壁钙化，管腔狭窄。

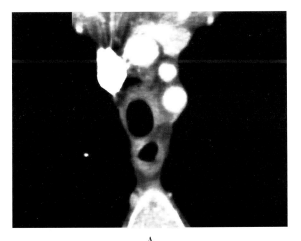

A

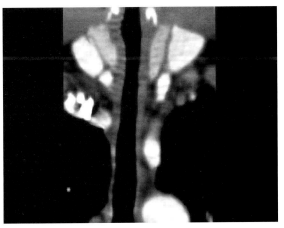

B

图1-2-175 复发性多软骨炎

A.增强扫描轴位见气管管壁增厚，前壁为著，增强后可见呈轻度强化；

B.冠状位见其管壁弥漫性不均匀性增厚，增强后呈轻度强化。

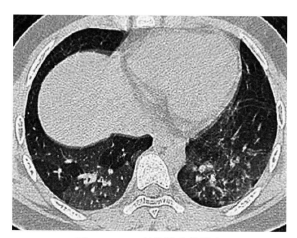

图1-2-176　复发性多软骨炎

CT平扫示继发性右肺下叶局限性肺气肿改变。

（十二）支气管扩张

支气管扩张（bronchiectasis）可分为先天性和后天性两种，前者甚少见。后天性扩张多为肺部感染和支气管阻塞性病变等导致支气管壁的破坏所致，好发于两下肺。HRCT对支气管扩张有极高的诊断价值，其诊断敏感性可达96%，可以替代支气管造影，根据形态特点可分为囊状、柱状和静脉曲张状支气管扩张。

【诊断要点】

1.症状和体征：

1)病程多呈慢性经过，多见于小儿和老年人，多源于童年时麻疹、百日咳后的支气管炎和支气管肺炎或继发于肺内纤维化病灶对支气管的牵拉。

2)以咳嗽、咳大量脓性痰和反复咯血为主要症状。

3)常有呼吸道感染，可有杵状指。

4)肺部反复感染可引起全身中毒症状，如发热、乏力、消瘦、贫血等。

2.X线检查：

1)X线胸片：

(1)早期轻度扩张的患者可无异常发现。

(2)扩张而含气或含分泌物的支气管呈不规则管状透明影、杵状致密影及蜂窝样透亮区，为直接征象，部分可见气-液平面。

(3)肺纹理增多、紊乱或呈网状。也可见肺内炎症和肺不张。

2)支气管造影：可显示扩张支气管的分布范围、形态及支气管发育情况。鉴于造影技术有一定的难度和风险性，目前几乎被HRCT所替代。

【CT表现】

1.囊状扩张：含气支气管呈囊状扩大，成簇的囊状扩张可形成蜂窝状，囊壁光滑。若扩张的支气管管径大于伴行的肺动脉管径，则形成特征性的"印戒征"（图1-2-177）。

2.柱状扩张：扩张的支气管呈柱状或管状，管壁增厚。当扩张的支气管与扫描平面平行时，常表现为分支状的"轨道征"（图1-2-178）。

3.静脉曲张状扩张：扩张的管腔粗细不均匀，呈蚯蚓状迂曲，与柱状扩张相类似（图1-2-179）。

4.伴随征象：如支气管黏液栓、肺不张及肺部感染等，前者CT上呈棒状或结节状高密度影（图1-2-180）。

5.鉴别诊断：

1)肺大疱：壁薄如丝，腔内无气-液平面，邻近肺组织常有肺气肿。

2)蜂窝肺:为慢性肺部疾病的晚期表现,呈圆形薄壁囊状影,为弥漫性分布,多见于两下肺叶,鉴别不难。

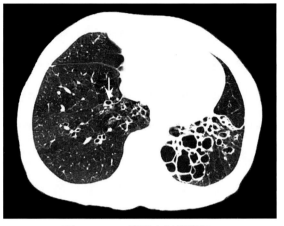

图1-2-177　囊状支气管扩张

HRCT见两肺下叶多发大小不等的囊状病变,呈蜂窝状改变,最大的囊直径为1.3 cm,囊壁较薄,且见"印戒征"(↑)。

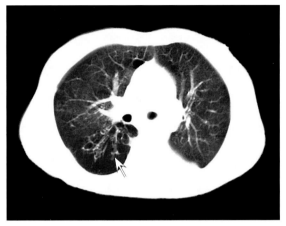

图1-2-178　柱状支气管扩张

CT平扫见右肺下叶背段支气管扩张呈管状,少数呈囊状扩大和支气管黏液栓(↑)。

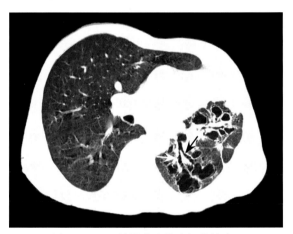

图1-2-179　静脉曲张状支气管扩张

HRCT见左肺下叶支气管呈典型的静脉曲张状(↑)及囊状扩张。

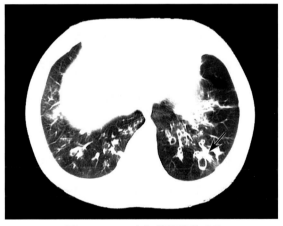

图1-2-180　支气管扩张伴感染

CT平扫见左肺下叶支气管多呈囊状扩张,囊腔内有气-液平面,并见柱状高密度黏液栓(↑),两肺炎性及纤维化病变。

(十三)肺不发育和发育不全

肺不发育和发育不全(pulmonary aplasia and hypoplasis)是一种肺组织、支气管、肺血管发育异常的先天畸形,较为少见。发生在胚胎第4周或第5周,发生率为0.003 4%~0.009 7%。本病常合并骨骼、胸壁及同侧面部畸形,并常与主动脉弓的发育异常相关。

【诊断要点】

1. 根据Schneider分类可分为3类:

1)肺缺如:缺少一侧肺,甚至双侧肺,无支气管血管供应或肺实质迹象。

2)肺不发育:只残留盲端支气管而没有血管和肺实质。

3)肺发育不全:肺的形态变化不大,但气道、血管和肺泡的体积变小、数量减少,常累及全肺。

2. 双侧肺缺如或肺不发育,出生后为死胎;一侧肺缺如或肺不发育及肺发育不全,可有或无临床症状,最常见的为出生后早期发生呼吸窘迫或反复肺部感染等,可发生气胸和肺气肿等并发症,也可无临床症状,为体检时偶然发现。

3. 超过50%的肺缺如或肺不发育的患儿合并先天性心血管畸形(最常见者为动脉导管未闭、卵圆孔未闭)、胃肠道畸形、骨骼或生殖泌尿系统畸形。肺发育不全也可合并上述畸形,并且肺发育不全多为直接或间接影响胸廓肺发育空间的疾病所致,最常见者为先天性膈疝。

【CT表现】

1. 肺缺如:患侧肺组织完全缺如,患侧肺血管缺如,气道重组如MinIP及VR可显示肺缺如患侧支气管完全缺如(图1-2-181、图1-2-182)。

2. 肺不发育:可显示患侧支气管呈盲端样结构(图1-2-183)。

3. 肺发育不全:患侧肺体积减小,支气管形态可改变或管径变细,患侧肺血管狭窄或缺如。

4. 鉴别诊断:

1)痰栓堵塞:显示一侧肺组织呈大片致密影,其患侧支气管近段痰液堵塞,而远端支气管分支仍存在,虽然纵隔也会向患侧胸腔移位,但其肺动脉及肺静脉分支正常,当痰栓排出,炎症吸收后,一侧性肺不张可恢复正常。

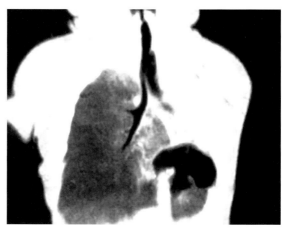

图1-2-181　左肺缺如

MIP冠状面示左主支气管缺如,左侧胸廓较右侧稍小,左侧胸廓大片状高密度区,纵隔疝入左侧胸腔,且见左膈疝。

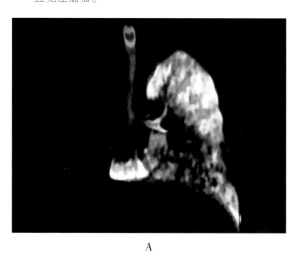
A

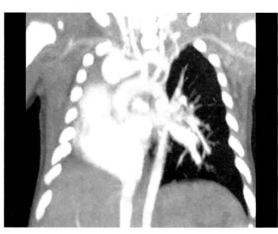
B

图1-2-182　右肺缺如

A. VR示右主支气管缺如;

B. MIP冠状面示右侧胸腔内高密度纵隔及血管,右肺动脉及右肺静脉缺如。心脏及大血管位于右侧胸腔,左肺静脉异位引流至上腔静脉。

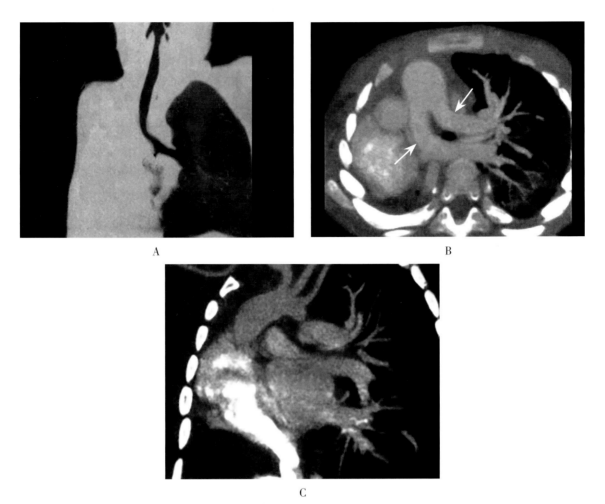

图1-2-183 右肺不发育

A. MIP冠状面示右主支气管呈盲端样改变；

B.C. 横断面图像及MIP示右侧胸腔内高密度纵隔及血管,右肺动脉缺如及2支左肺动脉(↑)。

2)大叶性肺炎:显示一侧肺组织单个肺叶或全肺呈致密阴影,但纵隔不会向患侧移位,增强CT并图像后重组可显示患侧支气管、肺血管发育均正常,近期治疗后随访可见肺炎吸收,肺野恢复正常。

3)严重的纤维化胸膜炎:显示一侧或双侧肺野大片模糊影,但CT可显示广泛胸膜增厚及患侧肺血管正常,易与本病相鉴别。

4)一侧全肺组织切除:在CT上可与肺缺如及肺不发育相似,但其手术病史、体表手术瘢痕及部分肋骨缺如可为鉴别诊断提供线索。

(十四)白塞病

白塞病(Behcet's disease,BD)为一种慢性、进行性多系统受累的炎症性疾病。常见临床表现为反复的口腔、生殖器溃疡和眼部病变(色素膜炎、葡萄膜炎)"三联征"。其他系统受累表现为皮肤病损(结节或小脓疱)、关节滑囊炎、脑膜炎、大血管(主动脉、肺动脉)、心脏和肺脏亦常受累。BD肺部病变表现多样复杂,发生率为7.4%~15.2%,缺乏特征性临床改变,易误诊、漏诊,且合并肺损伤有较高的病死率。

【诊断要点】

1.白塞病肺部病变的病理基础是肺血管炎,可累及各种管径的动脉和静脉,其中最易受累的是大、中动脉。肺动静脉内多发血栓形成,导致肺血管局部狭窄或闭塞,肺循环阻力增加,最终导致肺血管结构的破坏。

2.肺动脉瘤(PAA)和肺动脉血栓(PTE)是BD患者肺血管受累的两种主要类型,并且见相关的临床

135

表现。

3.另外,肺部X现检查可观察到实质病变,如磨玻璃样混浊、结节、实变和空洞。

【CT表现】

1.肺动脉瘤:是白塞病肺损伤的特征性表现,平扫CT上肺动脉瘤呈圆形或梭形结节,增强扫描后与肺动脉强化一致或略有延迟,可合并瘤内附壁血栓及肺栓塞(图1-2-184、图1-2-186)。

2.腔静脉血栓形成:血栓性静脉炎造成外周静脉大量血栓形成,表现为腔静脉内低密度充盈缺损、无强化,腔静脉狭窄、闭塞,狭窄段周围可形成丰富的侧支循环。

3.心腔内可出现占位灶,最常见的是血栓,多为腔静脉血栓脱落所致,故多数发生于右心腔。

4.肺动脉栓塞:是白塞病肺损伤的另一个特征性表现,常与肺动脉瘤和腔静脉血栓形成并存,还能观察到肺动脉增粗、右心室肥厚等肺动脉高压征象。

5.肺实质病变:由于肺动脉、肺静脉的病变,可导致肺灌注不良、肺梗死、灶性或弥漫性出血、局限性肺不张、肺气肿、支气管炎、胸膜炎、胸腔积液、肺部间质性改变和阻塞性肺疾病等相应的影像学表现。CT可表现为"马赛克征"、多发小结节、肺野透亮度不均匀、大片状或楔形实变、网格状改变、胸腔及心包积液等(图1-2-184C、图1-2-185C)。

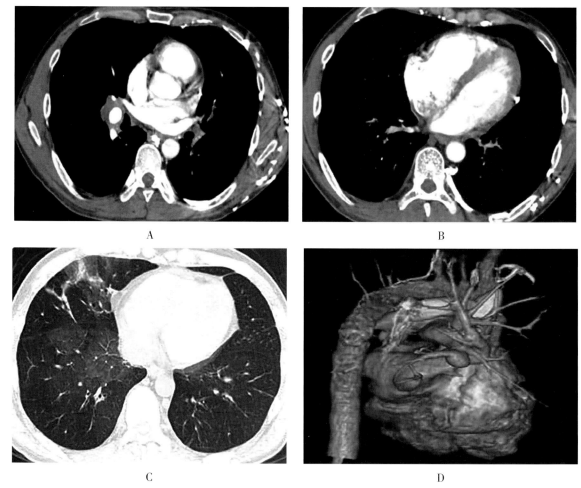

A

B

C

D

图1-2-184 白塞病

A.CTPA示右肺下叶肺动脉瘤样扩张和血栓形成;

B.双侧下叶肺动脉闭塞;

C.肺窗示右中下叶实变和磨玻璃样病变;

D.VR示右肺下叶动脉瘤。

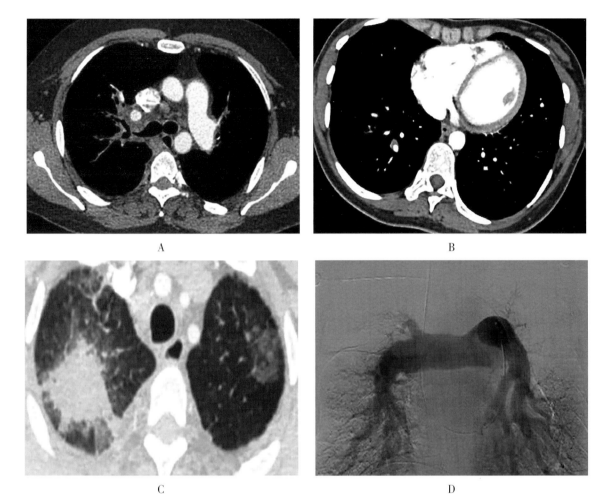

A

B

C

D

图 1-2-185　白塞病

A. CTPA 示右上叶肺动脉壁增厚, 左上叶肺动脉闭塞;

B. 右下叶节段性肺动脉动脉瘤伴壁血栓形成;

C. 肺窗显示右肺上叶肿块和双上肺磨玻璃样病灶;

D. 选择性肺动脉造影显示双侧上叶肺动脉闭塞。

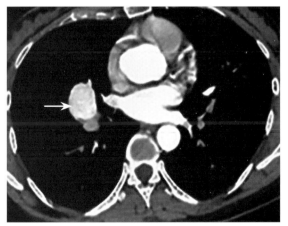

图 1-2-186　白塞病

增强扫描示右肺门处单发肺动脉瘤(↑), 无附壁血栓。

（十五）弯刀综合征

弯刀综合征（scimitar syndrome）又称血管肺叶症候群,是一种罕见的先天性肺血管畸形。最常见的特征是右下肺静脉汇入下腔静脉,且常伴右肺发育不良,男女发病之比约为1：1.4。由于异常的肺静脉在胸片上常表现为从右肺中部通向基底部的弯曲状异常结构,颇似古代武士佩戴的弯刀,所以该静脉也被形象地称为弯刀静脉,故因此得名。

【诊断要点】

1. 弯刀综合征涉及一个或多个肺叶的发育不全,通常是右肺的上肺叶和中肺叶。有时,受影响的肺可能是单裂而无叶裂,也可能是双裂而无水平裂,很少出现马蹄形肺。这些肺异常对于将弯刀综合征与单纯肺发育不全和孤立的部分异常肺静脉回流区分开很重要。

2. 大约1/4的受影响个体具有房间隔缺损的窦房静脉相关类型：腹侧室间隔缺损、动脉导管未闭、主动脉缩窄、法洛四联症、双室右心室、左心房发育不全、心脏和心内膜垫的缺陷等。

3. 弯刀综合征的分型：婴儿型患者的症状严重,肺动脉高压和心力衰竭的发生率更高,大多数有心脏异常,最常见的是ASD和VSD,弯刀静脉造成的左右分流很大；青春期型患者的临床症状主要取决于肺发育不全的程度,并且通常表现为喘息、呼吸急促、疲劳和无法存活；成人型弯刀综合征是偶然诊断出来的,因为大多数是无症状的,通常没有相关的心脏异常,并且从左到右的分流微不足道。

4. X线胸片：

1）右胸廓小,右肺发育差。

2）心脏右旋。

3）右心缘"弯刀状"弧形影。

4）右下肺团块影。

【CT表现】

典型的CT表现为心脏位置的右移,右肺静脉引流入下腔静脉；变异的弯刀综合征表现为弯刀静脉引流部位可为右心房、上腔静脉、门静脉、肝静脉或奇静脉等（图1-2-187）。

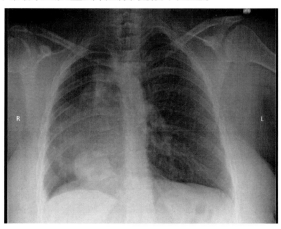

A

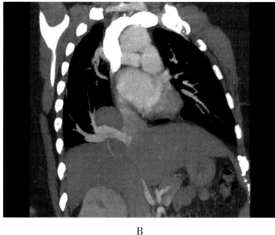

B

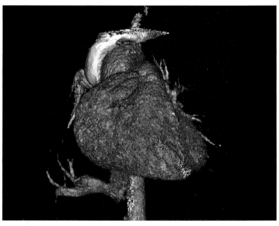

C

图1-2-187 弯刀综合征

A. 胸部X片显示弯刀征象,右心、右肺发育不良和右下肺底边界清楚的肿块；

B.C. CT动脉造影MPR及VR显示右下肺静脉汇入下腔静脉。

（十六）先天性肺淋巴管扩张症

先天性肺淋巴管扩张症（congenital pulmonary lymphangiectasia，CPL）多见于婴幼儿，可引起新生儿呼吸窘迫综合征。先天性肺淋巴管扩张症多合并有先天性心脏疾病，因先天性心脏疾病致使肺静脉回流受阻引起肺内淋巴管扩张，致死率高。

【诊断要点】

1. 症状和体征：

1）早发型：多见于新生儿，表现为难治性呼吸困难、青紫，患者常短期死亡。少数存活者随时间推移，特别是在1岁以后气促、肺部感染和呼吸困难等症状会减轻。

2）晚发型：多见于儿童。

3）根据病变在肺野分布的范围又可分为弥漫性和局限性。

2. X线胸片：肺纹理增多、增粗，两肺野透亮度减低，呈磨玻璃样改变，其内见网状和结节状密度增高影。可伴有胸腔积液。

【CT表现】

高分辨CT可清楚显示肺内弥漫性光滑的小叶间隔增厚和扩张的淋巴管呈囊状改变，支气管血管束增粗，胸腔积液，增强后部分可见心脏发育异常（图1-2-188）。

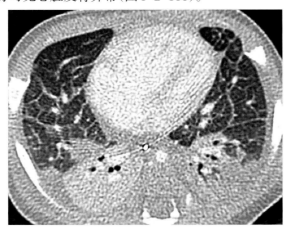

图1-2-188　先天性肺淋巴管扩张症
双肺内可见散在小叶间隔增厚，双侧胸腔积液和肺不张。

（十七）肺不张

肺不张（atelectasis）系肺泡部分或完全萎缩，不能充气膨胀。可分先天性肺不张和获得性肺不张两类，前者多见于未成熟儿，后者常见原因为支气管阻塞和肺外压迫等。CT的价值在于明确肺不张的病因，发现轻微隐匿性或特殊类型肺不张。

【诊断要点】

1. 症状和体征：

1）先天性肺不张的患儿，多有不同程度的呼吸困难或发绀，重症者可发生死亡。

2）获得性肺不张，临床症状取决于肺不张的病因、程度和范围。

3）发病缓慢可无症状，急性阻塞性大面积肺不张可发生胸闷、气急及发绀等症状。

4）支气管阻塞性或外压性肺不张待阻塞或压迫原因去除后，不张的肺可重新充气张开，临床症状可有所改善。

2. X线检查：

1）X线胸片：肺不张共同征象表现为不张肺体积缩小，密度增高，纹理聚拢，叶间裂和肺门移位；邻近肺叶代偿性气肿等。其中以叶间裂和肺门移位及肺纹聚拢最有诊断价值。不同肺叶的肺不张均有各自的典型表现。

2)高电压(千伏)摄片:适用于显示被心缘遮盖的左肺下叶肺不张,同时显示肺门肿块和部分大支气管阻塞的部位。

【CT表现】

1.CT扫描可显示肺不张的部位、范围及与邻近肺野、肺门、纵隔和胸壁的关系,有助于区别阻塞性或非阻塞性肺不张。

2.肺不张的共同表现:不张的肺组织密度增高,体积缩小,边缘锐利,增强后有强化,邻近肺代偿性气肿,纵隔和肺门血管的移位等。

3.各肺叶不张的不同表现:

1)右上叶肺不张:在右肺上叶支气管层面,右侧纵隔旁,缩小的肺叶呈三角形或楔形软组织密度影,尖端指向肺门(图1-2-189)。

2)右中叶肺不张:在中间段支气管层面,右心缘旁,表现为尖端向内的三角形软组织密度影,一般不引起纵隔、肺门移位(图1-2-190)。

3)左上叶肺不张:在隆突以上层面,不张的左上叶底边与前胸壁相连,尖端指向肺门的楔形或三角形软组织密度影(图1-2-191、图1-2-192)。

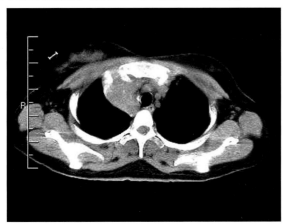

图1-2-189 右肺上叶肺不张

右上肺收缩呈类三角形,尖端指向肺门。

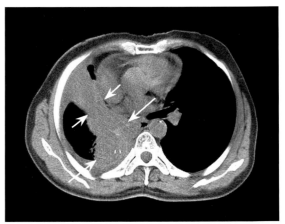

图1-2-190 右肺中叶肺不张

右中叶肺呈宽带状软组织影,底边紧贴胸膜下(↑),为右下肺癌压迫所致(长↑),同侧胸膜显示增厚。

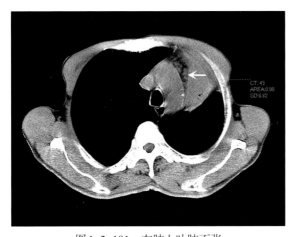

图1-2-191 左肺上叶肺不张

左上叶肺呈楔形改变,底边与前胸壁相连,尖端指向肺门,主动脉弓与不张肺之间见多枚淋巴结(↑)。

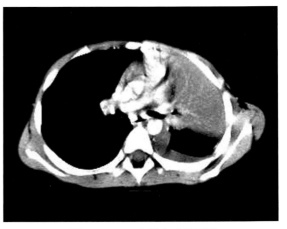

图1-2-192 左肺上叶肺不张

增强扫描左上叶不张肺显示强化,其内见强化的血管影,另见左侧胸腔积液。

4）两肺下叶肺不张：两肺下叶肺不张表现相似，为脊柱旁的三角形软组织密度影，尖端指向肺门，同时患侧肺门下移、膈肌升高（图1-2-193、图1-2-194）。

5）球形肺不张：球形肺不张好发于两肺下叶后基底段，呈圆形或类圆形肿块，其内可见"空气支气管征"和扭曲的血管影，邻近胸膜常有肥厚或胸腔积液。

4. 鉴别诊断：球形肺不张是一种非节段性肺不张，与胸腔积液后胸膜瘢痕粘连有关。术前诊断困难，易被误诊为肺癌或结核球。肺癌常呈分叶，有短细毛刺和"胸膜凹陷征"；结核球密度不均匀，有典型的钙化特征，灶周有卫星灶，好发于上叶尖后段和下叶背段，因此鉴别不难。

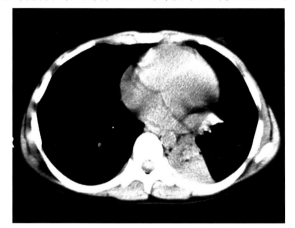 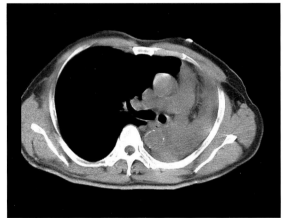

图1-2-193　左肺下叶肺不张

左侧脊柱旁三角形软组织密度影，尖端指向肺门。

图1-2-194　左肺不张

左肺明显收缩呈均匀性密度增高，纵隔及大血管明显左移。

（金　晶　胡克非　朱广辉　袁怀平　倪良平　陈　穹）

第三节　纵隔疾病

纵隔（mediastinum）的正常影像解剖前面已叙述。纵隔病变包括起源于纵隔和/或累及纵隔内结构的病变。纵隔内各组织器官所产生的各种肿瘤、瘤样病变及先天性异常大多表现为肿块。

纵隔病变的定性诊断与其发生的解剖部位有密切关系：①前纵隔病变绝大多数来自胸腺和淋巴组织，以胸腺瘤和生殖细胞瘤多见，少见病变纵隔脂肪沉积和脂肪性肿瘤。②中纵隔病变大多为增大的淋巴结或胚胎前肠畸形。③后纵隔绝大多数为神经源性肿瘤和胃肠源性囊肿，少见病变还有脊膜膨出、膈疝、髓外造血等。④病原微生物感染纵隔可致纵隔炎、纵隔脓肿，纵隔内气体积聚引起纵隔气肿。

全身许多脏器的原发性恶性肿瘤均可转移到纵隔，引起单发或多发纵隔淋巴结增大。常见为支气管肺癌，其次为乳腺癌和上消化道、前列腺、骨、肾等部位的原发恶性肿瘤。多为淋巴结转移，其次为直接侵犯。淋巴结增大顺序和淋巴结的引流途径相关。纵隔内增大淋巴结呈单发或多发的圆形、类圆形软组织影，直径常>2 cm，融合成团、边界清楚。增强扫描可有轻度均匀、不均匀强化或环状强化。纵隔转移淋巴结多发生在中纵隔，以气管旁、隆突下和气管分叉区多见，前纵隔淋巴结转移多为乳腺癌、肝癌转移，后纵隔淋巴结转移少见。

一、前纵隔病变

（一）胸腺增生

胸腺增生（thymic hyperplasia）是指增大的胸腺超过正常年龄组的标准，一般指其体积超过正常值的

50%。本病多见于婴幼儿,少见于成人。胸腺增生有两种不同的组织类型:真性胸腺增生和淋巴性胸腺增生。前者累及皮质和髓质,表现为弥漫和对称性腺体增大,但保持正常的胸腺结构和免疫组化特点,常见于肿瘤放化疗后;后者常见于重症肌无力(ML),也称自身免疫性"胸腺炎",较真性胸腺增生多见,胸腺的大小和质量正常,但髓质扩张,皮质受损。胸腺体积也可稍增大。

【诊断要点】

1.症状和体征:

1)临床常无症状,有时在其他疾病检查时被发现。

2)当胸腺增生压迫血管和气管时,患者可有胸痛、心悸、气促、呼吸困难等症状。

3)继发于特发性甲状腺肥大、突眼性甲状腺肿、甲状腺毒症、肢端肥大症和红细胞发育不全的胸腺增生,以原发病的症状为主。

2.MRI检查:可鉴别是化疗后反应性胸腺增生还是肿瘤复发,一般反应性胸腺增生具有正常胸腺信号。

【CT表现】

1.真性胸腺增生表现为胸腺弥漫性增大,两缘对称,呈光滑不分叶的外形,但形态、CT值仍维持正常(图1-3-1)。

2.淋巴性胸腺增生的胸腺大小多正常,如有增大则可表现为弥漫性增大,使原略内陷的外缘变为隆突;有的则出现局灶性结节或大小达到5 cm的肿块(图1-3-2)。

3.少数胸腺增生也可呈散在的胸腺肿块,则与胸腺瘤难以区别。

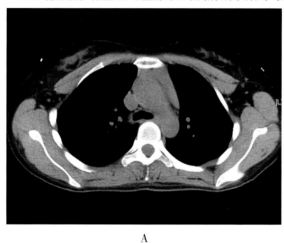
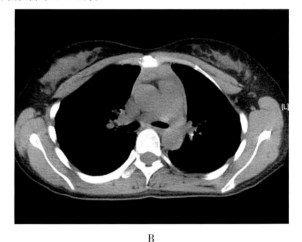

A   B

图1-3-1　胸腺增生

A.B.女,46岁,重症肌无力患者。CT平扫见前纵隔内胸腺弥漫性增大,两缘对称,形态正常。

4.鉴别诊断:

1)淋巴瘤和胸腺瘤致胸腺增大常有胸腺形态不规则,密度与正常胸腺有差异,淋巴瘤常有纵隔淋巴结增大。

2)胸腺组织细胞增生症X线检查除伴发有肺内病变以外,纵隔内肿块可很大,在CT上可见小斑点状钙化及空洞。

3)在鉴别困难时可行激素试验治疗,胸腺增生在用药1周后大多能缩小。

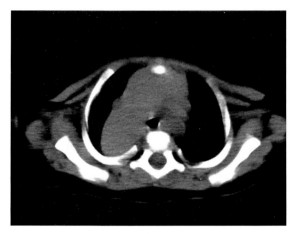 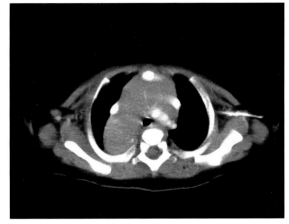

A   B

图1-3-2　胸腺增生

A.男,3个月,CT平扫见胸腺体积明显增大,向右侧胸腔凸出,呈软组织密度;
B.增强扫描示胸腺均匀强化。

(二)胸腺囊肿

　　胸腺囊肿(thymic cyst)约占所有纵隔肿物的1%,占前纵隔肿物的3%,多为先天性,可发生于胚胎时期胸腺下降到前纵隔的任何部位,以前上纵隔最多,也可见于颈部。可能为胸腺咽管闭锁不全或Hassall小体变性所致;颈部胸腺囊肿多见于儿童及青少年,纵隔内胸腺囊肿多见于30~60岁。病理上胸腺囊肿为灰色不均质囊性肿物,囊内可见淡黄色液体或绿色胶样物及钙化,囊壁上有胸腺组织为主要病理特征。胸腺囊肿可为单房或多房囊肿,单房多位于颈部,以先天性为主;多房多见于纵隔,先天性或后天性均可,后天获得性胸腺囊肿多与炎症相关。

　　【诊断要点】

　　1.症状和体征:

　　1)患者常无任何症状,大部分为影像学检查偶然发现,亦有因意外发现颈部肿物就诊。

　　2)病变压迫颈部及纵隔重要器官时可出现症状。

　　(1)气管或食管受压症状:可出现胸闷、呼吸困难,吞咽哽噎感。

　　(2)神经症状:声音嘶哑,一侧膈肌升高等。

　　3)胸腺囊肿可伴发胸腺癌、胸腺瘤或自身免疫性疾病(如重症肌无力、干燥综合征等),此时可出现伴发疾病的临床表现。

　　2.X线胸片:前纵隔类圆形轮廓清晰、密度均匀的肿块,瘤体较大时,正位胸片可见病变向纵隔侧缘凸出,瘤体较小时不凸出,正位胸片不能发现病变,侧位胸片有助于诊断。

　　【CT表现】

　　1.前上纵隔类圆形或分叶状囊性病灶,囊内呈均匀水样密度,壁薄而光滑,边界清晰锐利,少数患者可见分隔(图1-3-3、图1-3-4)。

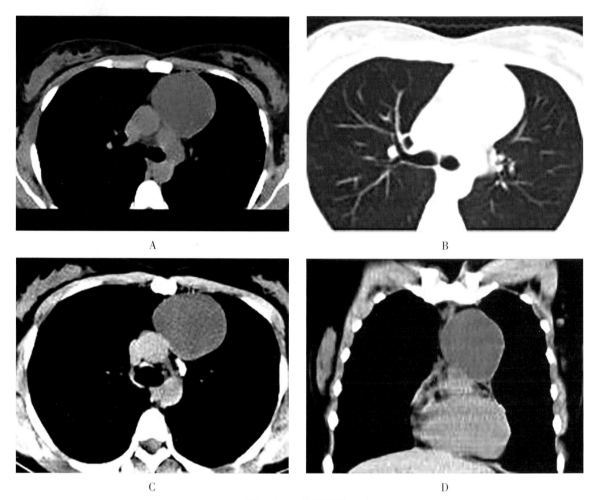

A

B

C

D

图1-3-3 胸腺囊肿

A. CT平扫左前上纵隔见类圆形肿块,壁菲薄,边缘清楚,其内密度均匀,呈水样密度表现;

B. 肿块位于纵隔内,瘤肺界面清晰;

C.D. 增强扫描病变未见强化征象,部分层面与主动脉脂肪间隙显示不清。

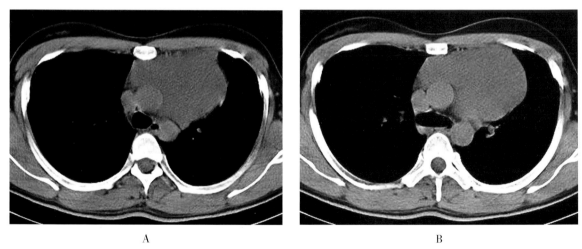

A

B

图1-3-4 胸腺囊肿

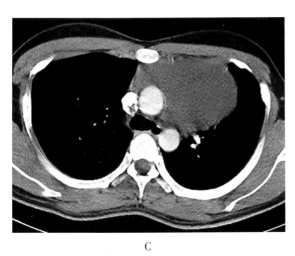

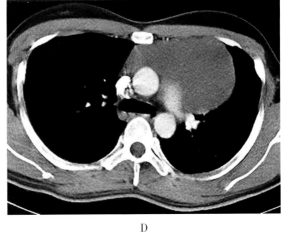

C   D

图1-3-4 胸腺囊肿(续)

A.B. CT平扫左前上纵隔见较大囊性肿块,壁菲薄,边缘清楚,内部密度较均匀,病变前缘与胸壁间脂肪间隙显示不清,后缘呈"伪足样"塑形生长,部分包绕纵隔内大血管,与大血管间脂肪间隙显示不清;

    C.D. 增强扫描肿块未见强化征象。

2. 伴有囊壁钙化时,可为小灶性、弧线形钙化,偶尔可为环样钙化。

3. 囊内容物蛋白含量高或伴有出血时,囊肿密度增高,可误诊为实性肿块;囊液内胆固醇结晶呈脂肪密度。增强扫描病灶不强化,极少数患者囊壁有小结节或局部增厚,为残存胸腺组织(图1-3-5)。

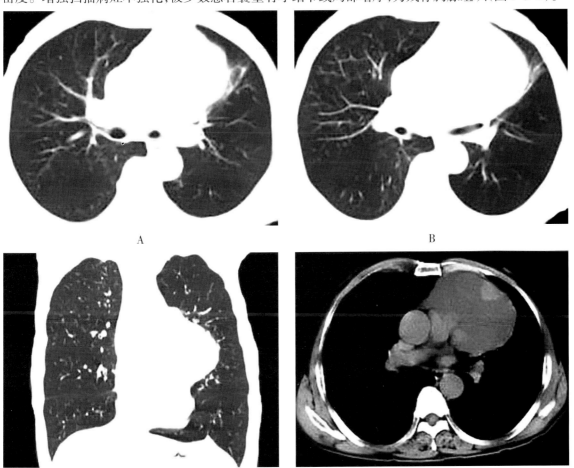

A   B

C   D

图1-3-5 胸腺囊肿(多房性)

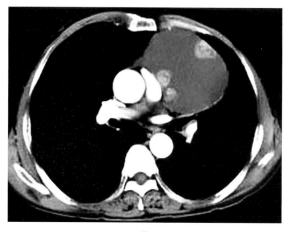
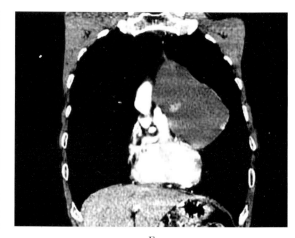

E   F

图1-3-5 胸腺囊肿(多房性)(续)

A～C.CT平扫示肺窗显示瘤肺界面清晰,由于肿块较大,邻近肺组织受压部分实性变;

D.纵隔窗显示左前上纵隔较大类圆形肿块,内部以低密度为主,边缘部见部分等密度壁结节,肿块与纵隔大血管间脂肪间隙显示不清;

E.F.增强扫描肿块内低密度区无强化,部分边缘可见线样薄壁强化,壁结节呈中等度稍欠均匀强化,边缘清晰。

4.先天性囊肿可为单房或多房,多位于颈部胸腺移行区或胸骨后,椭圆形均匀水样密度,囊壁菲薄均匀,几乎不显示,无邻近结构浸润。

5.后天获得性囊肿囊壁较厚,囊内密度较高,可均匀或不均匀,尤其是囊内出血或有胆固醇结晶时,密度不均匀,增强扫描囊壁轻度强化,囊内容物不强化。

6.极少数胸腺囊肿可异位发生(图1-3-6)。

7.鉴别诊断:

1)胸腺瘤囊性变:一般以实性成分为主,囊壁厚而不规则,增强扫描实性部分可有轻度不均匀强化,罕见情况下肿瘤以囊性为主,实性部分难以辨认,与胸腺囊肿不易区分。

2)皮样囊肿:该病也好发于前上纵隔,且同样多数为薄壁囊肿,但皮样囊肿内可有脂肪成分、钙化或牙齿样结构,多位于胸腺结构旁。

3)甲状腺囊肿:发生于胸骨后甲状腺下部边缘的囊肿,一般在多平面重组时比较容易明确囊肿与甲状腺的关系,鉴别比较容易。

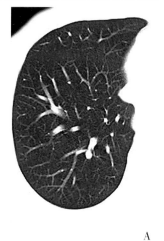
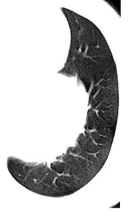
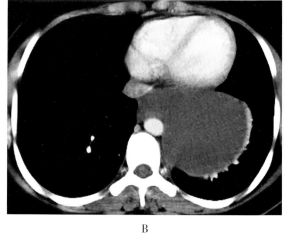

A   B

图1-3-6 异位胸腺囊肿

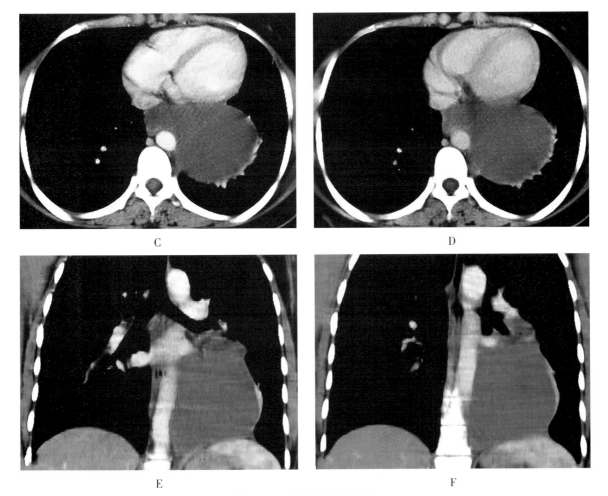

C
D
E
F

图1-3-6　异位胸腺囊肿(续)
A. CT平扫示左侧后下纵隔椭圆形肿块,边缘清楚,瘤肺界面清晰;
B. 病变向心后间隙内延伸,边缘清楚,内部密度均匀;
C~F. 增强扫描肿块未见强化征象。

其他可能出现于前上纵隔的囊性肿块还有囊状淋巴管瘤、支气管囊肿与心包囊肿,这些病变各有其好发部位,如发生于前上纵隔应位于胸腺结构侧缘,对于胸腺已完全退化的病例,则术前鉴别困难。

(三)胸腺瘤

胸腺瘤(thymoma)居原发纵隔肿瘤的第三位,占纵隔肿瘤的15%~20%。可发生于任何年龄组,以40~50岁最常见,无性别差异。胸腺瘤起源于胸腺上皮细胞,多位于前纵隔,少数可发生于后纵隔或纵隔外,如颈部、胸膜和肺内。可分为两类:第一类是包膜完整、周围结构无浸润的非侵袭性胸腺瘤;第二类是大体及镜下包膜浸润,可侵犯胸膜、心包和纵隔其他结构的侵袭性胸腺瘤。

【诊断要点】

1. 症状和体征:
1)早期常无症状,有时在其他疾病检查时被发现。
2)晚期因压迫或侵犯纵隔内重要器官而出现症状。
(1)上腔静脉受压征象:颜面部水肿和上腔静脉扩张等。
(2)气管及食管受压症状:气促、干咳、吞咽困难。
(3)神经症状:声音嘶哑、膈肌麻痹及一侧肢体无汗等。
2. 并发症:胸腺瘤30%合并重症肌无力。少数可合并再生障碍性贫血、低丙种球蛋白血症及系统性红斑狼疮等。

3. X线胸片：

1)胸腺瘤多位于前纵隔中部,贴近心底部,向一侧凸出。

2)形态多变,通常呈圆形、椭圆形,略呈分叶状。

3)少数特殊形态的胸腺瘤可近似三角形,类似于肺不张和胸膜增厚。

【CT表现】

1. 平扫见前纵隔大血管前方实性或囊性肿块,与大血管界面较平直。少数胸腺瘤可伸展至叶间裂,类似肺内肿块。

2. 肿瘤包膜完整者,其边缘光滑,实质密度均匀(图1-3-7A)。

3. 瘤体易发生出血、坏死和囊变。完全囊变者称胸腺囊肿,囊内容物CT值接近于水(图1-3-8)。侵袭性及非侵袭性胸腺瘤均可见斑点状钙化。

4. 胸腺瘤增强时常呈不均匀强化(图1-3-7B)。胸腺囊肿增强时呈薄壁环状强化。

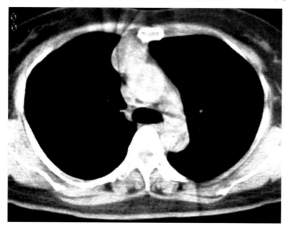
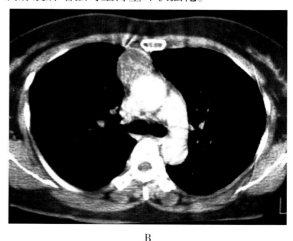

A   B

图1-3-7　胸腺瘤

A. CT平扫见右前上纵隔、升主动脉前方软组织肿块,边缘清楚;

B. 增强扫描见肿块实质不均匀强化,包膜完整。

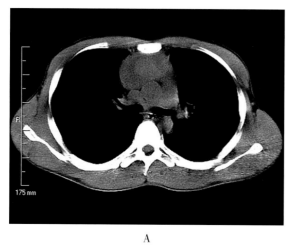
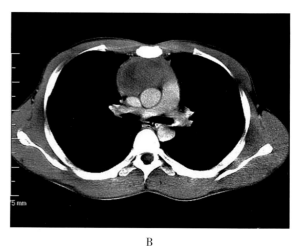

A   B

图1-3-8　胸腺瘤

A. CT平扫见前上纵隔囊实性肿块;

B. 增强扫描肿物位于大血管起始部,与大血管界面较平直,实质区轻度强化。

5. 侵袭性胸腺瘤约占15%,其密度不均匀,边缘不规则,易穿破包膜,周围脂肪界面消失。常易侵犯胸骨、心包、胸膜和肺(图1-3-9)。侵犯胸膜则类似胸膜间皮瘤,侵犯肺时类似肺炎样改变。

第一章　胸部

6.鉴别诊断:

1)胸腺肥大:常无症状,CT图像上呈梭形,肿块边缘较平直,X线胸片上多呈风帆状。

2)胸腺增生:一般年龄较小,可为单侧或双侧,呈弥漫性增大,但外形仍保持三角形。

3)畸胎瘤:位置较胸腺瘤低,瘤内常有脂肪密度和骨骼样密度。

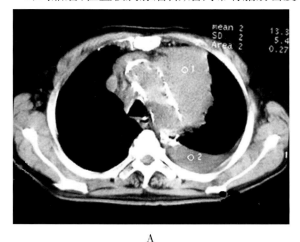
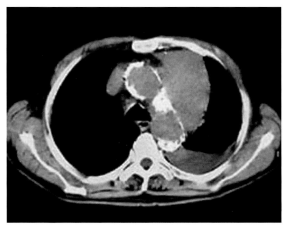

A   B

图 1-3-9　侵袭性胸腺瘤

A.B. CT平扫见左前上纵隔、主动脉弓前方实性肿块,边缘略不规则,周围脂肪界面消失;

C.肿瘤侵及胸膜、心包,引起胸腔、心包积液。

(四)胸腺癌

胸腺癌(thymic carcinoma)是来源于胸腺上皮细胞的少见纵隔恶性肿瘤,约占所有纵隔肿物的2.7%,最常见的组织类型是鳞状细胞癌和未分化癌。胸腺癌在组织学行为上表现出明显不同于胸腺瘤的恶性生物学行为,多见于成年男性,中位年龄为40~50岁;其中类淋巴上皮癌也可见于儿童,基底细胞样癌多见于中老年男性,黏液表皮样癌与腺鳞癌也可见于中老年女性。由于胸腺癌组织学表现多样,而且与其他部位的原发癌很相似,诊断前必须先排除转移性肿瘤。

【诊断要点】

1.症状和体征:

1)大多数患者表现为胸痛或胸部不适,部分患者可有消瘦、咳嗽、呼吸困难等症状。

2)肿瘤较大,可出现上腔静脉阻塞表现,表现为颜面部水肿、上腔静脉扩张等。

3)大多数胸腺癌患者在首次发现时已有外侵或转移表现,一般多侵犯周围器官或向前纵隔淋巴结、无名静脉、胸膜、肺、心包扩散转移。病变进展较快,除纵隔转移外,还可有胸腔外转移表现。

4）与胸腺瘤不同，胸腺癌一般不伴有重症肌无力、单纯红细胞再生障碍性贫血、低丙种球蛋白血症及类风湿关节炎等症状。

5）仅约10%的胸腺癌患者可在体检或其他原因就诊时偶然发现，而无任何临床症状。

2. X线胸片：

1）前上、中纵隔肿块，向一侧或双侧胸腔凸出，边缘不规则或呈分叶状，与邻近肺组织分界不清楚。

2）胸腔积液多见，有时可见肺内或胸膜结节。

【CT表现】

1. CT平扫见前上、中纵隔形态不规则软组织密度肿块，边缘可见分叶或呈结节样凸起，内部密度可均匀或不均匀，多见坏死、囊变、钙化；增强检查病灶实性成分呈不均匀强化（图1-3-10）。

2. 瘤体轮廓不清，邻近肺交界面可呈毛刺样改变；常浸润邻近纵隔结构，包括无名静脉、上腔静脉、升主动脉、心包和胸膜等，少数患者可侵犯胸骨，引起骨质破坏。

3. 有时可见心包、胸膜种植转移，可为孤立或多发结节样，亦可为弥漫性浸润，部分可见肺内转移；影像学上约80%的患者可发现邻近结构侵犯，约40%的患者纵隔淋巴结增大。

4. 极少数胸腺癌可异位发生于后纵隔（图1-3-11）。

5. 凡与肺交界面呈毛刺样改变的前上、中纵隔肿瘤，尤其伴有远处转移者，均应考虑胸腺癌的可能。

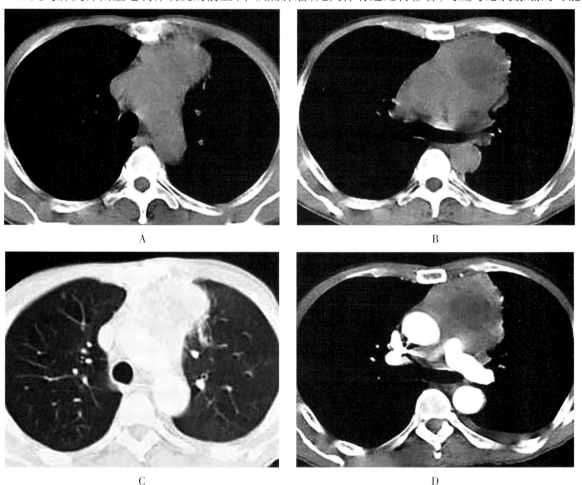

A   B

C   D

图1-3-10 胸腺癌

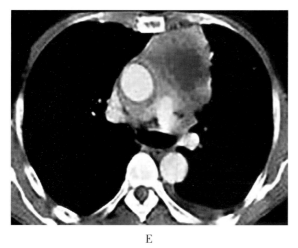 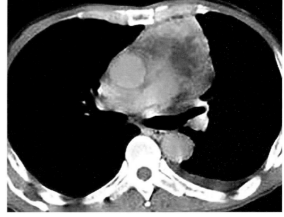

E   F

图1-3-10　胸腺癌(续)

　　A.B. CT平扫前纵隔内见不规则软组织肿块,边缘与前胸壁及纵隔大血管均分界不清,肿块内密度不均匀,其内见片状低密度坏死区;

　　C.肺窗示肿块位于纵隔内,瘤肺界面清晰;

　　D~F.增强扫描肿块实性成分呈渐进性强化,强化较明显,但肿块内坏死区未见强化征象,肿瘤与邻近组织结构间脂肪间隙消失,可见纵隔内大血管包绕受侵改变,左侧胸腔内见少量胸腔积液。

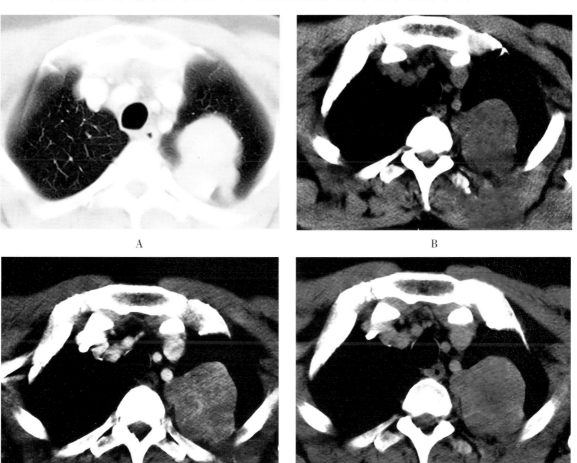

A   B

C   D

图1-3-11　异位胸腺癌

　　A. CT平扫左后上纵隔脊柱旁见分叶状软组织肿块,大小约6.5 cm×5.5 cm×4.0 cm,边缘清楚,肿块与肺组织界面清晰;

　　B.肿块内部密度较均匀,平扫CT值为38 HU左右;

　　C.D.增强扫描肿块呈较明显不均匀强化,CT值为60~78 HU,肿块邻近胸膜未见增厚,与邻近肋间隙及椎间孔无明显关系,邻近椎骨及肋骨未见破坏征象。

6. 鉴别诊断：

1）侵袭性胸腺瘤：①临床症状可不明显，多见胸部出口综合征；②肿瘤体积较胸腺癌小，肿瘤界面光滑，少有胸外转移或远处转移；③邻近结构浸润在胸腺癌及侵袭性胸腺瘤中均可见到，后者多见囊变，坏死少见；④纵隔淋巴结转移在侵袭性胸腺瘤中约为8%，在胸腺癌中约为40%；⑤相对于侵袭性胸腺瘤，胸腺癌侵犯大血管、淋巴结增大、胸腺外转移更常见。

2）前纵隔淋巴瘤：当多个淋巴结融合时，呈分叶状软组织密度肿块，与胸腺癌表现有些相似，但强化扫描显示肿块呈结节样改变；纵隔淋巴瘤除前纵隔肿块外，绝大多数患者在颈部和纵隔其他部位常有增大淋巴结；心包、胸膜浸润率较胸腺癌低。

3）未成熟性畸胎瘤：含脂肪和钙化者较少，边缘不规则，与周围组织分界不清，影像学上很难与胸腺癌鉴别。

（五）胸腺类癌

胸腺类癌（thymic carcinoid）是胸腺神经内分泌肿瘤（neuroendocrine tumor，NET）最常见的类型，胸腺神经内分泌肿瘤分为典型类癌、不典型类癌、大细胞神经内分泌癌和小细胞癌。2/3~3/4的胸腺类癌见于成年男性患者，男女发病之比约为3:1，平均年龄为42~60岁。与消化道类癌相比较，胸腺类癌的恶性度高，具有局部侵袭和转移扩散的特点。

【诊断要点】

1. 症状和体征：

1）1/3~1/2的患者在手术确诊前无症状，而在胸部X线检查中无意发现。少数患者仅有前胸疼痛、咳嗽、气促等非特异性症状，个别患者也可表现为疲劳、发热、盗汗等。

2）肿瘤较大，可出现上腔静脉阻塞表现，表现为颜面部水肿、颈静脉扩张等。

3）由于胸腺类癌中的神经内分泌细胞产生异位性促肾上腺皮质激素，30%~40%的胸腺类癌患者在确诊前常出现典型的库欣综合征表现。

4）其他内分泌紊乱综合征如抗利尿激素增多症、甲状旁腺功能亢进症、胰岛细胞瘤、多发性内分泌腺瘤Ⅰ型综合征、马方综合征和肥大性骨关节病等亦不少见。

5）胸腺类癌患者容易发生远处转移，20%~30%的患者就诊时就有骨或皮肤的远处转移。

2. X线胸片：

1）常可表现为前纵隔较大的实性肿块影，向一侧或双侧胸腔凸出，边缘不规则或呈分叶状。

2）偶尔在实性肿块中出现点状钙化灶，部分早期患者胸片可以正常。

3）病灶较大时表现为前纵隔巨大肿块，病灶可以呈局限性或侵袭性。

【CT表现】

1. 平扫可表现为前纵隔孤立软组织密度肿块，肿块体积通常较大，直径为2~20 cm，形态规则或不规则，可有浅或深的分叶。

2. 肿瘤较小时内部密度均匀，较大时呈混杂密度，可伴有坏死、囊变，少见钙化，增强检查病灶实性成分轻至中度不均匀强化（图1-3-12）。

3. 肿瘤边界可不清楚，与周围组织间脂肪间隙消失（图1-3-13）；部分患者侵袭邻近纵隔结构，如浸润上腔静脉出现上腔静脉阻塞（图1-3-12、图1-3-14），亦可出现右心房或肺内转移。

4. 常见淋巴结增大（图1-3-15）。

5. 鉴别诊断：胸腺类癌需要与胸腺瘤、胸腺癌等其他胸腺肿瘤相鉴别，有内分泌症状的胸腺类癌还需要与其他部位的神经内分泌肿瘤相鉴别。

1）胸腺瘤：最常见的胸腺肿瘤，好发于40~50岁成人，30%~50%的患者合并重症肌无力。非侵袭性胸腺瘤一般形态较规则，包膜完整，周围境界清楚，增强后均匀强化。侵袭性胸腺瘤密度不均匀，强化不均匀，边缘不规则，较少发生淋巴结转移。结合临床特点，可与胸腺类癌相鉴别。

2)胸腺癌:好发于中年男性,临床表现无特异性,肿瘤体积较大,边界不清楚,密度不均匀,常见坏死、囊变,可侵犯邻近大血管,易发生淋巴结及肺内、外转移。上述影像学表现不易与胸腺类癌相鉴别,但胸腺癌内常可见密集的沙砾状钙化,就诊时多发生肺及肺外血行转移。

3)胸腺囊肿:呈单囊或多房囊性密度占位,见薄而均匀囊壁,边界清楚,生长缓慢。

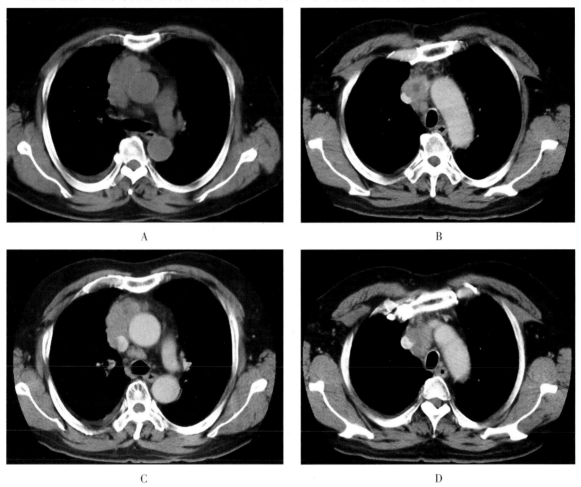

图1-3-12　胸腺类癌

A. CT平扫右侧前上纵隔内见椭圆形软组织肿块,内部密度略欠均匀,与大血管间隙模糊,周围见多发淋巴结增大;

B~D. 增强扫描肿块呈中等度强化,中心部局灶性低密度区未见强化,上腔静脉有受侵表现,纵隔血管间隙内见多发淋巴结增大。

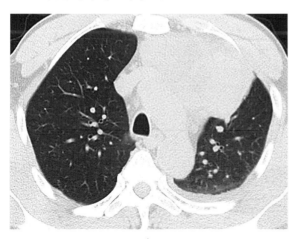
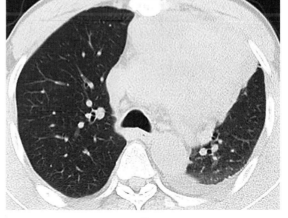

　　　　　　　　A　　　　　　　　　　　　　　　　　　　B

图1-3-13　胸腺类癌

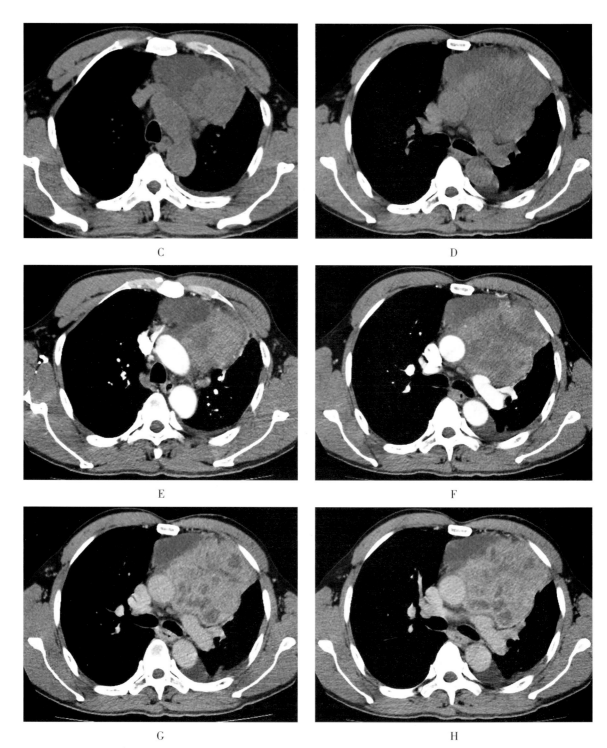

C

D

E

F

G

H

图1-3-13　胸腺类癌(续)

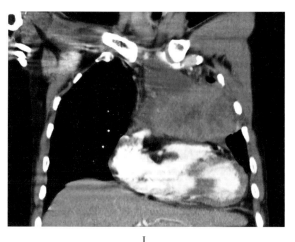

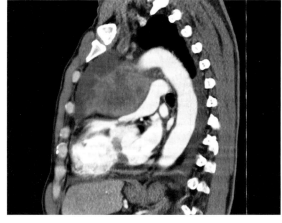

I　　　　　　　　　　　　　　　　J

图1-3-13　胸腺类癌(续)

A.B. CT平扫示左侧前上纵隔巨大软组织肿块,瘤肺界面清晰;

C.D. 肿块内部密度不均匀,见多发片状低密度区,肿块与胸壁间及纵隔大血管间脂肪间隙消失,纵隔大血管呈部分包绕表现;左侧胸腔内见少量积液;

E~J. 增强扫描示肿块实性部分呈渐进性强化,强化较明显,其内低密度坏死区未见强化征象,纵隔内大血管被部分包绕。

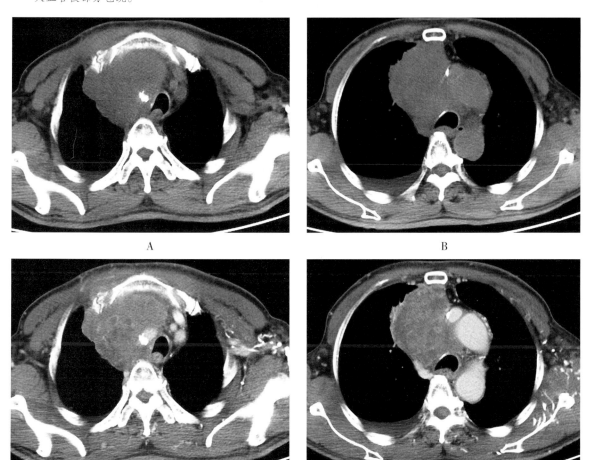

A　　　　　　　　　　　　　　　　B

C　　　　　　　　　　　　　　　　D

图1-3-14　胸腺类癌

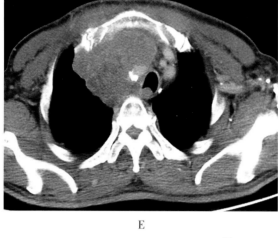

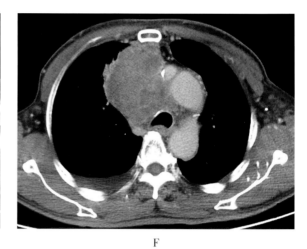

E　　　　　　　　　　　　　　　　F

图1-3-14　胸腺类癌(续)

　　A.B. CT平扫右前上纵隔内见不规则软组织肿块,肿块呈浸润性生长,与邻近胸壁及纵隔内大血管分界不清,主气管受压左移、变形,肿块内见大沙砾状钙化;

　　C~F. 增强扫描示肿块呈轻中度强化,内见多发小片状低强化区,肿块包绕、侵犯纵隔内大血管,上腔静脉始终未见充盈。

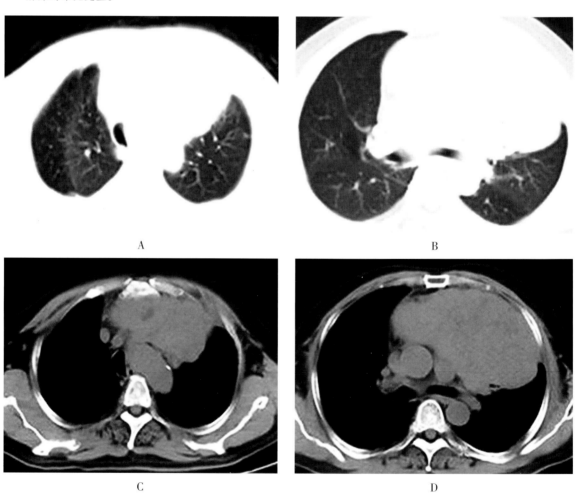

A　　　　　　　　　　　　　　　　B

C　　　　　　　　　　　　　　　　D

图1-3-15　胸腺类癌

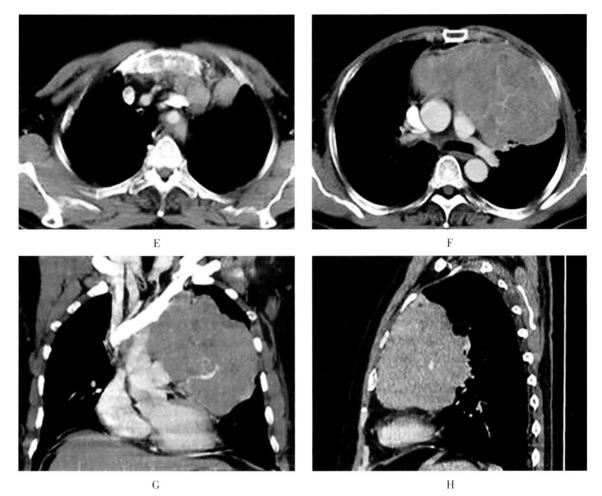

图1-3-15　胸腺类癌（续）

A.B. CT平扫示前纵隔内巨大软组织肿块，瘤肺界面清晰；

C.D. 肿块内部密度大部分较均匀，局部见少许小片状低密度区，肿块与胸壁间脂肪间隙模糊，部分层面与纵隔大血管间隙消失；

E~H. 增强扫描示肿块呈较明显强化，强化较均匀，内部见多发迂曲强化血管，上纵隔内见多发淋巴结增大。

（六）皮样囊肿和畸胎瘤

皮样囊肿和畸胎瘤（dermoid cyst and teratoma）占纵隔肿瘤的10%，其中1/3为恶性。好发于20~40岁成人。肿瘤分为囊性和实性两种。囊性者称为皮样囊肿或囊性畸胎瘤，仅含有表皮及其附件成分，大部分为良性；实性者即畸胎瘤，含有全部三胚叶成分。肿瘤起源于原始生殖细胞，绝大多数位于前纵隔，只有少数位于后纵隔。

【诊断要点】

1. 症状和体征：

1）早期无明显症状，肿瘤增长到一定大小时，有压迫周围脏器的表现。

2）当肿瘤长大、感染和恶变，以及穿破周围组织器官时，可产生相应的表现。

（1）胸痛、胸闷和咳嗽。

（2）穿破心包，引起心包炎、心包积液。

（3）穿破支气管和肺组织，则能咳出皮脂样物质。

2. X线胸片：

1）肿瘤多位于前纵隔中部，心脏与升主动脉的交界处，少数位于弓上和前纵隔下部。

157

2)肿块呈分叶状,轮廓清楚光滑,密度不均匀,在肿瘤内有时能见到骨骼和牙齿状影及钙化灶。

3. MRI检查:皮样囊肿T_1WI大多呈低信号,T_2WI呈高信号,但当脂质含量较多时,T_1WI即呈高信号。实性畸胎瘤因肿瘤成分混杂,T_1WI和T_2WI均呈混杂信号。

【CT表现】

1. 畸胎瘤发生于前纵隔,相当于大血管离开心脏的部位。只有少数畸胎瘤(5%)发生于后纵隔。

2. 肿瘤以横向生长多见,它与心脏大血管接触面呈凸起形。

3. 实性畸胎瘤:

1)CT平扫表现为类圆形或不规则形的混杂密度肿块。

2)密度呈多样化表现,有脂肪、软组织、水样密度、钙化区及壁结节(图1-3-16、图1-3-17)。当出现骨骼或牙齿样密度影时(图1-3-18),即可做出畸胎类肿瘤定性诊断。

3)恶性畸胎瘤:

(1)肿瘤边缘不清,形态不规则或呈分叶状。

(2)瘤内密度呈均匀或不均匀,不均匀者表示有坏死或出血存在(图1-3-19)。

(3)肿瘤短期内显著增大。

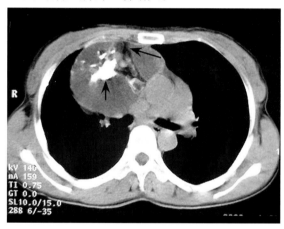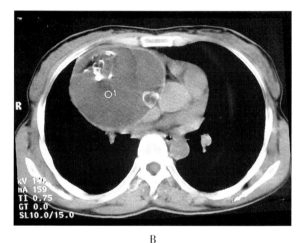

图1-3-16 实性畸胎瘤

A. CT平扫见右前上纵隔内混杂密度肿块,内有高密度钙化(↑)、软组织密度和低密度的脂肪成分(长↑);

B. 其下方层面示肿瘤包膜完整。

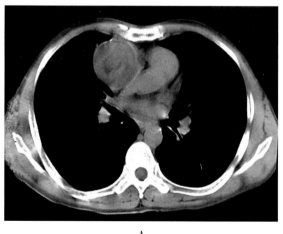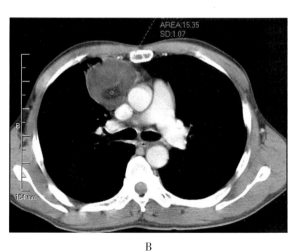

图1-3-17 实性畸胎瘤

A. CT平扫见右中上纵隔内实性肿块,其内有脂肪成分,CT值为-54 HU,包膜有小钙化灶;

B. 增强扫描见肿块轻度强化,包膜完整。

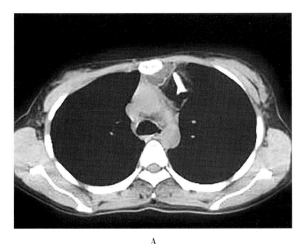
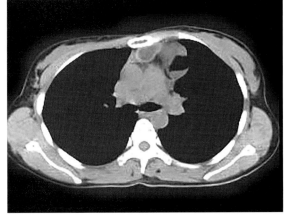

图1-3-18 实性畸胎瘤

A.B. CT平扫见前纵隔内混杂密度占位,内有牙齿、软组织和水样密度。

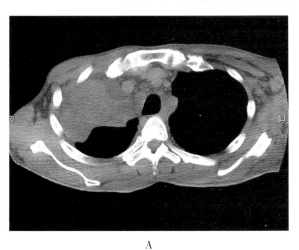
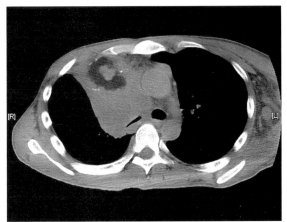

图1-3-19 恶性畸胎瘤

A.B. CT平扫见前纵隔内混杂密度肿块,呈分叶状,包绕肺门,右主支气管明显变窄。

4. 囊性畸胎瘤:

1)CT平扫表现为边缘光滑的厚壁囊性肿块(图1-3-20),囊壁可呈蛋壳样钙化。

2)囊内可出现脂-液平面。

3)增强后囊壁明显强化,而囊内容物不强化。

5. 囊性畸胎瘤出血或合并感染后,囊内容物CT值明显增高(图1-3-21),出现液-液平面;当肿瘤破裂引起纵隔炎症和并发支气管瘘时,肺内可有感染改变(图1-3-22)。

6. 鉴别诊断:胸腺瘤与心脏大血管接触面大多为铸型或平坦型,以纵向生长为主,对纵隔推压作用较轻。囊性畸胎瘤和囊性胸腺瘤因所含成分不同,其CT值会有明显差别。

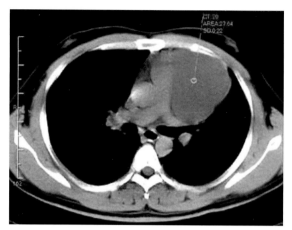

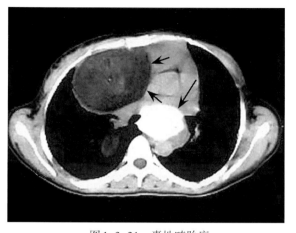

图1-3-20　囊性畸胎瘤

CT平扫见左上纵隔内囊性肿块,密度均匀,CT值为20 HU,包膜完整。

图1-3-21　囊性畸胎瘤

CT平扫见右上纵隔内囊性肿块,其内有高密度出血灶。肿块与大血管接触面为凸起形(↑),右肺动脉与降主动脉之间见含钡明显扩张的食管(长↑)。

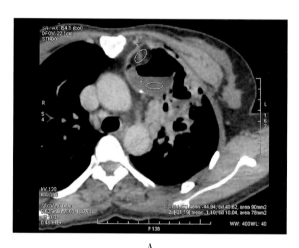

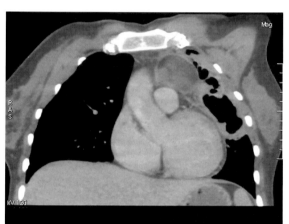

A

B

C

图1-3-22　畸胎瘤破裂并发纵隔和肺部炎症、支气管胸膜瘘

A.B. 左前上纵隔类圆形囊实性病灶,内有脂肪和水样成分,囊左侧壁不完整,左上胸腔包裹性积气;

C. 左肺上叶前段和舌段见高密度灶。

（七）胸内甲状腺肿

胸内甲状腺肿（intrathoracic goiter）系良性肿块，恶性少见，占纵隔切除肿块的5%~10%。包括胸骨后甲状腺及迷走甲状腺。病理上多表现为多结节性甲状腺肿、囊肿或腺瘤。胸骨后甲状腺原为颈部甲状腺瘤，以后下坠入胸骨后间隙，一般多见于前上纵隔，亦可见于中、后纵隔；迷走甲状腺较少见，与颈部甲状腺没有关系，多无固定位置，完全位于胸内。

【诊断要点】

1. 症状和体征：

1）临床可无症状，较大时可出现邻近结构的压迫症状，气管受压时可有刺激性咳嗽和呼吸困难等。

2）胸内闷胀感或胸背部疼痛。

3）少数病例具有甲状腺功能亢进症状。

2. X线检查：

1）透视检查：透视下可见肿块随吞咽动作上下移动。

2）X线胸片：上纵隔影增宽，呈圆形或分叶状致密阴影，向胸内一侧或双侧凸出，凸出影与颈部相连。气管受压变形、移位，严重时食管受压。

3. MRI检查：显示解剖关系更加清楚，可直接观察与颈部甲状腺的关系。一般呈等T_1、长T_2信号，钙化灶表现为更低信号，但显示不如CT。

4. 放射性核素检查：放射性碘检查有助于确定胸内甲状腺肿瘤的诊断。

【CT表现】

1. 位置：胸内甲状腺肿常由一侧或双侧甲状腺下极或峡部发出，多位于前上纵隔，与颈部甲状腺相连。

2. 形态：大多表现为单侧不规则肿块，边缘光整。双侧发病者呈对称或不对称马鞍形及哑铃状。

3. 密度：平扫肿块CT值较高，密度多不均匀，可伴单个和多个低密度区，钙化也多常见，呈大小不等的斑点状、团块状、蛋壳样钙化灶。增强后CT值持续升高，具有一定的特征性，坏死囊变区可无增强。

4. 纵隔大血管及气管可有推移表现（图1-3-23）。

5. 鉴别诊断：主要与好发于前、中、上纵隔的肿瘤如胸腺瘤、畸胎瘤、淋巴瘤相鉴别。胸内甲状腺肿起始部位较三者偏上。胸腺瘤和淋巴瘤钙化少见，畸胎瘤内可见脂肪密度灶。另外，观察与颈部甲状腺的关系对诊断胸内甲状腺肿有很大帮助。

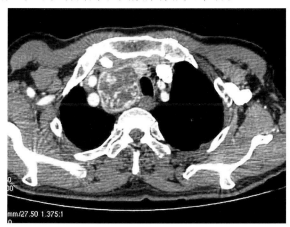
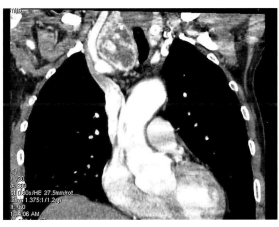

A　　　　　　　　　　　　　　　　B

图1-3-23　胸内甲状腺肿

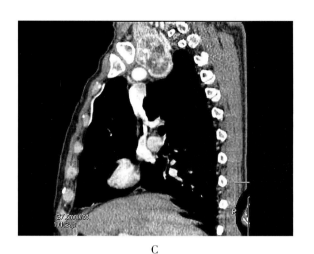

C

图 1-3-23 胸内甲状腺肿(续)

A. 增强扫描见右侧气管旁囊实性占位,中心呈点状高密度灶;

B.C. 多平面重组示右侧气管旁肿块与颈部相连,气管受压移位。

(八)脂肪母细胞瘤

脂肪母细胞瘤(lipoblastoma)为一种良性肿瘤,又称胎儿脂肪瘤、胎儿细胞脂肪瘤、胚胎性脂肪瘤等。好发于儿童和婴儿,年龄多在 2 个月至 5 岁,罕见于年长儿,男性多于女性。发病部位常见于四肢,少见于头颅、躯干、纵隔、肠系膜和腹膜后。病理上瘤组织多形成局限性肿块,若为弥漫性改变,则称为脂肪母细胞增生症或脂肪母细胞瘤病。

【诊断要点】

1. 本病多无临床症状,常在体检时发现。

2. 发生在颈胸部压迫气管时,可有间断性咳嗽和呼吸困难。

3. MRI 检查:可发现分叶状结构,有利于诊断。

【CT 表现】

1. 前后纵隔均可发生,常见于前纵隔。

2. 肿块大小不一,直径多在 3~7 cm,密度均匀,CT 值呈水样或脂肪密度(图 1-3-24)。

3. 结节状肿瘤包膜完整;弥漫性者包膜不明显,常呈浸润性生长。

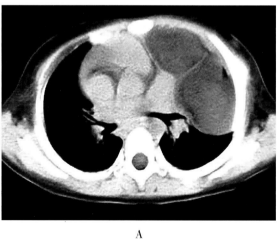
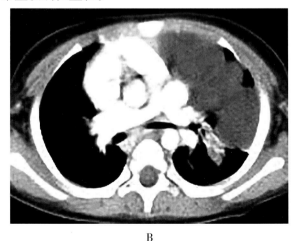

A   B

图 1-3-24 脂肪母细胞瘤

A. CT 平扫见左前纵隔占位,呈分叶状,内有脂肪和水样密度;

B. 增强扫描见肿块无明显强化,纵隔大血管向右移位。

4. 周围结构为受压和推移改变,可有少量胸腔积液,淋巴结无增大。

5. 鉴别诊断:主要与纵隔畸胎瘤和脂肪肉瘤相鉴别。前者肿瘤成分复杂,有钙化成分;后者发病年龄在20~60岁。

(九)纵隔精原细胞瘤

纵隔精原细胞瘤(mediastinal seminoma)是一种极少见的性腺外生殖细胞源性中低度恶性肿瘤,一般认为性腺外精原细胞瘤起源于胚胎时期迷走于性腺外的精原细胞,亦有人认为瘤细胞起源于胸腺多潜能干细胞。原发于纵隔的精原细胞瘤较少见,占所有纵隔肿瘤发病率的1%~5%,约占恶性生殖细胞肿瘤的40%,主要见于20~40岁男性,平均年龄为29岁,女性罕见,好发于前纵隔,后纵隔少见。病理上可以分为三种亚型:典型精原细胞瘤、间变型精原细胞瘤、精母细胞型精原细胞瘤。淋巴细胞浸润是纵隔精原细胞瘤最常见的组织学特征;对于确诊的纵隔精原细胞瘤患者,临床应进一步做睾丸检查,以排除病变原发于睾丸。

【诊断要点】

1. 症状和体征:约30%的患者无任何症状,或仅有肿瘤体积较大时对邻近纵隔结构压迫所致的继发症状,如胸痛、胸闷、气短、咳嗽、咯血及上腔静脉综合征等,部分患者可见锁骨上和腋窝淋巴结增大。

2. 实验室检查:大部分患者血清乳酸脱氢酶(LDH)升高, 10%的患者血清β-HCG可有轻度升高,但AFP水平不高。

3. B型超声:肿块边缘不清,包膜不完整,呈较均匀实质性回声,肿瘤囊变时可见无回声区。

4. X线胸片:前纵隔内圆形或类圆形肿块,边缘清楚,密度均匀,向一侧或两侧凸出,可有分叶,当侵犯胸膜及心包时,可出现胸腔积液及心包积液。

5. MRI检查:肿块信号较均匀, T_1WI 信号稍低, T_2WI 呈高信号,边缘不清,MRI多方位、多参数成像有利于显示肿瘤与纵隔结构的关系,明确肿瘤分期。

6. 肿瘤对放化疗均非常敏感,治疗前应排除睾丸隐匿性原发肿瘤。

【CT表现】

1. 前纵隔类圆形或分叶状软组织肿块,边缘光滑,但不规则,内有纤维血管分隔,密度较均匀(图1-3-25)。

2. 肿块内有时可见囊变区,但坏死少见,脂肪罕见。

3. 钙化罕见,亦有报道称可以有环形、斑点状钙化,但有无钙化不能为肿瘤良恶性鉴别提供帮助。

4. 肿瘤体积通常巨大,可向中后纵隔生长,瘤周脂肪界面消失,常侵犯胸膜及心包,但胸壁受侵袭罕见。

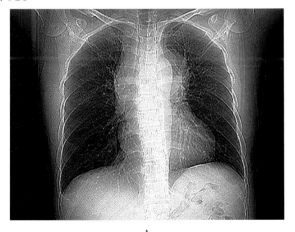
A

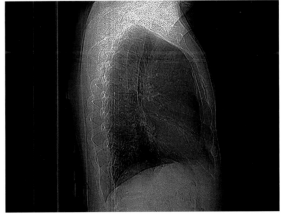
B

图1-3-25　精原细胞瘤

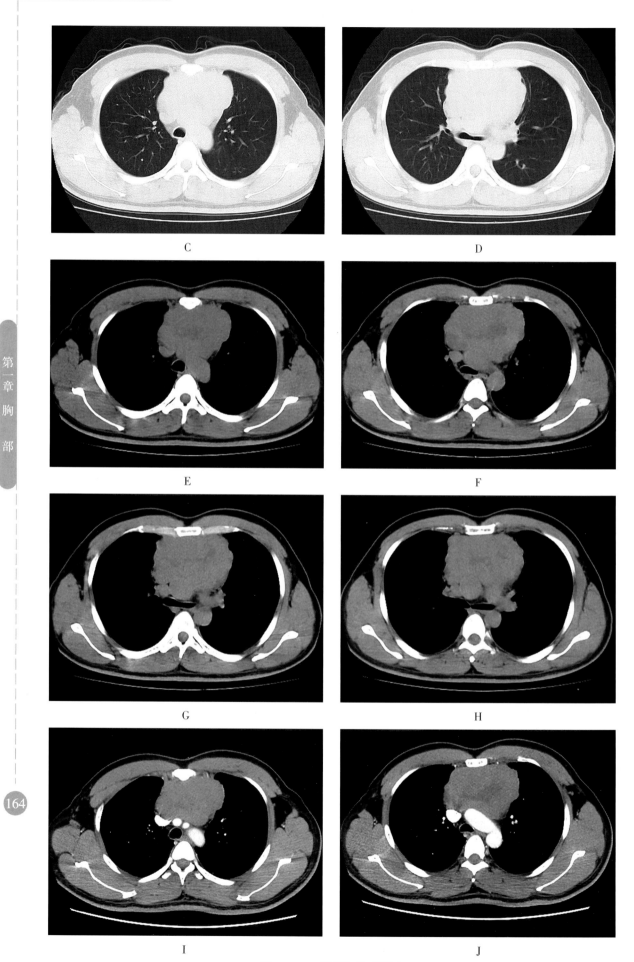

图 1-3-25　精原细胞瘤（续）

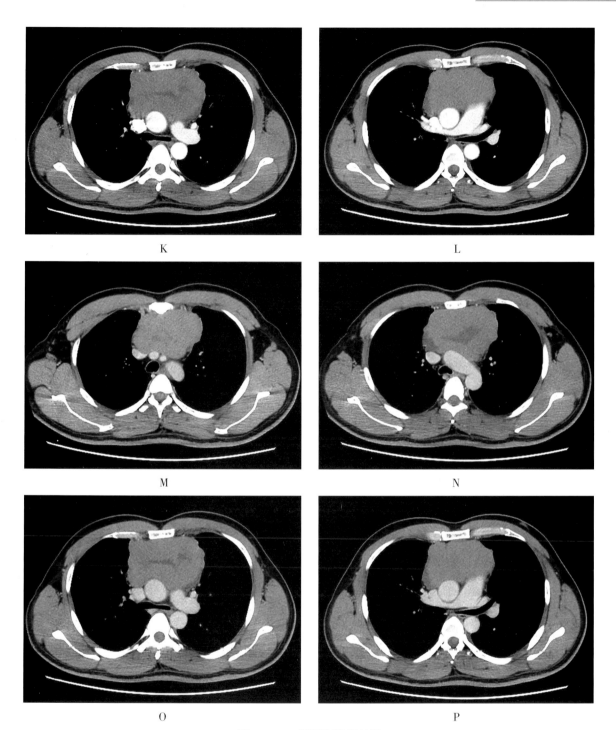

图1-3-25　精原细胞瘤(续)

A.B. 定位像示前纵隔软组织肿块,以向左侧生长为主,边缘光滑清楚,瘤肺界面清晰;

C.D. CT平扫示前纵隔巨大不规则软组织肿块,边缘见浅分叶,大血管及气管受压后移;

E~H. CT平扫肿块边缘见浅分叶,肿块内见片状不规则低密度区,未见脂质成分及钙化,与纵隔大血管间脂肪间隙消失,血管及气管受压后移,肿块与前胸壁间脂肪间隙清楚;

I~P. 增强扫描示动脉期肿块实性部分强化不明显,静脉期呈轻度强化,肿块内低密度区未见强化。

5. 增强扫描示肿瘤实质部分呈轻中度强化,可见纤维血管分隔明显强化(有一定特征),囊变区无强化。

6. 肿瘤边缘有分叶、周围脂肪间隙消失并侵犯邻近结构为其恶性征象。

7. 淋巴结转移较多见,表现为纵隔、腋窝及锁骨下淋巴结增大。

8.伴有胸膜及心包侵犯时,表现为胸腔积液和心包积液。

9.鉴别诊断:精原细胞瘤术前诊断困难,影像学表现与一般纵隔实性恶性肿瘤相似,大部分患者血清乳酸脱氢酶(LDH)升高,10%的患者血清β-HCG可有轻度升高,但AFP水平不高对本病诊断具有参考价值。该病主要应与以下肿瘤相鉴别。

1)胸腺瘤:好发于前上纵隔,一般肿块边界清楚,密度均匀,少数有点条状或弧形钙化;若为侵袭性胸腺瘤,则多以浸润方式沿邻近结构发展,鉴别困难,若临床有重症肌无力表现,则支持胸腺瘤诊断。

2)畸胎类肿瘤:肿瘤内钙化、骨化或牙齿及脂肪成分的出现,有助于畸胎类肿瘤的诊断。

3)淋巴瘤:范围常超出前纵隔向两侧发展,多累及主动脉弓上方,边缘呈凹凸不平的分叶状,多数肿瘤推挤邻近血管,部分为包绕血管。

二、中纵隔病变

（一）Castleman 病

Castleman病是一种少见的良性淋巴组织增生性疾病,又称巨淋巴结增生症、血管淋巴样错构瘤及血管滤泡性淋巴结增生。女性多见,临床上分为局灶型和多中心型,局灶型多见于青年人,多中心型发病年龄偏大。好发于中纵隔和肺门(占70%),其他部位亦可发生。病理上分为两型:透明血管型(占90%)和浆细胞型。

【诊断要点】

1.症状和体征:

1)局灶型常在体检时发现,较少出现临床症状。

2)多中心型常有临床症状,如咳嗽、消瘦、发热、乏力、贫血、高球蛋白血症,以及腹痛、腹泻、浅表淋巴结增大、脾肿大、血沉加快等。

3)病变较大时可压迫邻近的气管,出现呼吸困难和不适。

2.X线胸片:表现为纵隔单侧或双侧增宽,内有边界光滑、圆形或分叶状肿块,肺实变少见。

3.MRI检查:T_1WI大多呈低信号,T_2WI呈明显高信号,有助于鉴别。缺点是显示钙化不如CT。但其多方位成像对病变定位及显示其毗邻关系较CT优越。

【CT表现】

1.本病好发于中纵隔和肺门区。

2.平扫密度均匀,病灶轮廓清楚,边缘可有分叶(图1-3-26A),有时可伴有点状、结节状或簇状钙化(图1-3-27A)。

3.病灶内多无坏死、出血和囊变表现。

4.透明血管型:增强早期呈显著均匀或欠均匀强化,其强化程度可与同层动脉相仿(图1-3-26B);门脉期病灶均匀强化,增强值回落,但仍较周边软组织密度高;平衡期持续强化,呈略高或高密度病灶。

5.浆细胞型:血管成分少,强化不显著,诊断需结合临床(图1-3-27B)。

6.鉴别诊断:

1)纵隔淋巴结结核:平扫常见层状钙化,增强扫描呈轻度强化或环状强化。

2)转移性淋巴结增大:除病史外,常为多发非对称性。对原发灶不明的转移性淋巴结增大等鉴别困难时,临床诊断主要依靠病理和免疫组化分析。

3)结节病:多为对称性肺门和气管旁淋巴结增大,常有蛋壳样钙化,两肺有广泛分布的间质小结节。

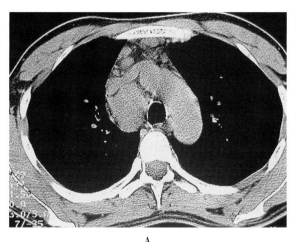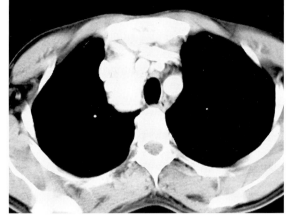

A   B

图1-3-26 Castleman病

A. CT平扫见右侧气管旁软组织肿块,轮廓清楚,边缘略呈分叶;

B. 增强扫描示病灶呈显著均匀强化,其强化程度与邻近动脉相仿。

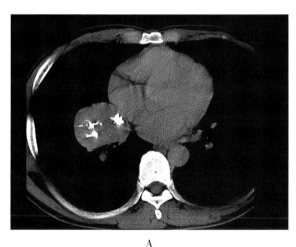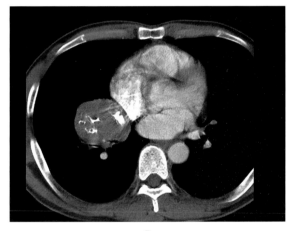

A   B

图1-3-27 Castleman病

A. CT平扫见右侧肺门区软组织肿块,边缘光整,内见点状和簇状钙化;

B. 增强扫描肿块均匀强化。

4)异位化学感受器瘤:CT平扫表现和增强方式与Castleman病相似,但其常沿着主动脉生长,而Castleman病则按淋巴链分布。

(二)支气管源性囊肿

支气管源性囊肿(bronchogenic cyst)是纵隔内最常见的先天性囊肿,属于前肠囊肿的一种,占纵隔肿瘤和囊肿总数的9.2%。发病年龄大多在幼年和青年期,男性多见。支气管源性囊肿在胚胎病理学上是支气管树芽发育异常所致,可发生在支气管树的任何部位,也可见于纵隔内或肺内。

【诊断要点】

1. 症状和体征:

1)其临床症状与囊肿的大小、对周围组织器官的压迫程度有关,囊肿较小时可无症状。

2)当囊肿压迫支气管时可引起咳嗽、喘鸣、肺部反复感染等呼吸道症状。

2. X线胸片:纵隔内支气管源性囊肿最常见于隆突附近,其次是肺门周围,与支气管关系密切。相应的支气管壁有受压改变,囊肿呈圆形或卵圆形软组织密度肿块。当囊肿合并感染或与支气管、胃肠道相通时,囊内可见气体或气-液平面;当囊肿较小时,X线平片不容易发现。

167

3. MRI检查:囊肿一般呈长T_1、长T_2信号,即T_1加权像呈低信号,T_2加权像呈高信号,囊内有出血时T_1呈高信号。

【CT表现】

1. 支气管源性囊肿常位于隆突、气管旁、肺门和食管旁,以隆突下最多见。

2. 一般单发,呈圆形或卵圆形,单房多见,多房少见。

3. 囊壁薄、光整,平扫有时可见弧形钙化,囊内容物呈水样密度,当囊内有出血、蛋白含量较多或含有钙质时,囊肿密度较高,呈软组织密度。

4. 增强扫描囊壁可有轻度强化(图1-3-28)。

5. 鉴别诊断:

1)食管囊肿:食管囊肿也属于前肠囊肿,当发生在气管、支气管与食管之间时,两者鉴别有困难,但支气管源性囊肿位置多在隆突或以上部位,且对气管壁有局限性压迹,有利于鉴别。

2)淋巴结结核:纵隔内淋巴结结核有时形态类似囊肿,但其CT值较高,有时可发现斑片状钙化。

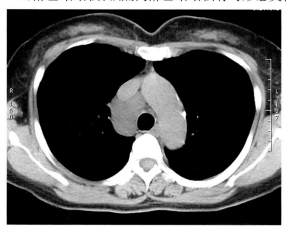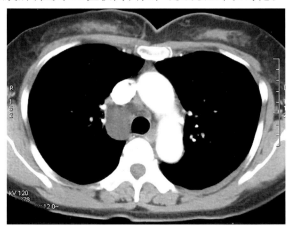

A   B

图1-3-28　支气管源性囊肿

A. CT平扫见右侧气管旁有一圆形低密度影,其内密度不均匀;

B. 增强扫描见囊壁薄、光整,囊壁有部分强化。

(三)恶性淋巴瘤

恶性淋巴瘤(malignant lymphoma,ML)是起源于淋巴结和淋巴组织的恶性肿瘤。分霍奇金病(HD)和非霍奇金淋巴瘤(NHL)两大类。胸内淋巴瘤往往是全身淋巴瘤的一部分,以HD多见,占2/3,NHL占1/3。恶性淋巴瘤占纵隔肿瘤的17%。HD的发病年龄以20~30岁和60~80岁多见。NHL主要见于青少年,其次为老年人。影像学检查不能区分其组织结构。

【诊断要点】

1. 症状和体征:

1)早期:常无症状,或有不规则发热、肝脾肿大、贫血。

2)HD首诊:主要为浅表淋巴结增大,最常见的部位是颈或锁骨上区淋巴结增大,其次为腋窝淋巴结增大。

3)进展期:常有气管受压,出现气促和胸部不适等;上腔静脉受压时,出现颈静脉怒张和上腔静脉阻塞综合征表现。

2. 转移表现:

1)淋巴瘤可侵犯肺、胸膜、骨骼及全身其他器官和淋巴结。

2)HD病变呈循序蔓延发展,扩散时侵犯相邻的淋巴结或器官,仅少数产生血行转移。

3)NHL常为无序跳跃式发展。

3.淋巴瘤对放射治疗敏感,小剂量照射即能明显缩小,可作为鉴别诊断之用。

4.X线胸片:正位片上纵隔影对称性增宽,呈波浪状;侧位片病变位于中纵隔上中部、气管及肺门区。

5.MRI检查:

1)早期为肺门、气管旁等中上纵隔淋巴结增大,无融合。

2)晚期融合成巨块状,边缘清楚。

3)T_1WI肿块呈低信号,信号强度与肌肉接近;T_2WI为高信号,信号强度稍低于纵隔脂肪组织。

【CT表现】

1.多发淋巴结增大,以血管前间隙和气管旁最常见,易融合成不规则肿块(图1-3-29)。常与颈部淋巴结病变同时存在。

2.常侵犯两侧纵隔或肺门淋巴结,呈对称性,很少单独侵犯一侧肺门淋巴结和后纵隔淋巴结(图1-3-30)。

3.淋巴瘤可液化坏死,尤其是在放疗后。坏死区密度减低,CT值较低,但钙化很少。

4.增强扫描淋巴瘤呈均匀强化,中心坏死者呈环状或间隔状强化。

5.周围组织受压性改变,压迫上腔静脉引起上腔静脉变形或闭塞,气管受压变扁。

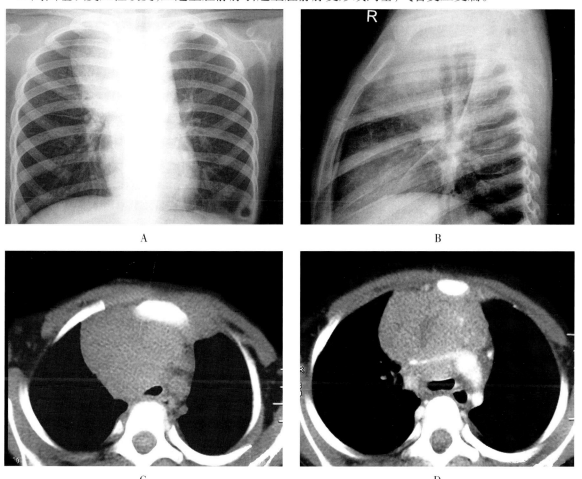

图1-3-29　淋巴瘤(NHL)

A.正位胸片见右上纵隔增宽,边缘呈波浪状;

B.侧位胸片见前上纵隔胸骨后区密度增高;

C.CT平扫见胸骨后软组织肿块,向右侧凸出,密度同肌肉相仿,无钙化,纵隔结构明显受压;

D.增强扫描见肿块内密度不均匀,内有条片状低密度区。

6. 外侵表现：

1）侵犯肺组织：

（1）由血行转移在肺野内形成多发结节（图1-3-31）。

（2）由支气管、血管和淋巴管蔓延形成条索状改变（图1-3-32）。

（3）由肺门淋巴结直接侵入肺内形成肿块或纵隔向肺内伸展形成浸润阴影。

2）侵犯胸膜和心包：可形成胸腔积液和心包积液。

3）侵犯胸骨和肋骨：可引起骨质破坏。

7. 鉴别诊断：

1）淋巴结核：多见于儿童，常位于气管、支气管旁，多数有钙化。

2）结节病：肺门淋巴结增大常呈对称性，且与纵隔分界清楚。

3）转移瘤：淋巴瘤较少侵犯后纵隔淋巴结，此点与转移瘤不同。

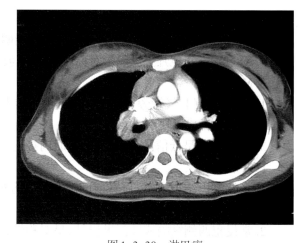

图1-3-30　淋巴瘤

增强扫描见右肺门、隆突下、升主动脉右前方多个增大淋巴结，相互融合成团并均匀强化。

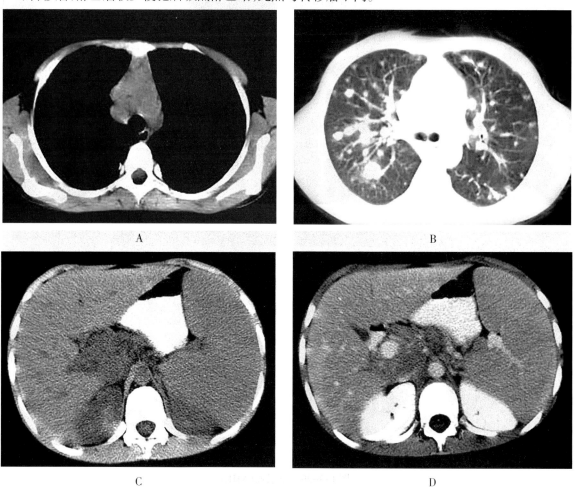

A

B

C

D

图1-3-31　淋巴瘤肺、腹腔、腹膜后侵犯

A. CT平扫见纵隔窗血管前间隙增大淋巴结；

B. 肺窗见两肺内大小不等的结节灶；

C、D. C为平扫，D为增强扫描。肝脾明显肿大，肝门、腹膜后见多个增大淋巴结融合成团块。

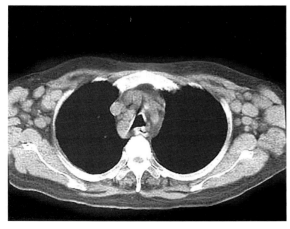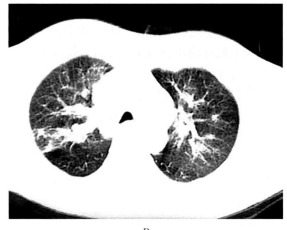

A   B

图1-3-32　淋巴瘤肺侵犯

A. CT平扫见纵隔窗右侧气管旁及两侧腋窝多个增大淋巴结；

B. 肺窗见两肺内中带条索状影,沿支气管束分布。

(四)淋巴结结核

纵隔淋巴结结核(mediastinal lymphonodi tuberculosis)是一种由结核分枝杆菌导致的干酪性肉芽肿性疾病,可以是原发性肺结核的继续,肺内病变吸收,而纵隔淋巴结增大仍存在。多发生于儿童,临床上胸内淋巴结核占儿童肺结核的80%以上,亦可见于首次感染结核分枝杆菌的成年人,约61%的纵隔淋巴结结核合并有肺结核。增大的淋巴结从滤泡开始,随病情进展,出现病灶周围炎,其内形成干酪样坏死,周围为肉芽组织,少数为纤维型干酪灶或含有大量的结缔组织,有的干酪样坏死组织中含有部分钙化成分。可分为肿瘤(结节)型和浸润(炎症)型,肿瘤型增大的淋巴结边缘清楚,当合并淋巴结炎时周边脂肪间隙模糊;由于当前结核疫苗的介导,目前原发综合征很难见到。

【诊断要点】

1. 症状和体征:

1)患者有不同程度的低热、乏力、咳嗽、盗汗、食欲减退、体重减轻等症状。

2)活动期淋巴结结核可出现结核中毒症状。

3)结核可累及纵隔、肺门淋巴结,可单发或多发,呈不对称性单侧或双侧分布。

4)当增大淋巴结压迫邻近脏器时,可出现痉挛性咳嗽、喘鸣及声音嘶哑等症状。

2. 实验室检查:

1)血沉加快。

2)痰菌检查:可见结核分枝杆菌。

3)结核菌素试验阳性。

3. X线胸片:

1)纵隔正常或增宽,增宽的纵隔边缘呈波浪状。

2)双侧肺门增浓扩大,支气管分叉角扩大。

3)肺门区增大淋巴结可压迫支气管导致阻塞性肺不张,多累及中叶或下叶基底段。

4. 常伴发不同类型的肺内结核。

【CT表现】

1. 纵隔淋巴结可为一组或多组受累增大,以多组受累常见,好发于隆突下,肺门区次之,前纵隔较少受累;可表现为纵隔淋巴结增大、纵隔和肺门淋巴结增大、一侧肺门淋巴结增大、双侧肺门淋巴结增大。

2. 增大淋巴结体积较小时,密度较均匀,较大体积者,其内见不规则低密度区。

3. 钙化对于确诊淋巴结结核十分重要,但儿童患者及首发患者较少见到钙化。

4. 直径较小的孤立性淋巴结增强后可呈不同程度强化(图1-3-33),直径大于2 cm者由于淋巴结结核内多为干酪样物质,故CT增强时表现为边缘部厚壁或薄壁环状强化(图1-3-34),中心部不强化,呈多灶性或大片状低密度,低密度区CT值多在40~60 HU,病变出现强化的病理基础为存在肉芽组织。有学者认为表现为环形强化时表明病变处于活动期,密度均匀或伴有钙化时提示病变稳定。

5. 肺门区增大淋巴结可压迫支气管,导致支气管狭窄、闭塞,引起阻塞性肺炎、肺不张等。

6. 淋巴结结核内的干酪灶可溶解破溃至纵隔形成冷脓肿,亦可破溃至气管或血管引起支气管或血行播散。

7. 可伴有不同类型的肺内结核表现(图1-3-35),淋巴结增大常见于肺内有病变的一侧,但有时亦可见于对侧。

8. 淋巴结结核痊愈后可残留有钙化(图1-3-36)。

9. 可伴有结核性胸膜炎及肺外结核的表现。

10. 鉴别诊断:

1)淋巴瘤:未经治疗的淋巴瘤常对称侵犯纵隔和肺门,多组受累,很少单独侵犯肺门和后纵隔,病变内部密度均匀,境界清楚,坏死少见,钙化罕见,增强后常呈轻中度较均匀强化;放化疗后淋巴瘤中心可见坏死,但内壁常不光滑。

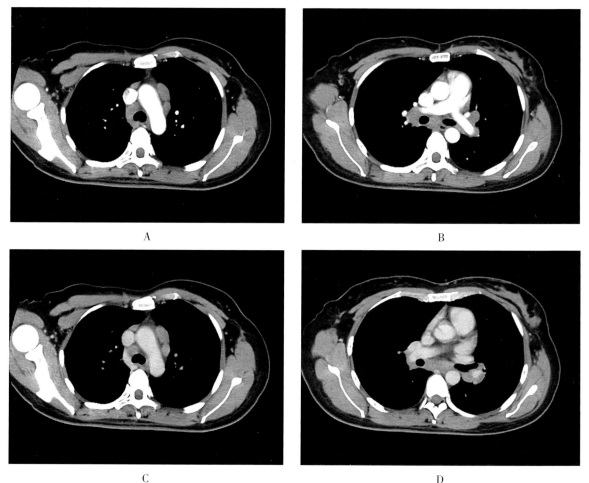

A

B

C

D

图1-3-33 纵隔淋巴结结核

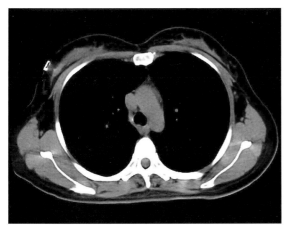
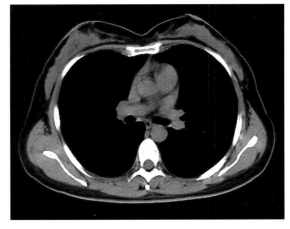

E   F

图1-3-33 纵隔淋巴结结核(续)

A~D.增强扫描见气管前、主动脉弓旁、隆突下及双侧肺门区多发淋巴结增大,强化较均匀,未见明显环状或分隔状强化;

E.F.抗结核治疗7个月后,原纵隔内增大淋巴结已基本消失,原病变区未见钙盐沉积。

2)结节病:为多器官受累的非干酪性肉芽肿性疾病,典型者表现为双侧肺门对称性淋巴结增大,单侧肺门、纵隔淋巴结增大或双侧肺门、纵隔淋巴结增大而无肺内病变者少见,纵隔淋巴结受累而无肺门淋巴结增大者极为罕见,增大的淋巴结无明显融合倾向,增强扫描病变多呈轻中度较均匀强化。部分痊愈期病变可见蛋壳样钙化,激素治疗敏感,病程呈自限性。

3)转移瘤:临床多数有原发恶性肿瘤病史,常表现为纵隔内及双肺门区单发或多发淋巴结增大,受累范围常局限于某一淋巴通路的淋巴结;增大的淋巴结相互融合形成不规则软组织肿块,增强扫描可呈不同程度的强化,中心部可见不规则坏死区。

4)尘肺病:临床有较长期粉尘接触史,累及肺部的同时可伴有肺门及纵隔淋巴结的增大,常为双侧对称性分布,可有蛋壳样钙化,结合职业病史及肺内特征表现易于诊断。

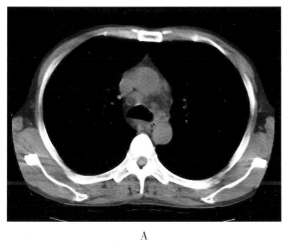
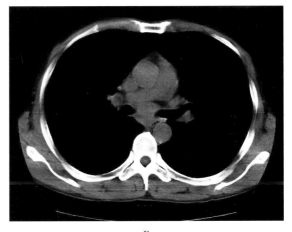

A   B

图1-3-34 纵隔淋巴结结核

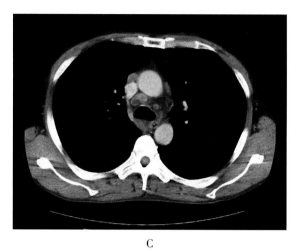

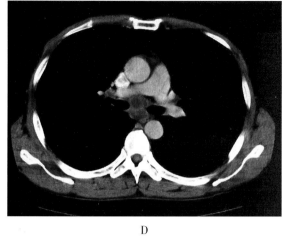

C   D

图1-3-34 纵隔淋巴结结核(续)

A.B. CT平扫见气管前及隆突下多发淋巴结增大,气管前淋巴结内密度不均匀,隆突下淋巴结密度尚均匀;

C.D. 增强扫描增大淋巴结显示更清楚,气管前淋巴结部分均匀强化,其后缘见片状低密度未强化区;隆突下增大淋巴结呈薄壁分隔状强化,内部见大片状低密度未强化区。

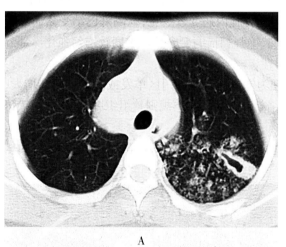

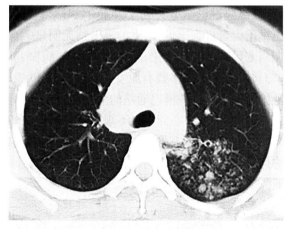

A   B

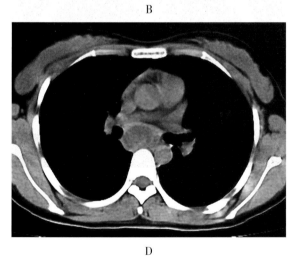

C   D

图1-3-35 纵隔淋巴结结核

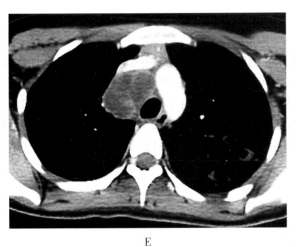

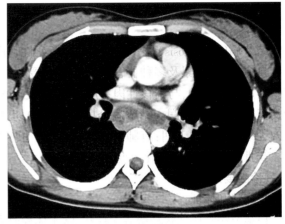

E　　　　　　　　　　　　　F

图1-3-35　纵隔淋巴结结核(续)

A.B. CT平扫肺窗示左肺上叶尖后段见多发斑片状高密度灶,边缘不清,其内部可见不规则空洞,洞壁厚薄不均,内壁光整,未见气-液平面及钙化;

C.D. CT平扫纵隔窗示气管前及隆突下见多发增大淋巴结,内部密度不均匀,可见片状更低密度区;

E.F. 增强扫描示左肺上叶尖后段空洞壁未见强化;气管前及隆突下增大淋巴结呈厚壁环状及分隔状强化。

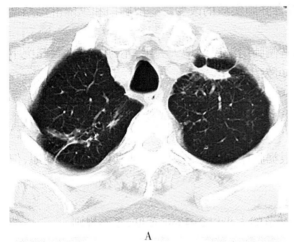

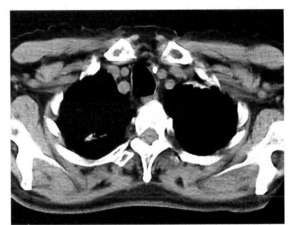

A　　　　　　　　　　　　　B

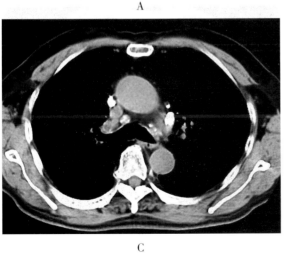

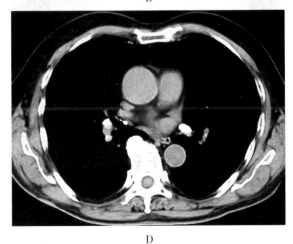

C　　　　　　　　　　　　　D

图1-3-36　淋巴结结核(痊愈钙化)

A. CT平扫肺窗两肺尖部见多发斑片状及条索状高密度灶,边缘清楚,其内可见条片状钙化灶,邻近胸膜稍增厚;

B~D. 纵隔内及双侧肺门区见多发淋巴结,部分已钙化。

（五）结节病

结节病（sarcoidosis）是一种非干酪样坏死性上皮样细胞肉芽肿性疾病，病因不明，多属于良性病变，可有自愈倾向，可累及多种器官，90%有胸部受累。发病年龄以20~40岁多见。病理特点为成堆的上皮细胞形成的肉芽肿，与结核性肉芽肿相似，但无干酪样坏死。在纵隔内主要是淋巴结增大，在肺部主要沿支气管、血管束浸润。结节病分期如下：①0期：胸部影像学表现正常。②Ⅰ期：胸内淋巴结增大，但肺内无病变。③ⅡA期：有肺内病变，同时伴有淋巴结增大。④ⅡB期：有肺部病变，不伴有淋巴结增大。⑤Ⅲ期：有肺部纤维化改变。

【诊断要点】

1. 症状和体征：

1）结节病临床症状轻微或无症状，常于体检时发现。

2）皮肤有时可见凸起或结节性红斑，70%~80%抗原试验阳性。

3）亚急性患者起病较快，可有咳嗽、咳痰、胸痛和体重减轻等症状。

4）病程超过2年以上者，肺部可有间质纤维化表现。

2. X线胸片：双侧肺门淋巴结对称性增大及肺野透光度减低，局部呈磨玻璃样改变，双肺外围、胸膜下和支气管血管束的两侧可见粟粒状结节影分布，结节边缘不规则。

【CT表现】

1. 胸内淋巴结增大占75%~80%，约有50%的患者合并肺实质的改变。一般肺门和纵隔淋巴结增大常早于肺部病变。

1）典型表现为双侧气管旁、肺门淋巴结增大，以右侧肺门淋巴结增大为主，主-肺动脉窗、隆突下和前纵隔淋巴结也可增大（图1-3-37），增大的淋巴结内可发生钙化。

2）后纵隔淋巴结增大较少见。

3）增强后增大淋巴结呈中至明显强化，强化的淋巴结密度均匀一致，一般不压迫上腔静脉和其他大血管（图1-3-38）。

2. 淋巴结增大和肺部病变有时也可同时出现。根据临床和影像表现分为活动期和非活动期，但有时两者同时存在。

3. HRCT对结节病的肺内病变显示较好。

1）两肺对称分布的网状结节，以中上肺野多见。结节的大小以2~4 mm多见，多不规则。

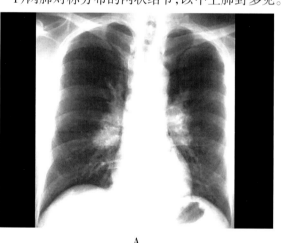
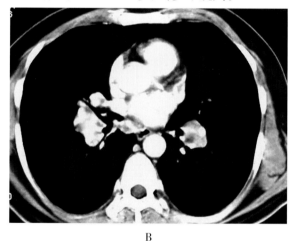

A   B

图1-3-37 结节病

A.正位胸片示双侧肺门淋巴结对称性增大；

B.增强扫描见双侧肺门淋巴结增大，强化密度欠均匀。

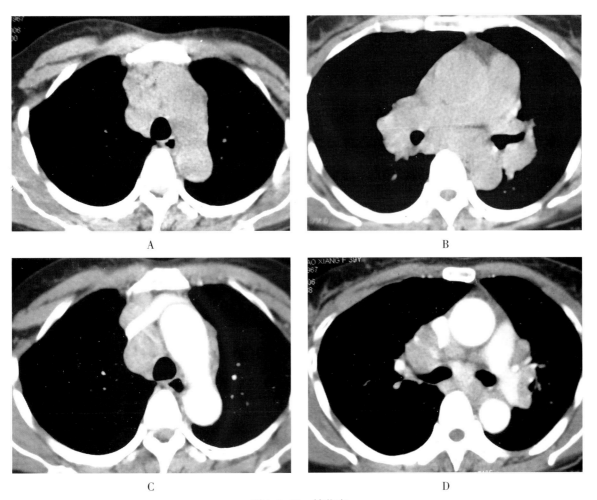

图 1-3-38　结节病

A.B. CT 平扫见右侧气管旁、隆突下、双肺门淋巴结增大；

C.D. 增强扫描增大的淋巴结呈中度均匀强化，气管无明显受压变窄。

2）结节沿支气管血管束走行或沿小叶间隔、胸膜下、叶间裂分布，呈串珠状改变。

3）由于间质改变压迫肺泡可导致两肺外周大片状模糊影，病灶内可见"空气支气管征"。

4）有时结节可在 1~2 cm，呈大结节改变，边界清楚。

5）病变后期主要表现为间质纤维化。表现为大量纤维条索影，肺小叶结构扭曲，可伴支气管扩张和肺大疱。

4. 较少见的表现还有少量胸腔积液、支气管狭窄和肺部血管受累。

5. 鉴别诊断：

1）结核性淋巴结增大：多表现为环状强化或无强化。

2）恶性淋巴瘤：常位于血管前间隙和气管旁，易融合成团而不易区分。

（六）纵隔炎症和纵隔脓肿

纵隔炎症（mediastinitis）为病原微生物感染所致的纵隔炎性反应，多为急性发作，通常为其他病变所致，其中最常见的病因是异物刺破损伤导致食管破裂。另外，颈部感染沿间隙累及纵隔也可引起感染。纵隔炎可分为四种类型：①急性纵隔炎：多由细菌直接感染引起。②慢性纵隔炎：包括肉芽肿性纵隔炎及硬化性纵隔炎，前者多由结核、真菌等感染引起，以前中纵隔的中上部为主；后者亦称特发性纵隔纤维化，病因不明确，部分病例合并腹膜后纤维化或其他部位的纤维性硬化，部分病例由急性纵隔炎或肉芽肿性纵隔炎发展而来。③纵隔脓肿：多由急性纵隔炎发展而来，脓肿可单发亦可多发。④纵隔淋巴结炎:感染主要局限于淋巴系统,可分为化脓性和非化脓性。

【诊断要点】

1.症状和体征:

1)多有手术和异物侵入史,少数为相邻的肺部感染和食管穿孔所致。

2)临床主要表现为发热,全身中毒症状,胸骨后疼痛并可放射到颈部。

3)吞咽困难,呼吸不畅等,亦可继发食管-气管瘘而产生相应的症状和体征。

2.X线胸片:

1)急性纵隔炎表现为纵隔影增宽,边缘变直,以上纵隔明显。侧位胸片可见胸骨后区密度增高,气管及主动脉弓的轮廓不清楚。

2)食管破裂引起的急性纵隔炎,行碘剂食管造影可见对比剂通过穿孔处流到食管外,甚至进入胸腔。

3.MRI检查:纵隔增宽,层次不清楚,纵隔脓肿表现为长 T_1、长 T_2 异常信号,壁不规则增厚,注射Gd-DTPA后脓肿壁可强化。

【CT表现】

1.急性纵隔炎表现为纵隔影增宽,纵隔内各结构层次不清楚,脂肪间隙模糊。

2.有时可出现气泡和少量积液(图1-3-39)。

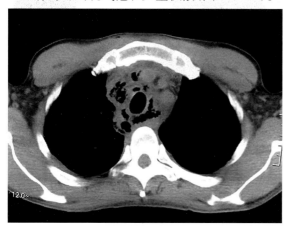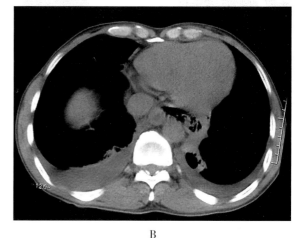

A

B

图1-3-39　急性纵隔炎(蜂窝织炎)

A.CT平扫见纵隔影增宽,内有气泡;

B.后纵隔层次不清楚,双侧胸腔有积液,另见右侧心包增厚并有少量心包积液。

3.若发现纵隔内均匀低密度液性病变,囊壁较厚,提示有纵隔脓肿。

4.脓肿形成后可见脓腔;增强后可见显著的边缘性强化。

5.纵隔淋巴结可增大。

三、后纵隔病变

(一)神经源性肿瘤

神经源性肿瘤(neurogenic neoplasms)多数为良性,少数为恶性。前者以神经鞘瘤和神经纤维瘤多见,好发于20~30岁的青年人。后者以神经母细胞瘤和节细胞母细胞瘤及恶性神经鞘瘤多见,好发于10岁以下儿童,特别是1岁以内婴幼儿。神经源性肿瘤是后纵隔最常见的肿瘤。根据组织学起源分为三类:①起源于外周神经的肿瘤,包括神经鞘瘤和神经纤维瘤。②起源于交感神经节的肿瘤,包括神经节细胞瘤、神经节母细胞瘤和神经母细胞瘤。③起源于副神经节的肿瘤。

【诊断要点】

1.症状和体征:

1)大多数患者无症状,属偶然发现。

2)肿瘤逐渐增大时,压迫周围器官产生症状。

(1)气管受压:出现咳嗽、喘息、呼吸困难等。

(2)肋间或臂丛神经受压:可致相应的疼痛及上肢麻木。

(3)食管受压:可有吞咽困难。

(4)上腔静脉受压:出现上腔静脉综合征表现。

2. 特殊临床表现:

1)神经母细胞瘤和神经节细胞瘤:患者有时出现顽固性腹泻、腹胀等症状。

2)副神经节瘤和化学感受器瘤:有反复发作的高血压或运动后的低血压及眼球震颤。

3)神经纤维瘤伴全身纤维瘤病时,可出现皮下散在性结节并伴色素沉着。

3. X线胸片:

1)表现为胸椎前方或两旁密度均匀增高、边缘清楚的半圆形影。

2)肿块与脊柱相交呈钝角。

3)常压迫肋骨使之变薄,甚至破坏,椎间孔有时扩大。

4. MRI检查:

1)多位于后纵隔脊柱旁类圆形病灶,T_1WI呈中等偏低信号,T_2WI呈高信号。

2)无囊变者信号均匀,囊变者T_1、T_2信号延长,坏死伴出血时信号不均匀。

3)注射Gd-DTPA增强后,肿瘤呈不均匀异常强化,强化程度明显高于其他肿瘤。

【CT表现】

1. 多见于后纵隔脊柱旁,类圆形或椭圆形边界较清楚的密度略低于胸壁肌肉的软组织肿块(图1-3-40A);恶性者边缘不清。

2. 神经鞘瘤易发生囊变、出血。完全囊变的神经鞘瘤和局限性包裹性积液有时不易区别。神经源性肿瘤较少钙化,钙化相对多见于神经母细胞瘤,呈斑点状、细沙砾状钙化(图1-3-40A、图1-3-41)。

3. 肿瘤易侵犯肋骨和椎体,产生骨质压迫性缺损;通过椎间孔进入椎管,肿瘤呈哑铃状改变,椎间孔往往有扩大(图1-3-42)。

4. 肿瘤与纵隔交角以钝角多见,其最大径位于纵隔内,肿块与肺的交界面十分光滑(图1-3-40)。

5. 增强扫描时良性、恶性肿瘤均有不同程度的强化,两者均可并发胸腔积液(图1-3-40B)。

6. 鉴别诊断:

1)神经源性肿瘤位于纵隔上部,应与胸内甲状腺相鉴别,后者与甲状腺相连,增强后强化显著。

2)位于纵隔下部者应与食管囊肿相鉴别,后者以囊性为主,胸椎椎体可伴有畸形。

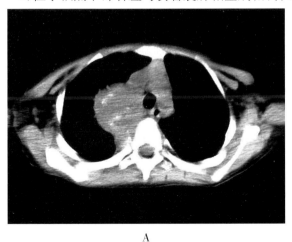
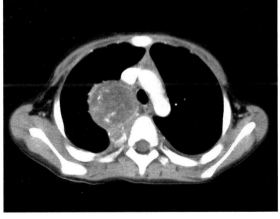

A   B

图1-3-40　神经母细胞瘤

A. CT平扫见右后纵隔脊柱旁巨大软组织肿块,与纵隔交角为钝角,边界清楚,其内有斑点状钙化;

B. 增强扫描见肿瘤轻度强化,包膜完整,双侧少量胸腔积液。

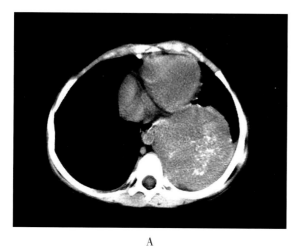

A

B

C
图1-3-41 神经母细胞瘤
　　A.CT平扫见左后纵隔内球形肿块,实质内见斑点状和沙砾状钙化;
　　B.C.增强扫描见肿瘤包膜部分强化,实性部分强化不均匀。

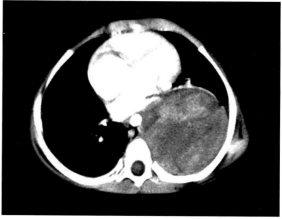

图1-3-42 神经源性肿瘤伴骨质破坏
　　CT平扫见右后纵隔分叶状软组织肿块,相邻椎骨及肋骨明显骨质破坏,肿块侵及椎管内。

(二)膈疝

膈疝(diaphragmatic hernia)是指腹部脏器经过有病变的膈肌凸入胸腔内,分先天性和后天性两种。前者是胚胎早期膈发育停滞,横膈发育不良甚至缺损,导致腹部脏器经膈肌缺损处疝入胸腔,引起一系列病理生理改变;后者由手术、外伤等原因导致。据统计,先天性膈疝发生率在活产婴为1/5 000~1/2 200,先天性膈疝按缺损部位分三型:①后外侧疝,又称胸腹膜裂孔疝或Bochdalek疝。②胸骨后疝,又称Morgagni疝。③食管裂孔疝,发病率次于后外侧疝。后外侧疝的主要病理改变为膈肌发育不良或缺损,同时可合并不同程度的肺发育不良,左侧多见,20%~30%合并其他系统畸形;胸骨后疝属于前纵隔病变,疝入的组织多为网膜成分。

【诊断要点】

1. 症状和体征:

1)疝孔较小的后外侧疝常无临床症状,疝孔较大时因疝入的内容物多,在出生后不久就出现不同程度的呼吸困难、发绀,部分有呕吐。

2)叩诊呈鼓音或浊音,疝侧肺呼吸音减弱或消失,有时胸腔内可闻及肠鸣音。

3)伴有严重肺发育不良和新生儿持续肺高压者,则表现为严重呼吸困难、持续低氧血症、高碳酸血症和明显的代谢性酸中毒。

2. X线胸片:

1)正侧位胸片示患侧胸腔内多个聚集的圆形、多角形囊状透亮影,囊壁较厚但光整,内可含气-液平面,部分与腹部肠管相连。

2)患侧膈面全部或部分消失,纵隔及心脏明显向对侧移位。

3)两侧肺受充气肠曲或移位的纵隔心影压迫而充气不良,甚至患侧肺不充气。如果疝入胸腔的肠管发生积液或未充气,则表现为患侧肺野密度增高伴纵隔心脏移位。

4)随访显示胸腔囊状透亮影,形态、大小可发生变化。

【CT表现】

1. 患侧胸腔内发现多个聚集的圆形、多角形囊状肠管影,多分布于后外侧(图1-3-43)。

2. 同侧肺容积变小,肺野密度增高。

3. 纵隔结构可以向对侧移位或居中(图1-3-43)。

4. 如果疝入的组织为网膜,可见到网膜上分布的脂肪和血管影(图1-3-44)。

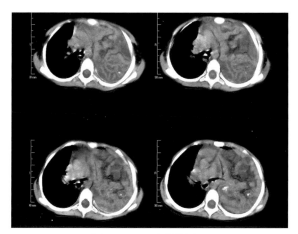 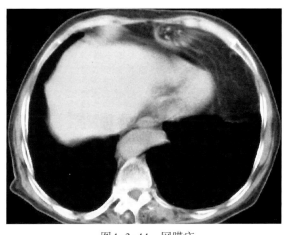

图1-3-43 左侧膈疝 　　　　　图1-3-44 网膜疝

CT平扫见左侧胸腔内多个肠曲影,分布于后外　　　CT平扫见大网膜疝入左膈肌前外侧方,网膜上
侧,纵隔结构向对侧移位。　　　　　　　　　　分布的脂肪和血管影清楚显示。

(三)髓外造血

髓外造血(extramedullary hematopoiesis,EMH)指当骨髓造血功能遭到破坏或不能满足机体需要时,骨髓外造血组织可获得新的造血功能,是机体的一种代偿功能,为良性增生性病变。引起髓外造血的原因常为各种慢性贫血,常见的髓外造血组织有肝、脾、淋巴结。多数学者认为其发生机制可能为周围循环中的造血干细胞在特定条件下归巢于胚胎时期有过造血功能的器官,重新恢复造血。胸腔髓外造血常发生在后纵隔脊柱旁,可能与椎体或肋骨骨髓经过小的皮质缺损形成的疝发生在淋巴结或网状内皮系统有关。

【诊断要点】

1. 症状和体征:

1)各种原因导致贫血患者出现脊柱旁多发或单发肿块。除贫血外,一般无其他临床症状。

2)发生在椎管附近或硬膜者,可出现压迫症状或胸腔积液。

3)可伴有肝脏、脾脏及淋巴结增大。

4)可伴发胸壁等髓外造血组织、肋骨前端膨大等。

2. 磁共振检查:

1)髓外造血组织T_1WI呈等低信号,T_2WI呈稍低信号,具体信号特点与病灶内脂肪含量及铁沉积含量有关。

2）增强扫描呈轻度均匀强化。

3）尤其对椎管内髓外造血组织检查优势明显,表现为椎管内T_1等信号、T_2稍低信号肿块。

【CT表现】

1.胸椎旁多发或单发肿块,呈双侧性或单侧性,多见于下半胸(图1-3-45)。

2.常呈对称性改变,边缘光滑锐利,可有浅分叶。

3.多发者则在脊柱旁形成多发大小不等的波浪状软组织肿块,宽基底紧贴脊柱,向周围凸出。

4.肿块密度呈较均匀软组织密度,血供较丰富,其内偶见少量脂肪细胞,但未见囊变和钙化,但个别病例可能以脂肪成分为主,增强扫描后肿块呈轻到中度强化,动态增强时间-密度曲线呈速升缓降型。

5.邻近椎体、肋骨、锁骨及肩胛骨呈梭形膨大、髓腔增宽、皮质变薄、骨小梁增粗和骨膜新生骨,肋骨增粗的骨小梁呈网格状改变,椎体增粗的骨小梁形成"栏栅状"改变,并沿重力线分布(图1-3-46)。

6.髓外造血灶可包绕肋骨,并刺激骨膜增生包埋肋骨,形成"肋中肋"征象,为本病特征性所见。

7.胸壁亦可见髓外造血组织,多位于中下胸壁,有较宽基底附着于胸壁,并凸入胸腔,大小不等,表面呈波浪状(图1-3-46)。

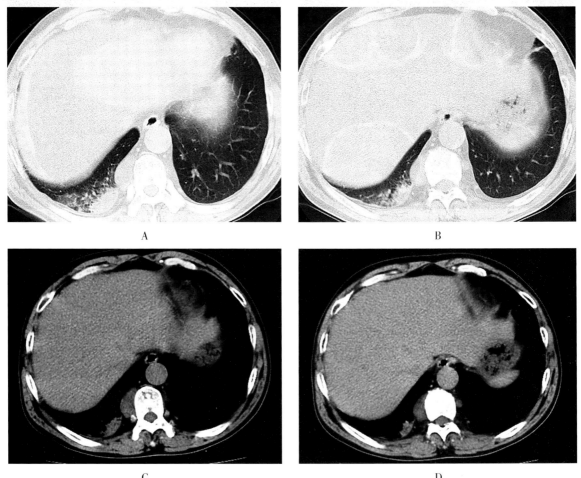

A　　　　B

C　　　　D

图1-3-45　后纵隔髓外造血

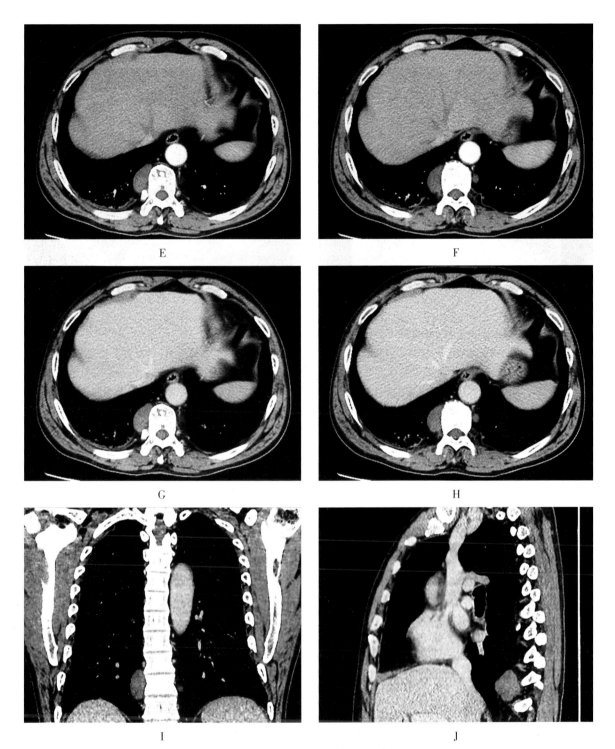

图 1-3-45　后纵隔髓外造血（续）

　　A.B. CT平扫肺窗示下双侧胸椎脊柱旁见椭圆形软组织结节,以右侧较明显,边缘清楚,病灶位于胸膜下,同时见右下肺炎性病灶;

　　C~H. 平扫病灶内密度较均匀,CT值约为24 HU,增强扫描病灶强化较均匀,动脉期CT值约为43 HU,静脉期CT值约为55 HU;

　　I.J. 三维重组冠状位和矢状位MPR显示双侧下胸椎脊柱旁肿块,表面光滑,边缘清楚,内部密度均匀。

8. 鉴别诊断:

1)神经源性肿瘤:好发于脊柱旁沟,单发类圆形或分叶状肿块,典型者呈哑铃状,邻近椎间孔扩大,囊变坏死较常见。

2)椎旁转移瘤:临床上常有恶性肿瘤病史,表现为多发椎体及附件骨质破坏、变形,受累椎旁可见软组织肿块。

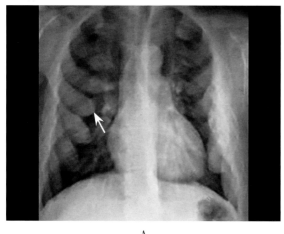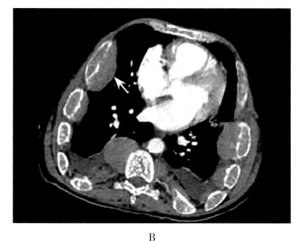

A   B

图1-3-46 髓外造血

A. X线胸片显示双侧肋骨前端对称性膨大(↑);

B. 增强扫描纵隔窗显示双侧下胸椎脊柱旁类圆形软组织肿块,以右侧较明显,其内密度较均匀,表面较光整,双侧椎间孔未见扩大;双侧肋骨呈梭形膨大,皮质变薄,髓腔增宽,以前端较明显,肋骨内侧缘可见多发造血灶对称分布,有较宽基底附着于肋骨内侧面,并向胸腔内凸起(↑);双侧胸腔内见弧形积液。

(刘 斌 胡克非 任千里 金 晶 朱丹红 刘 浩)

第四节 胸膜和心包病变

一、胸膜病变

(一)气胸和液气胸

胸膜腔的脏层或壁层胸膜破裂,气体进入胸腔即成气胸(pneumothorax)。气胸在临床分为三型:①闭合性气胸,脏层胸膜的裂口较小,在肺组织被压缩的同时也关闭了裂口,空气不再进入胸腔,胸腔的压力仍可低于大气压,肺组织的压缩较轻微,患侧的呼吸功能仍然存在。②开放性气胸,外伤的创口较大,空气可自由进出胸腔,胸腔的压力等同于大气压。③张力性气胸,撕裂的脏层胸膜在裂口处形成活瓣,吸气时气体经裂口处进入胸腔,呼气时活瓣封堵裂口,使气体不能完全排出,胸腔内压力不断升高(可高于大气压),纵隔向健侧移位,可引起呼吸及循环功能障碍、心律失常、休克甚至危及生命。

胸腔内同时有液体存在则为液气胸,可由肺部的疾病(如肺脓肿、肺结核)引起,也可为胸部外伤或胸部手术所致。根据液体的性质分液气胸、脓气胸和血气胸,但X线上不易鉴别。

【诊断要点】

1. 症状和体征:临床症状与发病的缓急、积气量的多少及肺功能的情况有关。

1)突然胸痛和出现呼吸困难。

2)严重时表现为呼吸困难伴有发绀,并可伴有大汗淋漓和烦躁不安。

3)患侧胸廓饱满,肋间隙增宽,呼吸音及语颤音减弱或消失,叩诊呈鼓音。

4)如为液气胸,叩诊呈浊音,心音遥远。

2. X线胸片:

1)胸部正位(立位)片:上肺野外带至肺尖处见条状透亮影,内无肺纹理显示,其内缘可见被压缩的脏层胸膜线。

2）胸部正位（仰卧位）片：见肺野外带及下肺野肋膈角区透亮度增强，内无纹理显示，积气量越多，肺压缩就越明显。胸腔内少量积气时，肺底部异常透亮，尤其在左侧横膈与心脏之间，显示一条线状低密度影，衬托出左侧横膈的顶部。若积气量大或胸腔内伴有液体，此征象消失。

3）胸部侧位（仰卧位水平投照）片：在前肋膈角区见局限性透亮度增强，肺组织向后受压移位。

【CT表现】

1.CT轴位扫描可显示脏层胸膜，呈弧形细线样软组织密度影与胸壁平行，其外侧即胸膜腔内极低密度的气体影，肺组织不同程度的受压移位（图1-4-1）。

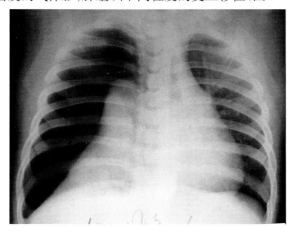
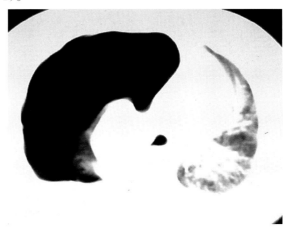

A　　　　　　　　　　　　　　　　　　　　B

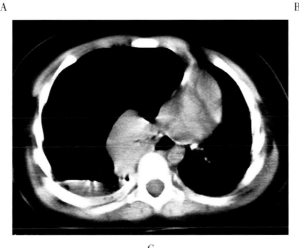

C

图1-4-1　液气胸

A.正位胸片见右上肺及中外带内无肺纹理，肺组织受压移向下肺野及肺门区，肺组织密度增高；

B.CT平扫肺窗见右肺门区团块状密度增高影，局部肺野内无纹理显示，气管、心脏明显向左侧移位而成为纵隔疝，左肺受压；

C.纵隔窗见右肺门区团块状软组织密度影，右侧胸腔内见气-液平面，心脏左移明显。

2.由于CT取卧位横断面扫描，少量气体不一定聚集在肺尖部。

3.液气胸时胸腔内可有气-液平面。

4.手术后所致的支气管胸膜瘘和食管胸膜瘘，行造影后CT扫描可发现对比剂外溢征象。

5.鉴别诊断：纵隔气肿常将纵隔胸膜向肺野推挤，并在纵隔气肿的衬托下显示纵隔胸膜线，而纵隔旁气胸是在肺野的内侧脏、壁层胸膜之间的少量积气，在气体的衬托下显示发丝样脏层胸膜线，明显比纵隔胸膜线细，CT检查更易于鉴别。

（二）胸腔积液

胸腔积液形成是由于脏、壁层胸膜的毛细血管壁通透性增加,从而导致胸膜腔内液体增多。病因常见感染性(结核、细菌、真菌等)、肿瘤性(胸膜间皮瘤、转移瘤等)、变态反应性(如结缔组织病)、化学性(如尿毒症)。按积液性质分为漏出液和渗出液,单纯的CT检查不能做出原发疾病的诊断。

【诊断要点】

1. 症状:

1)结核性胸膜炎多见于年轻患者,常有咳嗽、发热和盗汗等表现;肿瘤性胸腔积液多见于中老年人。

2)积液量在300 ml以下时症状不明显,超过500 ml时常有胸闷、胸痛。

3)积液量继续增多时,两层胸膜隔开,不再随呼吸而摩擦,胸痛减轻,但心悸、气促加重。

2. 体征:局部叩诊呈浊音,呼吸音减低等。

3. 胸腔积液检查:通过胸腔积液生化、酶学及脱落细胞学检查,有利于原发病的诊断。

4. B型超声:

1)游离性胸腔积液表现为胸腔内的无回声区。

2)局限于胸腔侧壁或后壁时呈包裹性积液,表现为肺与胸壁间半圆形或扁平状无回声区,近胸壁处基底宽。

3)肺底积液可显示为上下范围很窄的扁平状无回声区。

5. X线胸片:少量积液表现为肋膈角变钝;中等量积液为外高内低的弧形液面;大量积液为一侧肺野均匀高密度影,纵隔向对侧移位。

【CT表现】

1. 游离积液:

1)少量积液:表现为与胸膜平行的水样密度,弧形带状影。

2)中等量积液:为新月形低密度区,弧线向内侧凹陷(图1-4-2)。

3)大量积液:常压迫肺导致肺不张,压迫膈肌脚向前移位;严重时,可导致横膈向下翻转,在肝膈之间形成水样低密度区,类似肝囊肿。

2. 包裹性积液:表现为基底较宽的凸镜形阴影,与胸壁相交呈钝角,呈水样密度,邻近的肺组织受压。附近的胸膜增厚,形成"胸膜尾征"(图1-4-3、图1-4-4)。

3. 叶间积液:呈梭状或球状,沿叶间裂方向走行,呈水样密度(图1-4-5)。两端的叶间胸膜常有增厚,类似彗星尾状。

4. 脓胸:为胸腔感染所致,增强扫描时,壁层胸膜增强明显,形成"脏壁层胸膜分离征",后期胸膜往往有钙化(图1-4-6)。

5. 鉴别诊断:少量胸腔积液和胸膜增厚在平扫时不易鉴别。增强后前者无强化,后者有强化。

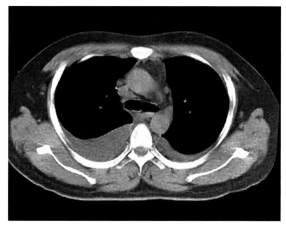

图1-4-2 胸腔积液

右侧中等量积液,左侧少量积液。

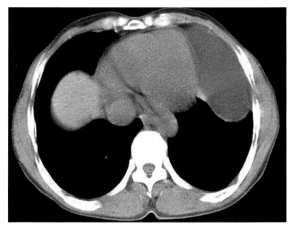

图1-4-3 胸腔积液

左前侧胸壁包裹性积液。

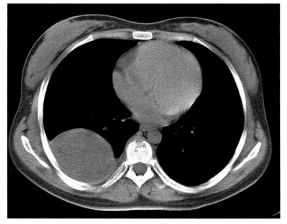

图1-4-4　胸腔积液
胸椎结核患者,右后胸壁包裹性积液呈凸镜形。

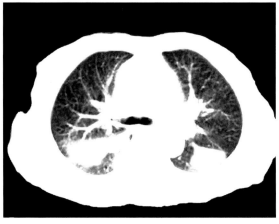

A

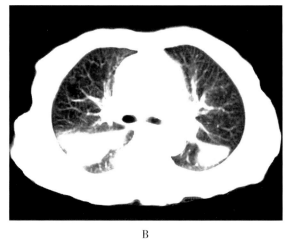

B

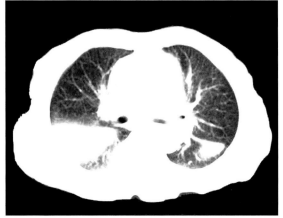

C

图1-4-5　胸腔积液
A～C.CT平扫肺窗示双侧斜裂叶间积液。

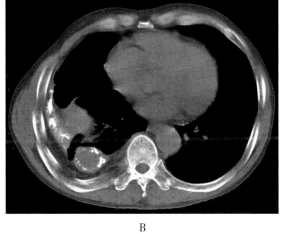

A

B

图1-4-6　胸腔积液
A.肺窗见右侧包裹性气胸,并见较大气-液平面;
B.纵隔窗见胸膜广泛增厚伴钙化,并见少量胸腔积液及同侧胸廓塌陷,肋间隙变窄。

第一章　胸部

（三）胸膜间皮瘤

胸膜间皮瘤（mesothelioma of pleura）有良恶性之分，根据生长方式分为局限型和弥漫型两种，前者为良性或恶性，后者属于高度恶性肿瘤。80%发生于40岁以上的成年人。起源于胸膜间皮组织或胸膜下结缔组织。脏、壁层胸膜均可发生。50%见于石棉肺患者或有石棉接触史的人群中。

【诊断要点】

1.症状和体征：

1）局限型胸膜间皮瘤常无自觉症状，少数有胸部钝痛。

2）弥漫型者有顽固性胸痛、胸闷、干咳、进行性气促和体重下降。

3）部分患者有肺源性肥大性骨关节病的改变，以手部和踝部多见。肿瘤切除后，这些症状亦可消失。

2.胸腔积液检查：大量血性胸腔积液，透明质酸酶升高，间皮细胞数超过5%。

3.组织活检：具有确诊价值。

4.B型超声：

1）局限型胸膜间皮瘤显示为与胸壁相连接的圆形或椭圆形中等回声区。

2）良性者有完整包膜，内部回声均匀。

3）恶性者包膜不完整，内部回声不均匀。

5.X线胸片：胸片见局限者呈圆形或椭圆形致密影，恶性者往往有大量胸腔积液。胸膜腔造影时胸膜表面凹凸不平，呈波浪状。

6.MRI检查：肿块呈软组织信号，内部少有坏死。当胸膜间皮瘤发生出血并发血性胸腔积液时，T_1WI信号强度高于结核性胸膜炎信号强度。

【CT表现】

1.局限型胸膜间皮瘤：

1）表现为胸腔周围或叶间裂区边界清楚、密度均匀的软组织肿块（图1-4-7）。

2）与胸膜相交呈钝角（图1-4-7）或有蒂与胸膜相连。

3）增强后均匀强化。

2.弥漫型（恶性）胸膜间皮瘤：

1）常表现为单侧弥漫性结节状胸膜肥厚伴大量胸腔积液，胸膜厚度往往超过1.0 cm（图1-4-8）。

2）常有胸腔体积缩小，纵隔结构因肿瘤浸润而固定（图1-4-9）。

3）易穿破胸膜侵犯胸壁软组织。

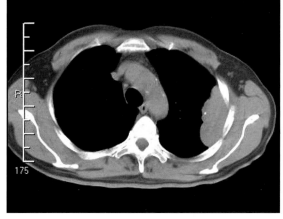

图1-4-7　局限型胸膜间皮瘤

CT平扫见左上侧胸壁边界清楚、密度均匀肿块，肿块以钝角与胸壁相交，其内有点状钙化，内缘呈波浪状。

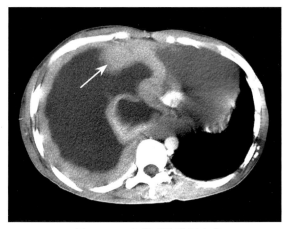

图1-4-8　弥漫型胸膜间皮瘤

CT平扫见右侧胸膜广泛增厚伴大量胸腔积液，胸膜上较大结节灶（↑）。

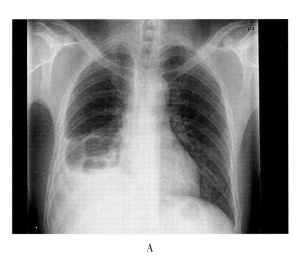
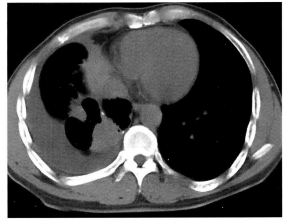

A
B

图1-4-9　胸膜间皮瘤

A. 正位胸片见右侧胸腔积液,肋间隙变窄,纵隔无明显移位;

B. CT平扫见右侧胸腔内中等量积液,胸膜上有软组织肿块并与胸膜粘连,同侧胸腔体积缩小。

3. 肺内常见间质纤维化,对侧胸腔的胸膜往往有改变,如胸膜钙化、胸膜斑等。

4. 肉瘤样型恶性胸膜间皮瘤:仅表现为胸膜增厚,没有或仅有少量的胸腔积液。又称干性恶性胸膜间皮瘤(图1-4-10)。

5. 鉴别诊断:胸膜转移瘤呈弥漫分布,常伴有肋骨破坏及胸壁软组织浸润,较少见到患侧胸腔容积缩小及纵隔固定征象。

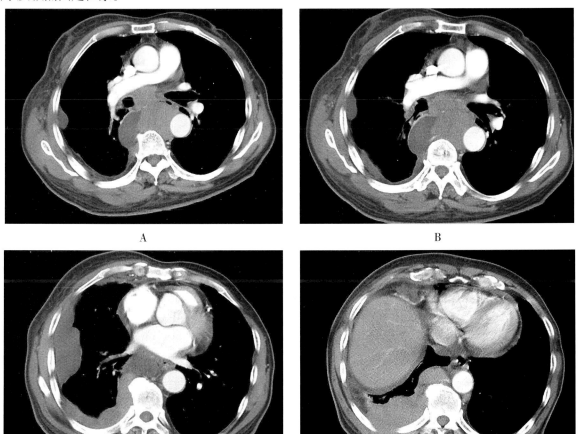

A
B
C
D

图1-4-10　恶性胸膜间皮瘤(肉瘤样型)

A~D. 增强扫描见右侧胸膜广泛软组织肿块,患侧并见少量胸腔积液和心包增厚,后纵隔见增大淋巴结融合成团块状。

(四)胸膜孤立性纤维瘤

胸膜孤立性纤维瘤(solitray fibrous tumors of the pleura,SFTP)是一种来源于间叶组织的梭形细胞肿瘤,发病原因不明,WHO将其归类于纤维母细胞/肌纤维母细胞来源肿瘤。SFTP可发生于全身各部位,80%发生于胸膜,大部分肿瘤发生在脏层胸膜,约占胸膜肿瘤的5%。可发生于任何年龄,25~76岁多见,中位年龄57岁,无明显性别差异。病理学上SFTP主要由梭形细胞和胶原纤维混合而成,部分病例内见厚壁血管。多数学者认为SFTP是一种交界性肿瘤,大部分为良性,但部分具有局部复发、远处转移及周围侵犯等恶性生物学行为。

【诊断要点】

1. 发病率较低,且患者常无明显临床症状,偶有咳嗽和轻微胸痛,但缺乏特征性,多数患者为体检中偶然发现。

2. 肿瘤生长较为缓慢,部分肿瘤血供丰富,当肿瘤巨大压迫、侵犯周围组织和神经时,可导致胸痛、胸闷、咯血、呼吸困难等。

3. 部分肿瘤可伴副肿瘤综合征,主要临床表现有低血糖、杵状指、肥大性骨关节病等。

4. X线表现:表现为胸腔内圆形或卵圆形紧连胸膜面的均质性肿块,少数可见分叶,邻近肺组织受压,部分有蒂肿块可在胸膜腔内移动;巨大者可占据整个胸腔。

5. MRI检查:肿瘤在T₁WI及T₂WI均表现为等低信号,DWI呈稍高信号,增强扫描强化明显,其中T₂WI低信号较有特征性,与肿瘤内纤维及胶原成分丰富有关。

【CT表现】

1. 可发生于胸膜任何位置,以肋面、纵隔面多见,瘤肺界面清晰,联合多平面重组有利于肿瘤定位。

2. 胸腔内单发类圆形或梭形软组织肿块,肿瘤多以宽基底与邻近胸膜浆膜层相连,可有浅分叶状,边缘清楚、光滑,可跨叶间裂生长或沿叶间裂塑形生长,密度与肌肉相当,邻近胸膜下脂肪层显示清楚;当肿瘤较大时,内可见囊变、坏死,但瘤内钙化少见。

3. 毗邻肺组织受压及边缘逐渐变窄提示肿瘤起源于胸膜,但巨大肿瘤不易定位。

4. 增强扫描:肿瘤的强化程度因内部组成成分比例不同而异,与胶原纤维、小血管比例密切相关。

1)细胞密集和富血管区强化明显,细胞稀疏和乏血管区强化较弱。

2)肿瘤强化程度可反映内部成分,但不能作为良恶性定性依据。

3)肿块较小时呈均匀强化(图1-4-11),体积巨大者强化不均匀,典型者呈"地图"样表现(图1-4-12),部分瘤体内见扭曲血管。

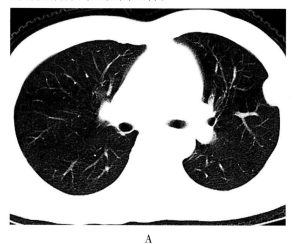
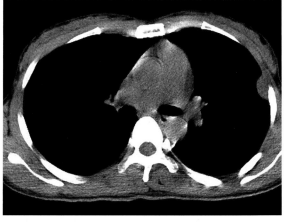

A   B

图1-4-11 胸膜孤立性纤维瘤

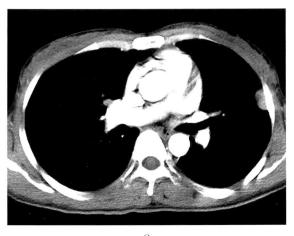
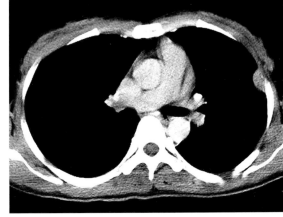

C   D

图1-4-11　胸膜孤立性纤维瘤(续)

A. CT平扫左上胸胸膜下见扁丘状结节,有较宽基底与胸膜相连,基底部与胸膜夹角呈钝角,瘤肺界面清晰;

B. 胸膜下结节表面光滑,内部密度均匀,与邻近肌肉相似;

C.D. 增强扫描C为动脉期,D为静脉期;动脉期结节呈显著均匀强化,静脉期结节持续强化。

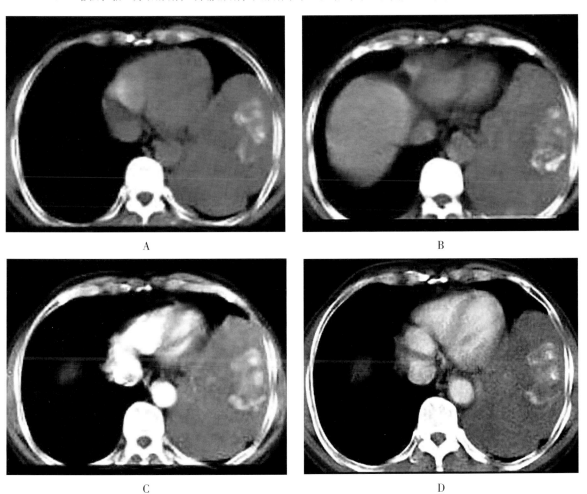

A   B

C   D

图1-4-12　胸膜孤立性纤维瘤

A.B. CT平扫示左下胸巨大软组织肿块,实性部分密度尚均匀,其内见大片状高密度钙化,肿块以广基与胸膜相连,左侧胸腔内未见积液征象;

C.D. 增强扫描C为动脉期,D为静脉期。动脉期肿块中度强化,静脉期持续性延迟强化,呈"地图"样改变。

4)肿瘤可出现延迟逐渐充填式强化(图1-4-13)。

5)CTA可显示部分肿瘤供血动脉:常来源于肋间动脉、膈下动脉、胸廓内动脉及主动脉等的异常分支,表现为血管进入肿块或走行至肿块边缘。

6)大部分包膜完整,可见包膜强化,肿瘤突破包膜并侵犯周围组织,应考虑恶性。

5.肿瘤与胸膜夹角:肿瘤较小时与胸膜宽基底相连呈钝角,较大时与胸膜夹角可呈锐角。

6.良性SFTP境界清楚,恶性者边缘不清,呈浸润性生长,可侵犯周围组织。

7.部分带蒂肿瘤的位置可随呼吸运动和体位改变而发生变化,了解这点对于CT定位下穿刺活检有重要意义。

8.继发改变:

1)压迫性肺不张。

2)肋骨骨膜增生。

3)胸腔积液:胸腔积液的出现并非本病恶性特征。

9.鉴别诊断:

1)胸膜间皮瘤:可有石棉接触史,与局限型鉴别较难,恶性胸膜间皮瘤呈弥漫性、结节状增厚,常合并大量胸腔积液。

2)胸膜转移瘤:临床常有明确原发恶性肿瘤病史,胸膜呈弥漫性、结节状增厚,伴有大量胸腔积液,可合并肋骨破坏及胸壁软组织侵犯。

3)肺内肿瘤:肿瘤主体位于肺内,瘤肺界面模糊,与胸壁呈锐角相交。

4)神经源性肿瘤:好发于肋间神经走行区及后纵隔,对邻近骨质压迫、吸收,椎间孔扩大,典型者呈哑铃状,囊变、坏死多见。

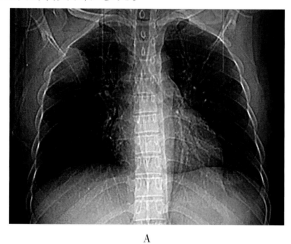

A

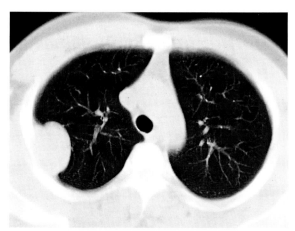

B

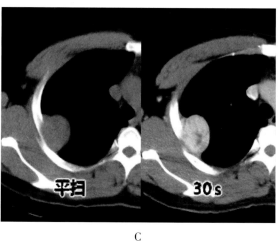

平扫　30s

C

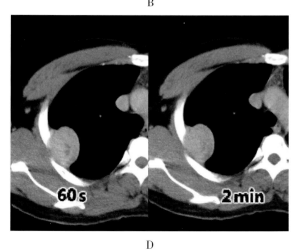

60s　2min

D

图1-4-13　胸膜孤立性纤维瘤

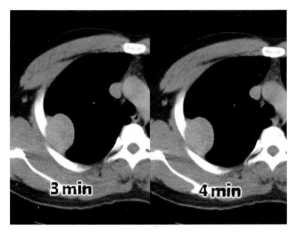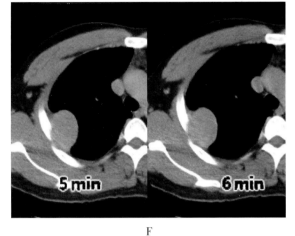

E

F

图 1-4-13 胸膜孤立性纤维瘤(续)

A.定位像显示右上胸见类圆形软组织肿块向肺野内凸出,表面光滑;

B.CT平扫肺窗右上胸见椭圆形软组织肿块,表面光滑,有较宽基底与胸膜相连,可见胸膜尾征,瘤肺界面清晰;

C~F.CT平扫纵隔窗示肿块内密度均匀,增强扫描示动脉期肿块显著强化,内见条片状略低密度区,动态增强显示,肿块呈持续性强化,动脉期低密度区逐渐充填呈等密度。

(五)胸壁错构瘤

胸壁错构瘤(mesenchymal hamartoma of the chest wall,MHCW)是一种原发于胸壁骨组织的罕见肿瘤样病变,WHO骨肿瘤分类将其归为新分类中的"其他病变"类,并定义为发生于胎儿期、新生儿期、婴儿期肋骨的间叶源性非肿瘤性增生性病变,发病率约占原发骨肿瘤的1/3 000,主要发生在婴幼儿期,成年人少见,男女发病之比为2:1。多数学者认为胸壁错构瘤无家族遗传史,多在胎儿期即存在,多为单发,偶有多发。临床一般表现为良性生物学行为,部分患者胸壁错构瘤可自发性消退或出生后即停止生长,但亦有恶性报道。

【诊断要点】

1.症状和体征:

1)大部分发生于婴幼儿,部分患儿出生时即存在肿块,临床检查胸壁可触及肿块。

2)患儿常因缓慢生长的胸壁肿块或因肿瘤压迫肺组织引起呼吸道症状(如咳嗽、发热、胸廓变形等)而就诊,症状与肿块大小及部位有关,亦可无明显临床症状。

3)可伴有脊柱侧弯。

2.X线平片:显示伴大量钙化的胸膜外肿块,受累肋骨膨胀、扭曲、破坏。

3.MRI检查:肿块T_1WI及T_2WI均为混杂信号,T_1WI以高信号为主(出血),T_2WI以高信号为主(含有软骨成分)。

【CT表现】

1.胸壁错构瘤多起源于肋骨中央部,并以其为中心,呈膨胀性骨质破坏,呈凸向胸腔内外的软组织肿块,与胸壁宽基底相连,以凸入胸腔内多见,邻近肋骨受压、移位,部分可以源于肋骨表面,大部分病灶为单发,亦可见多发,多见于一侧,少见于双侧(图1-4-14)。

2.肿块体积一般较大,边界清楚,密度不均匀,呈类圆形或分叶状囊实性软组织肿块,可见由病变内骨样组织、软骨样组织发生钙盐沉积形成的骨化或各种钙化,相应肋骨膨胀变形,呈筛网样改变,病灶边缘或肋骨面可见钙化或骨化。

3.肿块以实性成分为主,囊性部分为继发改变。

4. 当骨样组织、软骨样组织及纤维成分较多时,肿块密度较高,增强扫描强化程度较高。

5. 当囊性成分较多时,CT平扫示病变密度较低,增强扫描后强化程度较弱。

6. 大部分囊腔表现为出血性囊腔、液-液平面等继发动脉瘤样骨囊肿表现(图1-4-14C、图1-4-14D)。

7. 肿块较大时可推挤、压迫邻近的肺组织及纵隔。

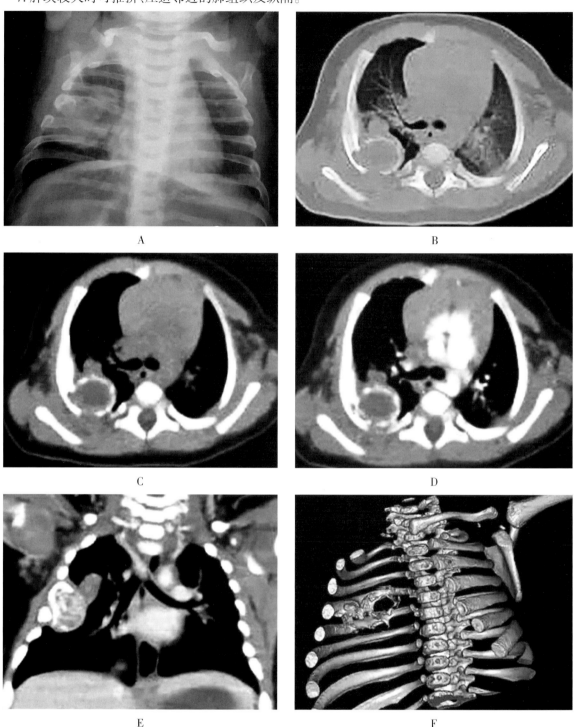

A   B

C   D

E   F

图1-4-14　胸壁错构瘤

A. X线胸片显示右侧第4肋骨膨胀性骨质破坏,并向胸腔内凸入;

B. C. 右侧第4后肋见显著膨胀性骨质破坏,边缘部见弧形钙化,边缘清楚,髓腔侧可见纤细硬化边,病灶以囊性病变为主,内似可见液-液平面;

D. 增强后病灶强化不明显;

E. F.MPR及VR图像示右侧第4后肋膨胀性骨质破坏,邻近肋骨受压变形。

8. 鉴别诊断：

1）动脉瘤样骨囊肿：发病年龄稍大，5~20岁多见，好发于长骨干骺端，呈气球状膨胀性生长，发生于肋骨少见。

2）软骨瘤：20~40岁多见，短管状骨及长骨常见，骨皮质膨胀变薄，中心部可见斑点状、环状及沙砾样钙化，可见薄层硬化边。

3）尤文肉瘤及神经母细胞瘤：骨质破坏、骨膜反应及软组织肿块较明显，但钙化及囊变少见，很少发生于新生儿。

二、心 包 病 变

（一）心包积液

正常心包内有 20~50 ml 液体。心包内液体量超过 50 ml 即为心包积液（pericardial effusion）。按积液性质分为漏出液和渗出液。漏出液常见于心脏疾患、水钠潴留及黏液性水肿等疾病；渗出液常见于结核、肿瘤及结缔组织病等疾病。

【诊断要点】

1. 症状和体征：

1）以气促、呼吸困难、咳嗽、不能平卧为主要表现。根据积液量和增长速度的不同，症状轻重程度也不一。

2）心尖冲动减弱和消失、心浊音界向两侧扩大、心音低钝。

3）颈静脉怒张，血压和脉压下降等。

2. B型超声：

1）右心室前壁、右心室流出道及胸壁间出现液性暗区。

2）左心室后壁与肺之间出现液性暗区。

3）大量积液时，在巨大心包腔内可见心脏前后壁同向运动，称为心包摆动。

3. X线胸片：

1）心缘正常弧度消失，心影向两侧扩大，呈烧瓶状或球形。

2）上腔静脉影增宽。

3）主动脉影缩短。

4）肺纹理减少。

4. MRI检查：积液的信号强度与所用的扫描序列和积液性质有关。在 SE 序列的 T_1WI 上，浆液性积液多呈均匀低信号，渗出性积液多呈不均匀高信号，血性积液多呈中或高等信号，T_2WI 多为均匀高信号。

【CT表现】

1. 少量积液：积液量在 50 ml 以上即可检出，心包厚度>4 mm 为异常。

2. 中等量积液：液体位于右心房、右心室腹侧面或环绕大血管的起始部（图1-4-15）。

3. 大量积液：心包腔呈不对称的环状影围绕整个心脏（图1-4-16）。

4. 包裹性积液表现为一个或多个孤立性腔隙。

5. 心包积液为漏出液时，CT值较低；积液为渗出液或血性时 CT 值较高，可为软组织密度。

6. 心包积液伴有心包增厚时，增强后增厚的心包有强化。

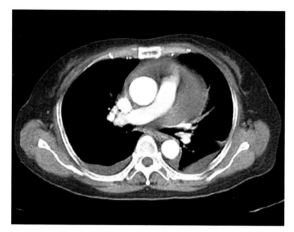

图1-4-15　心包积液

增强扫描见中等量心包积液,环绕大血管的起始部,呈水样低密度影,两侧胸腔有少量积液。

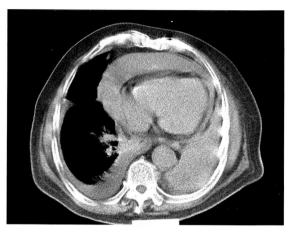

图1-4-16　心包积液

CT平扫示左上肺腺癌胸膜和心包转移,大量心包积液,心包积液呈不对称的环状影围绕整个心脏,两侧胸腔积液。

(二)缩窄性心包炎

缩窄性心包炎(constrictive pericarditis)常因心包膜炎症病变持续或反复发作而引起。好发于20~30岁青年人,男女发病之比为2∶1。病理改变为心包脏、壁两层之间发生粘连、纤维化及钙化,限制心脏的正常舒张,形成以体循环静脉压力异常增高为主要表现。病因主要包括感染、尿毒症、类风湿关节炎及肿瘤等,以结核性为多见。

【诊断要点】

1.症状:

1)以劳力性呼吸困难、下肢水肿、身体疲乏为主要表现。

2)部分患者出现上腹疼痛、皮肤黄疸等表现。

2.体征:

1)心率快、心包叩击音、心律不齐、血压低。

2)颈静脉怒张、肝肿大、腹腔积液及下肢水肿。

3)两肺底闻及湿啰音。

3.心电图检查:肢体导联QRS波群低电压,T波低平或倒置。

4.B型超声:心包的两层分开,呈平行运动,纤维组织回声增强,回声较宽。当合并钙化时,心包膜反射显著增强。

5.X线表现:

1)X线胸片:

(1)心影大小正常或轻度增大,主要为右心房增大。

(2)心脏各弧分界不清,其外形呈三角形。

(3)房室沟、右心房室周围、右心室胸骨面及膈面见到斑片、条状钙化。

2)透视下心脏搏动减弱。

【CT表现】

1.心包增厚:表现为心包脏、壁层界限不清,多呈弥漫性不规则增厚,以右室侧为主,厚度多在0.5~2 cm(图1-4-17、图1-4-18)。

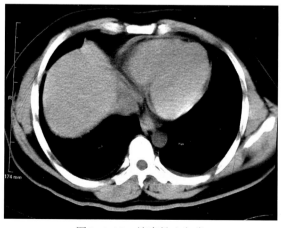

图1-4-17　缩窄性心包炎

CT平扫见心包脏、壁层界限不清,呈弥漫性增厚,以右室侧心包增厚为主。

2.心包钙化:右心室的腹侧面、膈面、房室沟和室间沟等部位增厚的心包出现斑点或斑块状、片状钙化灶(图1-4-19)。

3.体静脉压力升高:可见上腔静脉和下腔静脉扩张,肝肿大和胸腔积液(图1-4-18)。

4.增强扫描:可显示扩张的左、右心房,呈管状的左、右心室及室间隔变直和肥厚征象。

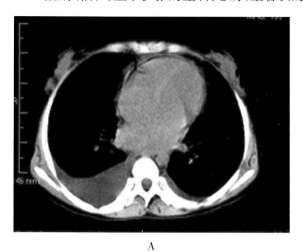
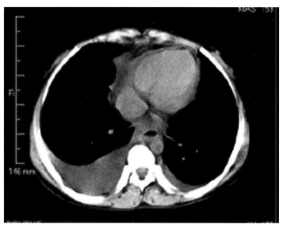

A　　　　　　　　　　　　　B

图1-4-18　缩窄性心包炎

A.B.心包呈弥漫性不规则增厚,脏、壁层界限不清,下腔静脉扩张,两侧胸腔积液。

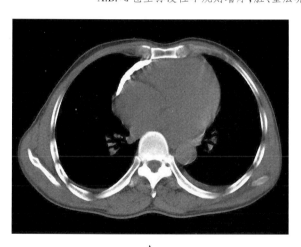
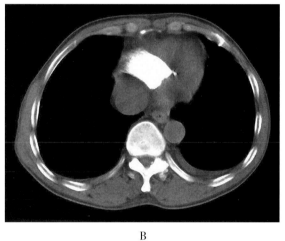

A　　　　　　　　　　　　　B

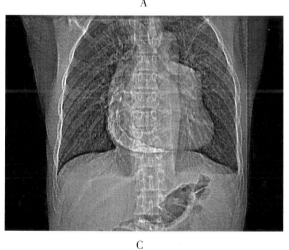

C

图1-4-19　缩窄性心包炎

A.CT平扫见右心室的腹侧面条片状钙化灶;

B.室间沟处心包钙化呈斑块状;

C.胸部平片示右心缘弧线状钙化。

（三）心包囊肿

心包囊肿（pericardial cyst）较少见，属良性病变。占纵隔肿瘤和囊肿总数的3.85%。囊肿大小不一，一般为3~7 cm。心包囊肿起源于残存的体腔室壁隐窝，在胚胎发育过程中由于其未与心包腔融合而形成，大多位于右侧心膈角处，多为单房，内壁为间皮细胞，囊肿内为澄清的液体。

【诊断要点】

1. 症状和体征：临床常无症状，大多在体检时被发现。

2. X线检查：

1）X线胸片：囊肿多呈圆形或椭圆形，轮廓光整、清楚，多位于右侧心膈角处，心包其他部位亦可发生，侧位胸片囊肿上尖下圆，呈水滴状。

2）透视下变换体位，囊肿形态可发生变化。

3. MRI检查：一般呈长T_1、长T_2信号，囊壁在T_1上呈线状稍高信号，囊内含有较多黏液蛋白或出血时T_1呈均匀高信号。

【CT表现】

1. 囊肿边缘锐利、清楚，壁薄，其内密度多数均匀，呈水样密度的囊性肿块，如囊内含有较多黏液蛋白或有出血，囊肿密度增高（图1-4-20）。

2. 增强扫描示囊内无强化，囊壁强化不明显（图1-4-21）。

3. 鉴别诊断：心包憩室与心包囊肿相似，前者与心包腔相通，改变体位时憩室可缩小；而后者改变体位时体积不缩小，仅有形态的改变。

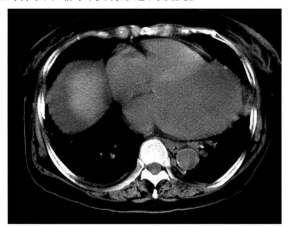
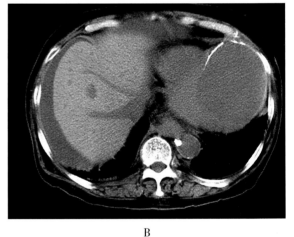

A   B

图1-4-20　心包囊肿

A. CT平扫见心包左后方巨大囊性肿物，其内密度欠均匀；

B. 下方囊肿壁呈条状钙化。

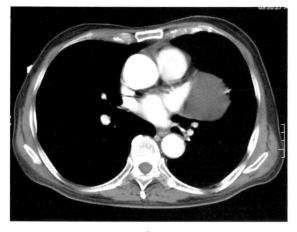
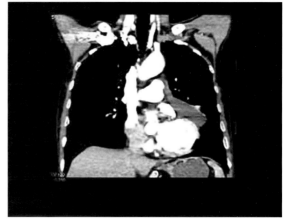

A   B

C

图1-4-21 心包囊肿

A. 增强扫描见心底部左侧囊性占位,无强化;

B.C. 多平面重组见囊肿呈椭圆形,与心包腔不相通。

(四)心包脂肪肉瘤

心包脂肪肉瘤(liposarcoma)为恶性间叶组织肿瘤,极少数由脂肪瘤恶变而来。原发于心包的脂肪肉瘤罕见,国内外文献至今仅见几例报道。多发生于成年人,以40~60岁居多。脂肪肉瘤分为五型:Ⅰ型为分化好的脂肪肉瘤,Ⅱ型为黏液性脂肪肉瘤,Ⅲ型为多形性脂肪肉瘤,Ⅳ型为圆细胞脂肪肉瘤,Ⅴ型为去分化脂肪肉瘤。

【诊断要点】

1. 症状和体征:可有心前区不适等症状,心浊音界扩大。

2. X线胸片:表现为心影增大。

3. B型超声:可发现心包内回声异常。

【CT表现】

1. 分化较好的脂肪肉瘤表现为巨大脂肪密度肿物,其内夹杂云絮状、条纹状分隔。

2. 黏液性脂肪肉瘤为似囊样的实性肿物,增强后有网状、岛状不均质强化(图1-4-22)。

3. Ⅲ—Ⅴ型为不均质软组织肿物,无脂肪成分,可有坏死,增强后肿瘤实质区血供丰富。

4. 鉴别诊断:

1)心包间皮瘤:表现为心包不规则增厚及不光滑结节,多有密度较高的积液。

2)心包内畸胎瘤:多见于青少年,密度不均,可见多种密度影,如脂肪、水和牙齿等。

3)心包转移瘤:发生率远高于原发肿瘤,常呈多发、大小不等、形态不规则结节,多有积液,多数有明确病史或相邻结构的肿瘤性病变。

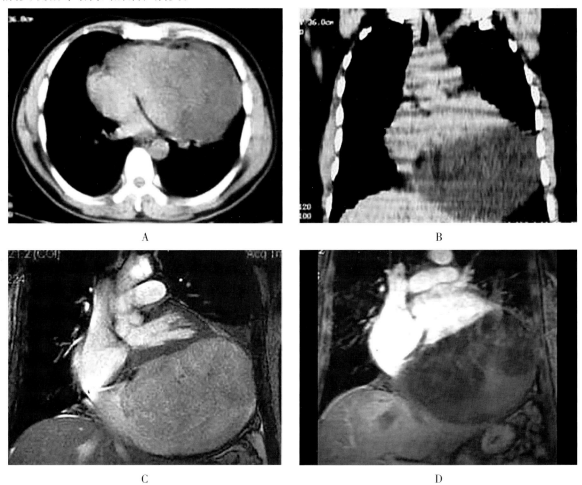

图1-4-22　心包脂肪肉瘤

A. B.CT平扫见心包内低密度肿物,主体位于左房、室心肌外侧,与心肌分界不清,与壁层心包分界清晰;
C. D.MRI见心包内巨大不均匀异常信号,左心室明显变形,肿瘤与心肌界限不清,增强后无明显强化。

（姚文君　任千里　季　鹏　李　永　孙莉华）

第二章 心脏及大血管

第一节 检查及重组方法与正常解剖

一、心血管检查及重组方法

（一）心脏CT冠状动脉检查及重组方法

1. 多层螺旋CT冠状动脉（简称"冠脉"）血管造影检查方法：采用64排及以上螺旋CT进行冠脉检查时，对心率>80次/min者，检查前15 min可舌下含服β受体阻滞剂（倍他乐克12.5~25 mg）。因为心率与冠脉CT图像质量呈明显的负相关，心率越快，血管显示越差，评价冠脉病变的准确性也随之降低。对中、重度心律不齐者，一般不适合做此项检查，除非采用更高档的后64排CT机，如256排、320排或双源CT及640排CT。

检查时患者平卧，训练患者屏气，两上肢平举，放置心电电极，扫描时结合心电门控采集数据，从主动脉根部由上往下一次屏气扫完心脏，重建层厚为0.5~0.625 mm。

平扫：主要观察冠脉钙化，对冠脉进行钙化积分评估，并为冠脉增强扫描做精确定位。增强扫描：首先采用高压注射器经肘静脉注射高浓度非离子型对比剂（350~370 mgI/ml）20 ml，流率为3.5~5.0 ml/s，延迟10 s在所选定层面扫描，扫描间隔为1 s，然后在升主动脉内选择一感兴趣区并绘出时间-密度曲线，测出对比剂开始注入至升主动脉内达增强峰值的时间，并加上4 s作为冠脉扫描的延迟时间，然后以3.5~5.0 ml/s的流率注入对比剂70~80 ml、生理盐水30 ml，按所测量的延迟时间启动扫描。

2. 多层螺旋CT冠脉血管造影成像的重组方法：由于采用了Christopher等提出的心电门控技术，较好地解决了螺旋CT运动伪影问题，可在一次屏气内完成整个心脏容积的无间隔螺旋数据采集，并进行任意R-R间期的影像重组，从心脏收缩期和舒张期不同时期的影像中选择最佳时相，进行心脏冠脉的重组，获取冠脉及其分支的二维及三维重组图像。并可任意角度旋转图像，从不同角度和不同方位对感兴趣区域进行观察。

1）容积重组及冠脉树提取成像（VR）：为三维重组图像，可立体显示冠脉的严重狭窄和闭塞、血管壁的钙化及血管腔内放置的支架，尤其是观察血管间的毗邻关系。

2）多平面重组（或曲面重组）：为二维重组图像，多平面重组（MPR）在显示斑块与血管腔、血管壁之间的关系，测量管腔直径及计算狭窄程度方面更直观和更精确；曲面重组（CPR）可将弯曲的、不在同一平面的血管行程及腔内状况显示出来。

3）最大密度投影（MIP）：对区分钙化斑块和血管腔更具优势，对钙化的显示准确性最高。但由于受到层厚的影响，对腔内软斑块的显示缺乏优势。

4）CT仿真冠脉内镜（CTVE）：用于显示冠脉血管腔内状况，有助于判断冠脉是否狭窄和闭塞，应用伪彩技术可分辨出病变成分，还可直观显示冠脉主干及分支的走行和开口的位置。但由于冠脉血管管腔细小，使其显示受到一定限制。

（二）血管检查及重组方法

1.脑血管CT检查及重组方法：

1）数字化减影脑血管成像：患者取仰卧位，头部固定不动，扫描范围下自C1椎体上达颅顶，对临床怀疑脑缺血的患者，扫描范围应起自主动脉弓平面。首先采用同层动态团注扫描技术测定颈总动脉增强达峰值时间，并加上3~4 s作为颅内动脉扫描的延迟时间。再进行减影扫描：先平扫，扫描条件为120 kV、600 mA，层厚0.625 mm，螺距0.984∶1。然后增强扫描，以同层动态团注扫描技术计算的时间作为增强扫描延迟时间。必要时加静脉期扫描，条件同前，两次扫描的范围及中心点必须一致。用双筒高压注射器以4.0~5.0 ml/s的流率经肘静脉套管针注射高浓度非离子型对比剂（350~370 mgI/ml），对比剂用量为1.0~2.0 ml/kg，总量为80~100 ml。

重建后的CTA图像传送到工作站分别用第二、第三期与平扫进行去骨减影，减影后图像与非减影图像分别利用MIP、MPR、VR重组血管，对图像进行旋转、切割、测量等方法显示血管及病灶。

2）人工智能触发技术脑血管成像：患者检查体位及扫描条件同前，直接增强扫描，采用同层动态团注技术，当选定颈总动脉某一层面的CT值增加100 HU以上时启动扫描，后处理方法同前。

2.肺血管检查及重组方法：CT肺血管造影（CT pulmonary angiography，CT-PA）现已成为临床怀疑肺栓塞（pulmonary embolism，PE）等肺血管病变的首选影像检查技术，并逐渐取代传统的"金标准"——经导管肺动脉造影。

一般在肺动脉血管造影之前，要先进行胸部CT平扫。因为平扫时能发现肺、纵隔、胸膜和胸壁的病变，并能确认钙化性疾病，如肺门淋巴结和血栓的钙化。然后用高压注射器经肘静脉注射浓度为300~370 mgI/ml的非离子型高浓度含碘对比剂，剂量为1.5 ml/kg，常用注射流率为3~5 ml/s，延迟扫描时间一般为20 s；若为年轻患者，心排血量大，延迟时间为10~15 s；若为年老患者或心功能不全的患者，延迟时间可略延长为17~20 s。利用同层动态团注扫描技术或使用人工智能触发（触发阈值设置在100 HU，触发点放置在肺动脉主干）扫描方法将延迟时间个体化。

由于多排螺旋CT扫描速度快，患者一次吸气屏气，足以完成从肺尖至肺底的全部扫描，同时不会遗漏肺尖和肺底的病变，故扫描范围较前扩大，扫描方向选择从肺尖至肺底。如果患者不能屏气，呼吸时应尽可能保持呼吸状态平稳。

多排螺旋CT采集的薄层横断位图像和最大密度投影图像都能很好地显示亚段肺动脉。多平面重组图像能帮助鉴别血栓和增厚的动脉壁及血管旁的淋巴结，并且通过辨认周围肺动脉和中央肺动脉的关系，提高周围肺动脉的识别率。

3.主动脉检查及重组方法：多排螺旋CT主动脉造影扫描速度快，有效的MSCTA需要层厚最多为1~2.5 mm，可提供足够的空间分辨率，以满足高质量的影像后处理及全胸、腹部及盆腔血管影像。扫描范围应覆盖全胸、腹部及盆腔，一般选择螺距0.984∶1。视野（FOV）的选择范围应包括最宽胸部区域的肋骨外缘。增强对比剂选择非稀释的含碘对比剂300 mgI/ml或350 mgI/ml，注射流率选择4.0 ml/s，标准延迟时间为25 s，患有心肌疾病或怀疑有注射区域的静脉血管狭窄，可适当延迟扫描以使主动脉很好显示，或采用人工智能触发技术启动扫描。

扫描覆盖的区域从胸廓入口达到盆腔的主动脉分叉水平，前者的目的在于显示大血管夹层累及范围；后者在穿刺介入治疗，例如了解支架放置情况等方面较为重要。技术参数：管电压120 kV，管电流550~600 mA。

4.周围血管的检查及重组方法：

多排螺旋CT周围血管成像检查方法：增强后扫描范围从上腹部至足趾行容积扫描，管电压120 kV，管电流420 mA，层厚0.625 mm，螺距0.984∶1。增强对比剂采用非离子型对比剂100 ml，采用高压注射器，注射流率为4.0 ml/s，增强扫描动脉期采用人工智能触发技术，怀疑静脉或实质性病变时加扫静脉期，延迟时间为120~150 s。

将所获数据传至工作站进行图像处理,所有图像重组方式为容积再现(VR)和最大密度投影(MIP)及仿真内镜(VE)观察。对于动脉血栓、静脉瘤栓的患者,可进行MPR、CPR成像,观察瘤栓范围。

二、正常心血管解剖和CT影像

(一)正常心脏及冠状动脉解剖和CT影像

1. 心脏的外形:心脏位于胸腔中纵隔内,是一个中空的肌性器官,形似倒置的前后稍扁的圆锥体,心尖指向左前方,心底朝向后上方。心脏可分为一尖、一底、两面、三缘、四条沟。

1)心尖:圆钝、游离,由左心室构成,朝向左前下方。

2)心底:朝向右后上方,主要由左心房和小部分的右心房构成。上、下腔静脉分别从上、下注入右心房;左、右肺静脉从两侧注入左心房。

3)两面:①胸肋面(前面),朝向前上方,大部分由右心房和右心室构成,一小部分由左心耳和左心室构成。②膈面(下面),心脏的后下面贴于膈肌,主要由左心室构成,小部分由右心室构成。

4)三缘:①左缘(钝缘),由左心室及小部的左心耳构成。②右缘,由右心房的外侧缘构成。③下缘(锐缘),由右心室构成。

5)四条沟:①冠状沟(房室沟),心脏表面近心底处分隔心房和心室的环形沟。②前、后室间沟,在心室部的前、后面各有一条纵行从房室沟至心尖附近的沟,是左、右心室在心表面的分界。③后房间沟,右心房与右上、下肺静脉交界处的浅沟,是左、右心房在心表面的分界。④前、后室间沟在心尖右侧的会合处稍凹陷,称心尖切迹。⑤后房间沟、后室间沟与冠状沟的相交处称房室交点(图2-1-1、图2-1-2)。

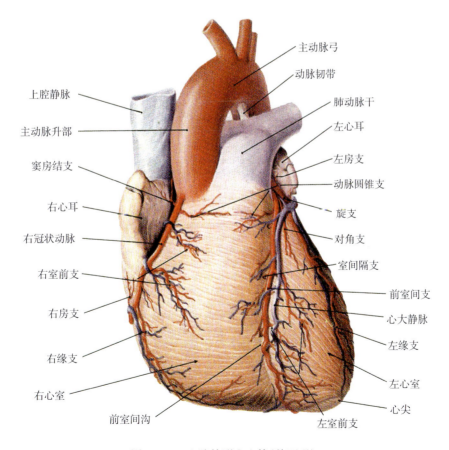

图2-1-1　心脏外形和血管(前面观)

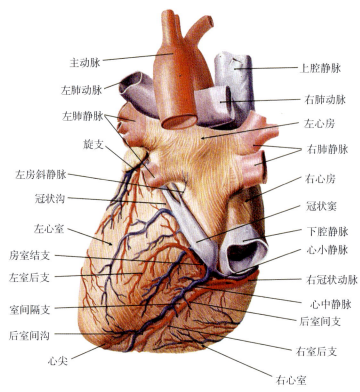

主动脉　　　　　　　　　　　　　　　　上腔静脉

左肺动脉　　　　　　　　　　　　　　　右肺动脉

左肺静脉　　　　　　　　　　　　　　　左心房

旋支　　　　　　　　　　　　　　　　　右肺静脉

左房斜静脉　　　　　　　　　　　　　　右心房

冠状沟　　　　　　　　　　　　　　　　冠状窦

左心室　　　　　　　　　　　　　　　　下腔静脉

房室结支　　　　　　　　　　　　　　　心小静脉

左室后支　　　　　　　　　　　　　　　右冠状动脉

室间隔支　　　　　　　　　　　　　　　心中静脉

后室间沟　　　　　　　　　　　　　　　后室间支

心尖　　　　　　　　　　　　　　　　　右室后支

右心室

图2-1-2　心脏外形和血管(后面观)

2. 心脏的腔室：心脏分为左、右心房和左、右心室4个腔,两个心房及两个心室之间分别以房间隔和室间隔分隔,同侧心房和心室借房室口相通。右心房、右心室位于房室间隔平面的右前方,右心室是最前方的心腔,右心房是最靠右侧的心腔;左心房和左心室位于房、室间隔平面的左后方,左心房是最后方的心腔,左心室是最靠左侧的心腔(图2-1-3至图2-1-15)。

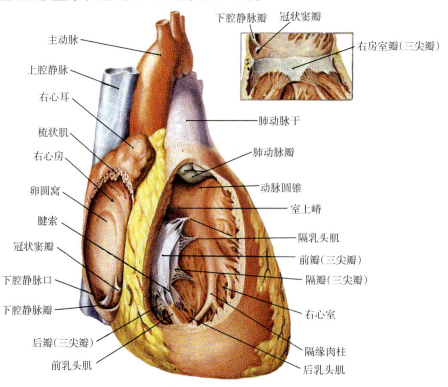

下腔静脉瓣　　冠状窦瓣

主动脉　　　　　　　　　　　　　　右房室瓣(三尖瓣)

上腔静脉

右心耳　　　　　　　　　　　　　　肺动脉干

梳状肌　　　　　　　　　　　　　　肺动脉瓣

右心房　　　　　　　　　　　　　　动脉圆锥

卵圆窝　　　　　　　　　　　　　　室上嵴

腱索　　　　　　　　　　　　　　　隔乳头肌

冠状窦瓣　　　　　　　　　　　　　前瓣(三尖瓣)

下腔静脉口　　　　　　　　　　　　隔瓣(三尖瓣)

下腔静脉瓣　　　　　　　　　　　　右心室

后瓣(三尖瓣)　　　　　　　　　　隔缘肉柱

前乳头肌　　　　　　　　　　　　　后乳头肌

图2-1-3　心脏腔室
右心房和右心室内腔。

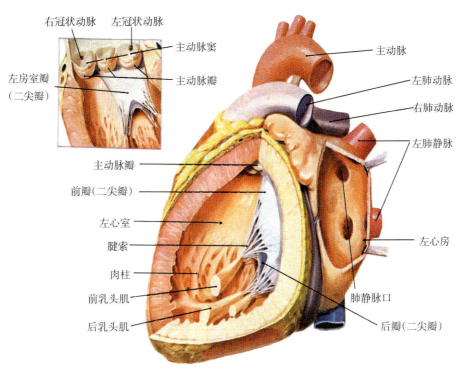

图2-1-4　心脏腔室

左心房和左心室内腔。

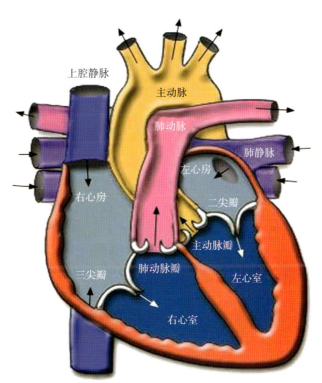

图2-1-5　心脏腔室示意图

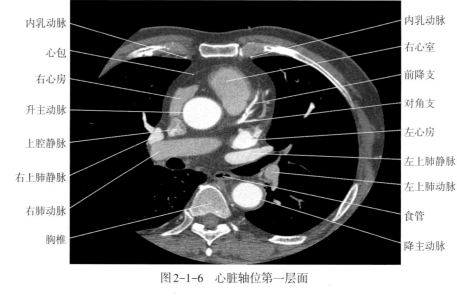

内乳动脉
心包
右心房
升主动脉
上腔静脉
右上肺静脉
右肺动脉
胸椎

内乳动脉
右心室
前降支
对角支
左心房
左上肺静脉
左上肺动脉
食管
降主动脉

图2-1-6 心脏轴位第一层面

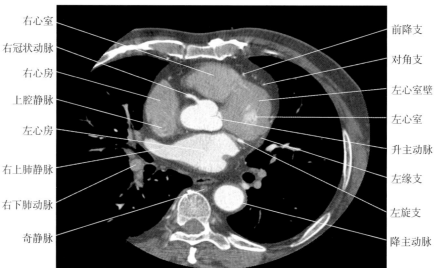

右心室
右冠状动脉
右心房
上腔静脉
左心房
右上肺静脉
右下肺动脉
奇静脉

前降支
对角支
左心室壁
左心室
升主动脉
左缘支
左旋支
降主动脉

图2-1-7 心脏轴位第二层面

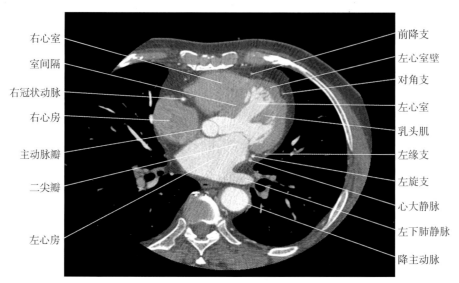

右心室
室间隔
右冠状动脉
右心房
主动脉瓣
二尖瓣
左心房

前降支
左心室壁
对角支
左心室
乳头肌
左缘支
左旋支
心大静脉
左下肺静脉
降主动脉

图2-1-8 心脏轴位第三层面

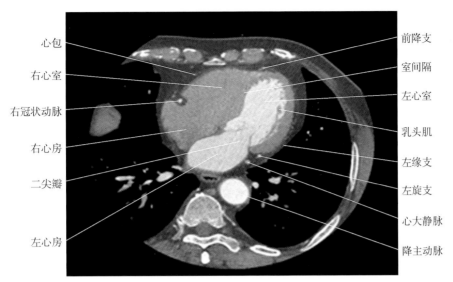

心包　　　　　　　　　　　　　前降支
右心室　　　　　　　　　　　　室间隔
右冠状动脉　　　　　　　　　　左心室
右心房　　　　　　　　　　　　乳头肌
二尖瓣　　　　　　　　　　　　左缘支
　　　　　　　　　　　　　　　左旋支
　　　　　　　　　　　　　　　心大静脉
左心房　　　　　　　　　　　　降主动脉

图2-1-9　心脏轴位第四层面

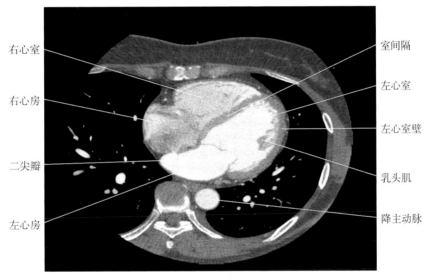

右心室　　　　　　　　　　　　室间隔
右心房　　　　　　　　　　　　左心室
　　　　　　　　　　　　　　　左心室壁
二尖瓣　　　　　　　　　　　　乳头肌
左心房　　　　　　　　　　　　降主动脉

图2-1-10　心脏各房室

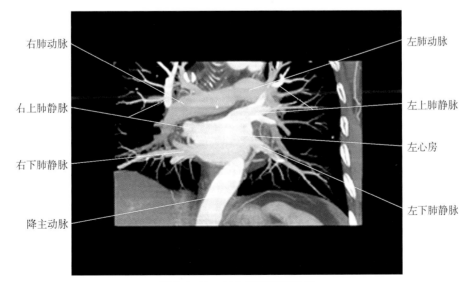

右肺动脉　　　　　　　　　　　左肺动脉
右上肺静脉　　　　　　　　　　左上肺静脉
　　　　　　　　　　　　　　　左心房
右下肺静脉
　　　　　　　　　　　　　　　左下肺静脉
降主动脉

图2-1-11　左心房后部冠状位

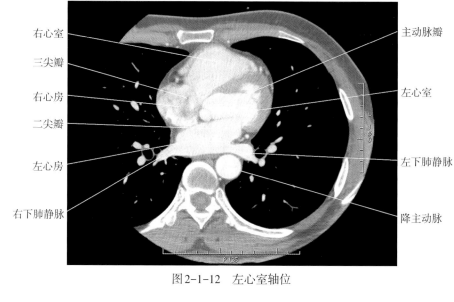

右心室　　　　　　　　　　　　　　　　　　　　主动脉瓣
三尖瓣
右心房　　　　　　　　　　　　　　　　　　　　左心室
二尖瓣
左心房　　　　　　　　　　　　　　　　　　　　左下肺静脉
右下肺静脉　　　　　　　　　　　　　　　　　　降主动脉

图2-1-12　左心室轴位

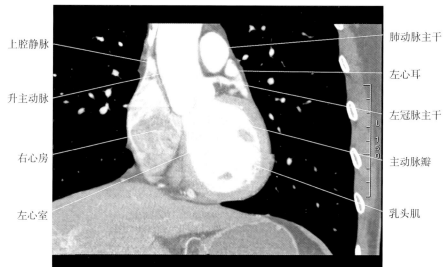

上腔静脉　　　　　　　　　　　　　　　　　　　肺动脉主干
升主动脉　　　　　　　　　　　　　　　　　　　左心耳
　　　　　　　　　　　　　　　　　　　　　　　左冠脉主干
右心房　　　　　　　　　　　　　　　　　　　　主动脉瓣
左心室　　　　　　　　　　　　　　　　　　　　乳头肌

图2-1-13　左心室冠状位

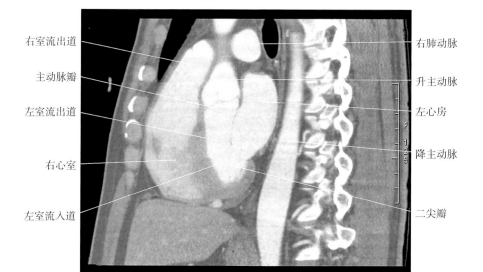

右室流出道　　　　　　　　　　　　　　　　　　右肺动脉
主动脉瓣　　　　　　　　　　　　　　　　　　　升主动脉
左室流出道　　　　　　　　　　　　　　　　　　左心房
右心室　　　　　　　　　　　　　　　　　　　　降主动脉
左室流入道　　　　　　　　　　　　　　　　　　二尖瓣

图2-1-14　左心室矢状位

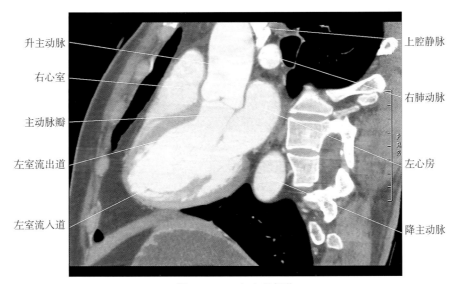

升主动脉
右心室
主动脉瓣
左室流出道
左室流入道

上腔静脉
右肺动脉
左心房
降主动脉

图 2-1-15　左心室斜位

3. 心脏的血管：心脏的血供来自左、右冠状动脉，虽然心脏仅占体重的0.5%，而冠脉血流量却占心排血量的5%，因此冠脉循环具有十分重要的地位（图2-1-16、图2-1-17）。

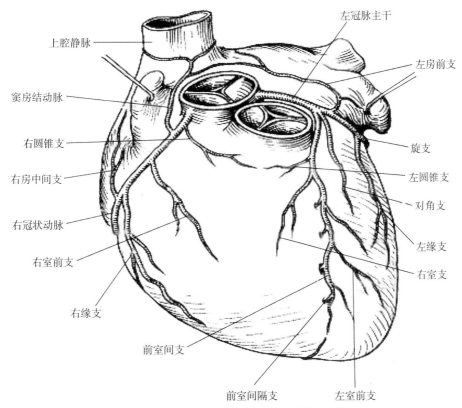

上腔静脉
窦房结动脉
右圆锥支
右房中间支
右冠状动脉
右室前支
右缘支
前室间支

左冠脉主干
左房前支
旋支
左圆锥支
对角支
左缘支
右室支
前室间隔支
左室前支

图 2-1-16　冠状动脉分支示意图（前面观）

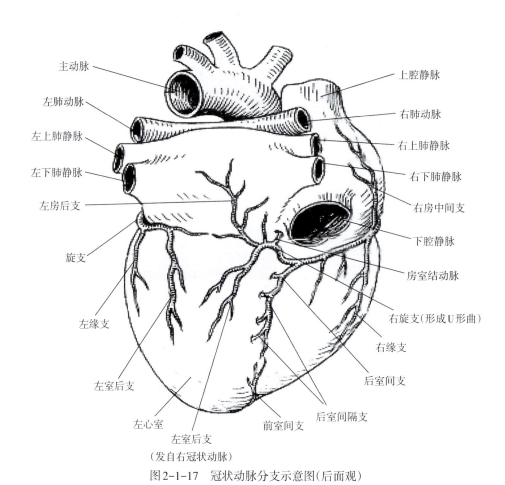

图2-1-17　冠状动脉分支示意图(后面观)

　　1)冠脉开口:左、右冠脉正常情况以直角开口于左、右主动脉窦,绝大多数位于窦内(位于嵴下方者为窦内,嵴上方者为窦外)。

　　2)冠脉分支:

　　(1)左冠状动脉:主干长5~10 mm,行于左心耳与肺动脉干之间,然后分为前室间支(前降支)和旋支,分叉部常发出向左下斜行的对角支,分布于左心室前壁(图2-1-18、图2-1-19)

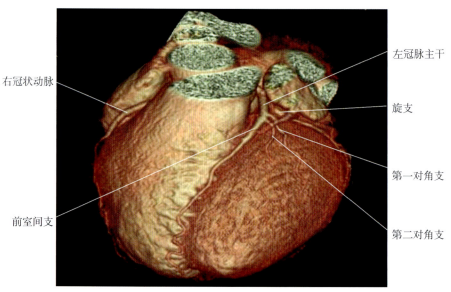

图2-1-18　左冠状动脉

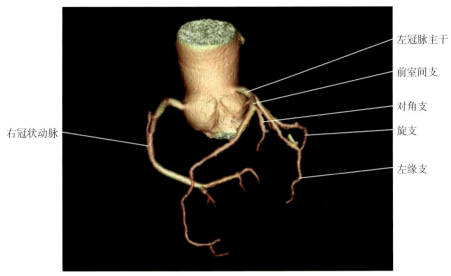

图2-1-19　冠脉树提取

　　a. 前室间支：似为左冠脉的直接延续，沿前室间沟下行，其末梢多数绕过心尖切迹止于后室间沟下1/3，部分止于中1/3或心尖切迹，可与后室间支末梢吻合。有时前室间支左缘或右缘发出一支与其主干平行下行的动脉支，称为副前降支。前降支及其分支分布于左心室前壁、前乳头肌、心尖、右心室前壁一小部分、室间隔的前2/3，以及心传导系的右束支和左束支的前半部分。前降支的主要分支：

　　·左室前支：是前降支向左侧发出的较大动脉支，多为3~5支，主要分布于左心室前壁、左心室前乳头肌和心尖部。

　　·右室前支：一般较短小，分布于右心室前壁靠近前室间沟区域。最多分6支，第1支常在近肺动脉瓣水平处发出，分布至肺动脉圆锥，称为左圆锥支。此支与右冠状动脉右圆锥支互相吻合形成动脉环，称为Vieussens环，是常见的侧支循环。

　　·室间隔前支：起自前降支的深面，穿入室间隔内，以12~17支多见，大小、长短不一，分布于室间隔的前2/3。

　　b. 旋支（左旋支）：从主干发出后沿左冠状沟向左行，绕心左缘至膈面，多在心左缘与后室间沟之间的中点附近分支而终。旋支及其分支分布于左心房、左心室前壁一小部分、左心室侧壁、部分左心室后壁，甚至可达左心室后乳头肌，约40%的人分布于窦房结（图2-1-20）。

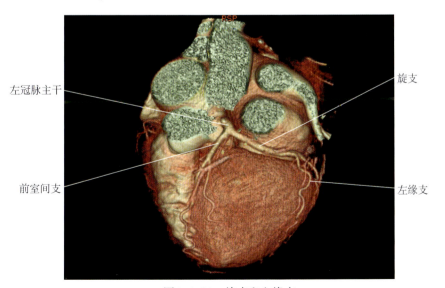

图2-1-20　旋支和左缘支

旋支的主要分支如下:

·左室前支:较细小,分布于左心室前壁的上部,有1~3支。

·左缘支(钝缘支):该支较恒定,于心左缘处起于旋支,沿钝缘向下斜行至心尖,分布于钝缘及邻近的左心室壁,可有1~3支。

·左室后支:分布于左心室膈面的外侧部。

·窦房结支:约40%起于旋支的起始部,向上经左心耳内侧壁,再经左心房前壁向右至上腔静脉口,多以环形包绕上腔静脉口,以1支多见。

·心房支:多为细小分支供应左心房前壁、外侧壁和后壁。

·左房旋支:起于旋支近侧段与主干平行,向左后行于旋支上方,分布于左心房后壁。

(2)右冠状动脉:起始后行于右心耳与肺动脉干之间,再沿冠状沟右行,绕心下缘至膈面的冠状沟内。多在房室交点附近或右侧分为后室间支和右旋支两个终支。右冠状动脉一般分布于右心房、右心室前壁大部分、右心室侧壁和后壁的全部、左心室后壁的一部分和室间隔后1/3,包括左束支的后半及房室结和窦房结(图2-1-21至图2-1-23)。

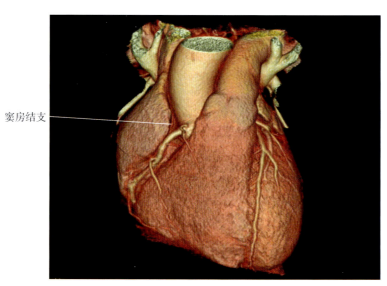

图2-1-21 窦房结支

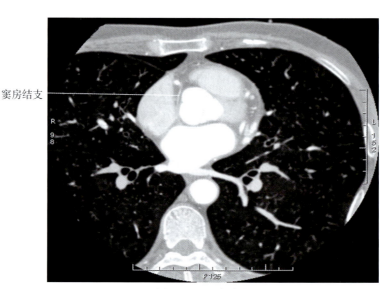

图2-1-22 窦房结支

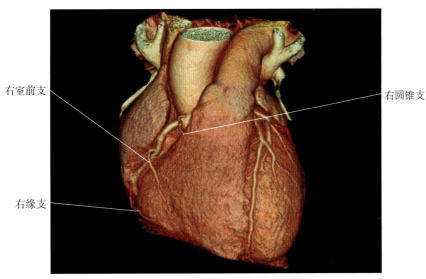

图2-1-23　右圆锥支、右室前支、右缘支

a. 窦房结支:约60%起于右冠状动脉起始段1~2 cm,靠近右心房前壁向内上行至上腔静脉口,并绕上腔静脉口穿入窦房结。

b. 右圆锥支(漏斗支):多为1支,分布于动脉圆锥前方并与左圆锥支吻合。

c. 右缘支(锐缘支):较粗大、恒定,沿心下缘左行,分布至附近心室壁。

d. 右室前支:以2~4支多见,粗细不均,分布于右心室胸肋面。

e. 右室后支:多为细小的1~4支,分布于右心室后壁。

f. 后室间支(后降支):约94%起于右冠状动脉,其余起于左旋支,自房室交点或其右侧起始后,沿后室间沟下行,多止于室间沟下1/3,也可止于中1/3或心尖区,可与前室间支的末梢吻合。该支除分支供应左、右心室壁外,还发出7~12支室间隔后支供应室间隔后1/3。

g. 右旋支:为右冠状动脉的另一终支,起始后向左行越过房室交点,止于房室交点与左缘之间,可与左旋支吻合。

h. 左室后支:多为右旋支的延续,向下分布于左心室后壁的右侧部分和后乳头肌。

i. 房室结支:约93%起于右冠状动脉,右旋支经过房室交点时,常形成倒"U"字形弯曲,房室结支多起于弯曲的顶端,向深部进入Koch三角的深面,末端穿入房室结,滋养房室结和房室束的近侧段。

j. 右房支:分为右房前、中、后支,分布于右房壁。

3)冠脉分布类型:左、右冠状动脉在心的胸肋面分布变异较小,而在膈面变异较大。以后室间沟为标准,常分为三型:

(1)右优势型(65.7%):右冠状动脉在心室膈面的分布,除右心室膈面外,还越过后室间沟分布于左心室膈面的部分或全部。后室间支来自右冠状动脉(图2-1-24)。

(2)均衡型(28.7%):两侧心室的膈面各由本侧的冠状动脉来供血,互不越过房室交界处。后室间支为左或右冠状动脉的末梢支,或同时来自左、右冠状动脉(图2-1-25)。

(3)左优势型(5.6%):左冠状动脉除分布于左心室膈面外,还越过后室间沟分布于右心室膈面的一部分,后室间支和房室结动脉均发自左冠状动脉。此型虽出现率低,但左冠状动脉主干或旋支及前室间支同时受累,则症状相当严重,可发生广泛性左心室心肌梗死,且窦房结、房室结及左、右束支均可受累,发生严重的心律失常(图2-1-26)。

4)壁冠状动脉:通常冠状动脉主干及主要分支多走行于心外膜下的脂肪中和浅层心肌的表面。当动脉或其分支的某一段被浅层心肌所覆盖时,该段动脉被称为壁冠状动脉,覆盖该段动脉的心肌结构称为心肌桥。研究表明,壁冠状动脉可能与缺血性心脏病、心肌梗死、心电传导异常及猝死等有关。当冠脉整个环周被心肌完全包绕时,称为深在型心肌桥-壁冠状动脉(MB-MCG);小于整个环周但大于1/2以上环周,称为浅表型心肌桥。MB厚度指自冠脉外侧管壁至心肌外膜的最大距离,长度指冠脉被心肌包绕的范围。壁冠状动脉CT表现(图2-1-27、图2-1-28):

(1)MSCTA在血管短轴上显示壁冠状动脉和心肌桥最可靠,并可精确测量心肌桥的厚度和长度。

(2)壁冠状动脉较其两侧正常走行的冠状动脉略细,边缘稍模糊,还可了解其管腔在收缩期时的狭窄程度。

(3)壁冠状动脉多发生在左前降支,MSCTA多能准确术前定位,并能发现桥前、桥后段血管的异常及心肌缺血改变等。

5)副冠状动脉:在主动脉窦内除左、右冠状动脉开口外,有时可见另一开口,称为副冠状动脉(44.2%),多来自右冠状动脉窦(96.7%)(图2-1-29至图2-1-35)。

6)心静脉:心静脉分为浅静脉和深静脉两个系统。浅静脉起于心肌各部,在心外膜下汇合成网、干,最后大部分静脉血由冠状窦汇集入右心房,冠状窦的主要属支有心大、心中和心小静脉。深静脉也起于心肌层,直接汇入心腔,以回流入右心房者居多。

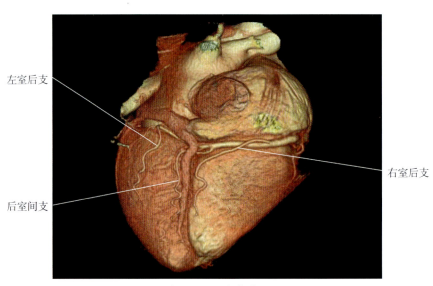

左室后支
右室后支
后室间支

图2-1-24 右优势型

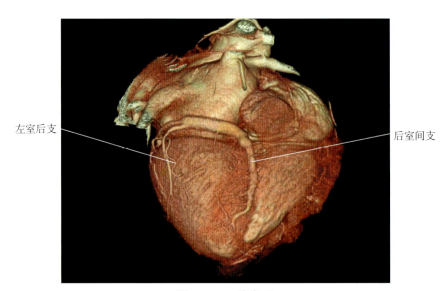

左室后支
后室间支

图2-1-25 均衡型

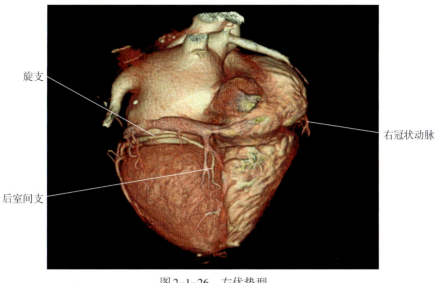

旋支

右冠状动脉

后室间支

图2-1-26 左优势型

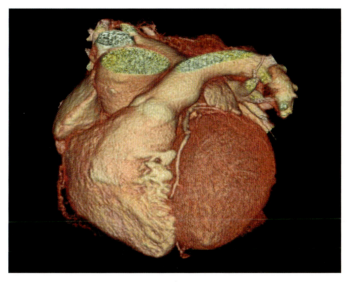

A

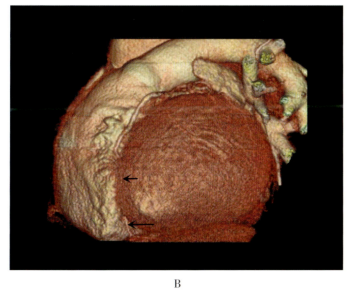

B

图2-1-27 壁冠状动脉

A.B. VR示前降支中段狭窄隐约可见(↑),其远端血管显示正常(长↑)。

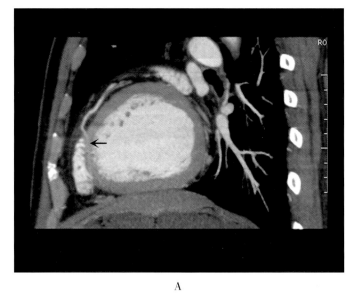

A

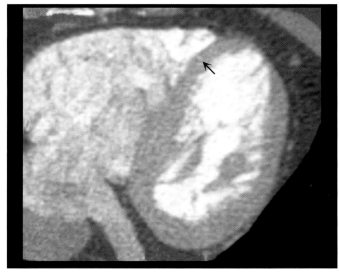

B

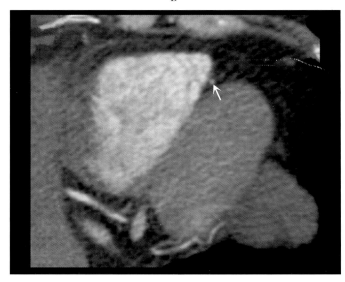

C

图2-1-28 壁冠状动脉

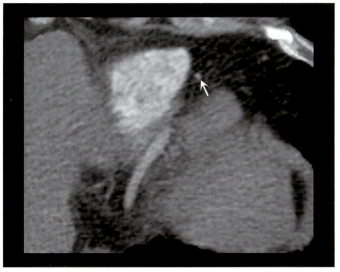

D

图2-1-28　壁冠状动脉(续)

A. MPR示前降支远段走行僵直,心肌桥压迫致相应管腔狭窄(↑);

B. 轴位像示壁冠状动脉(↑)和覆盖其上的心肌桥;

C.D. 壁冠状动脉从心肌桥内走出至心外膜下的脂肪组织中(↑)。

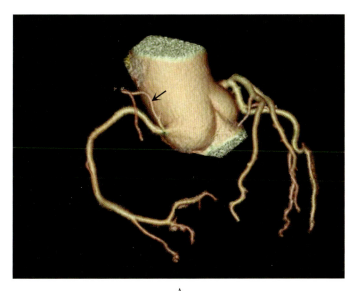

A

图2-1-29　副冠状动脉

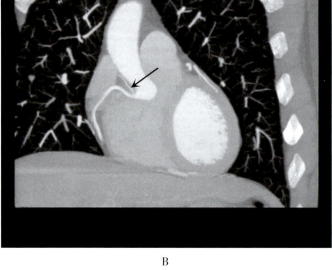

B

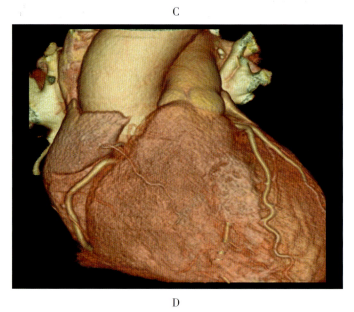

C

D

图2-1-29 副冠状动脉(续)

A~D.冠状动脉树提取(↑)、MIP(长↑)和VR像均清楚显示直接起源于主动脉右窦的副冠状动脉。

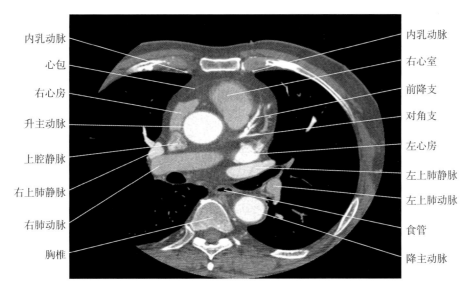

内乳动脉　心包　右心房　升主动脉　上腔静脉　右上肺静脉　右肺动脉　胸椎

内乳动脉　右心室　前降支　对角支　左心房　左上肺静脉　左上肺动脉　食管　降主动脉

图 2-1-30　心脏及冠脉轴位第一层面

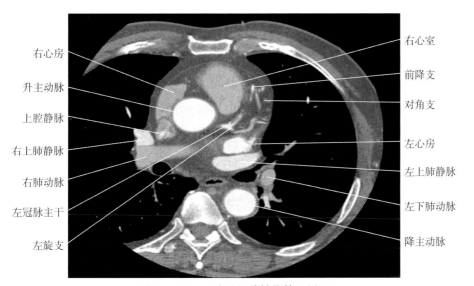

右心房　升主动脉　上腔静脉　右上肺静脉　右肺动脉　左冠脉主干　左旋支

右心室　前降支　对角支　左心房　左上肺静脉　左下肺动脉　降主动脉

图 2-1-31　心脏及冠脉轴位第二层面

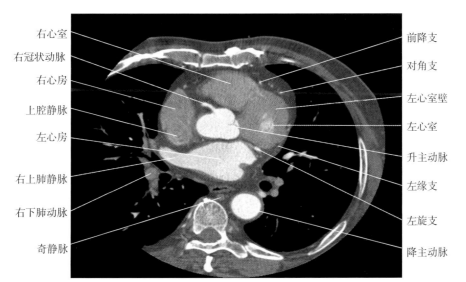

右心室　右冠状动脉　右心房　上腔静脉　左心房　右上肺静脉　右下肺动脉　奇静脉

前降支　对角支　左心室壁　左心室　升主动脉　左缘支　左旋支　降主动脉

图 2-1-32　心脏及冠脉轴位第三层面

219

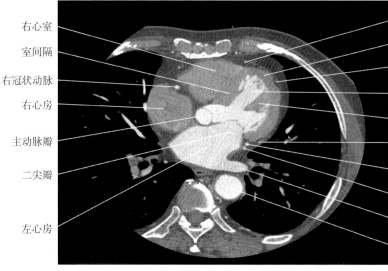

右心室　　　　　　　　　前降支
室间隔　　　　　　　　　左心室壁
右冠状动脉　　　　　　　对角支
右心房　　　　　　　　　左心室
主动脉瓣　　　　　　　　乳头肌
二尖瓣　　　　　　　　　左缘支
　　　　　　　　　　　　左旋支
　　　　　　　　　　　　心大静脉
　　　　　　　　　　　　左下肺静脉
左心房　　　　　　　　　降主动脉

图2-1-33　心脏及冠脉轴位第四层面

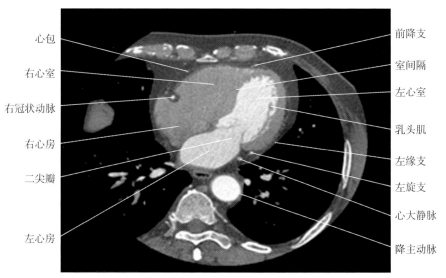

心包　　　　　　　　　　前降支
右心室　　　　　　　　　室间隔
右冠状动脉　　　　　　　左心室
右心房　　　　　　　　　乳头肌
二尖瓣　　　　　　　　　左缘支
　　　　　　　　　　　　左旋支
　　　　　　　　　　　　心大静脉
左心房　　　　　　　　　降主动脉

图2-1-34　心脏及冠脉轴位第五层面

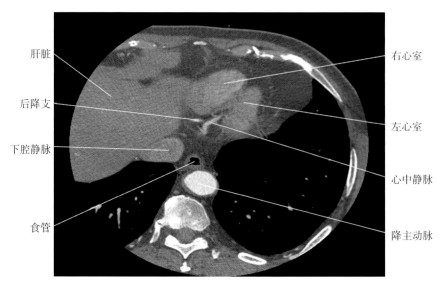

肝脏　　　　　　　　　　右心室
后降支
下腔静脉　　　　　　　　左心室
　　　　　　　　　　　　心中静脉
食管　　　　　　　　　　降主动脉

图2-1-35　心脏及冠脉轴位第六层面

（二）全身正常血管解剖和CT影像

1. 脑血管正常解剖及CT影像：

1）正常解剖：

（1）动脉系统（图2-1-36至图2-1-39）：脑的动脉来自颈内动脉系和椎-基底动脉系。以小脑幕为界，幕上结构由颈内动脉系和大脑后动脉供应，幕下结构由椎-基底动脉系供应。

　　a. 颈内动脉系：

　　·颈内动脉走行及分段：颈内动脉平甲状软骨上缘起自颈总动脉，按其行程分为颅外段（颈段）和颅内段，颅内段包括颈动脉管段（C5）、海绵窦段（C4）、前膝段（C3）、交叉池段（C2）、后膝段（C1）。

　　·大脑前动脉走行及分段：起自C1段，将其分为5段，即水平段（A1）、上行段（A2）、膝段（A3）、胼周段（A4）及终段（A5）。

　　·大脑中动脉走行及分段：是颈内动脉的延续，分出后立即向外进入大脑外侧沟，向外上方行于岛叶表面，通常分为5段：眶后段（M1）、岛叶段（M2）、外侧沟段（M3）、分叉段（M4）、终末支-角回动脉（M5）。

　　b. 椎-基底动脉系：

　　·椎动脉：在颈根部从左、右锁骨下动脉发出，通常将其分为5段，横突孔段、横段、寰椎段、枕骨大孔段、颅内段。

　　·基底动脉：由左、右椎动脉汇合而成，经脑桥基底沟上行至脑桥上缘再分为左、右大脑后动脉。

　　·大脑后动脉行程及分段：为基底动脉的终末支跨越动眼神经上方，经大脑脚后行跨至小脑幕上，经胼胝体压部下方进入距状沟分为距状沟动脉和顶枕动脉。分为水平段（P1）、纵行段（P2）、向外发出的颞支（P3）和向上发出的距状沟动脉和顶枕动脉（P4）共4段。

　　c. 大脑动脉环：又称Willis环，位于脑底下方，蝶鞍上方，视交叉、灰结节、乳头体周围，由前交通动脉、两侧大脑前动脉始段、两侧颈内动脉末段、两侧后交通动脉和两侧大脑后动脉始段吻合而成，对脑的血液供应和代偿起着重要的作用。

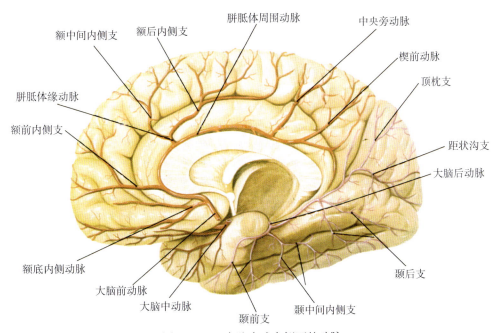

图2-1-36　大脑半球内侧面的动脉

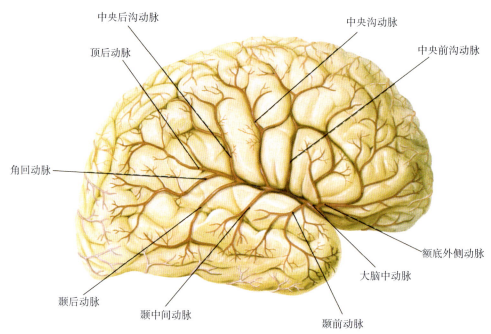

中央后沟动脉 中央沟动脉
顶后动脉 中央前沟动脉
角回动脉 额底外侧动脉
颞后动脉 大脑中动脉
颞中间动脉 颞前动脉

图2-1-37 大脑半球外侧面的动脉

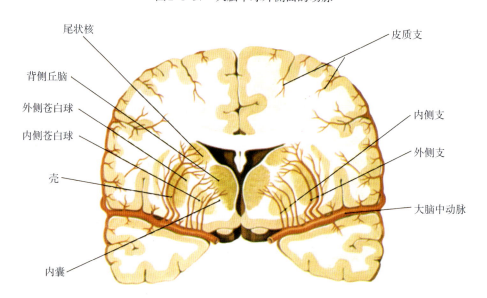

尾状核 皮质支
背侧丘脑 内侧支
外侧苍白球 外侧支
内侧苍白球 大脑中动脉
壳
内囊

图2-1-38 大脑中动脉冠状面

(2)静脉系统:脑的静脉系统包括大脑浅静脉、大脑深静脉、脑干、间脑和小脑的静脉及静脉窦等。

a.大脑浅静脉:分布于大脑背外侧面、内侧面和底面,有多支,收纳大脑皮质的静脉血,上行汇入上矢状窦,下行汇入大脑中浅静脉、蝶顶窦、横窦等处。

b.大脑深静脉:包括大脑大静脉、大脑内静脉、基底静脉和脑底静脉环,汇集脑深部实质的血液。

c.硬膜窦:包括上矢状窦、下矢状窦、直窦、横窦、乙状窦、窦汇、蝶顶窦、海绵窦、枕窦、岩上窦和岩下窦。

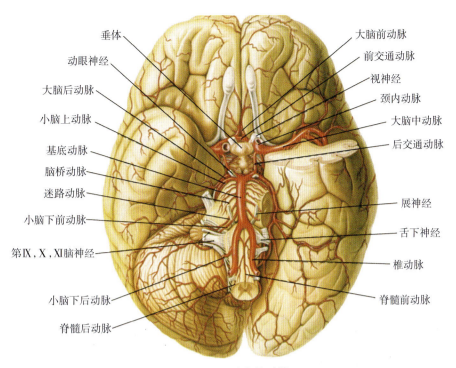

图 2-1-39　脑底的动脉

垂体
动眼神经
大脑后动脉
小脑上动脉
基底动脉
脑桥动脉
迷路动脉
小脑下前动脉
第Ⅸ，Ⅹ，Ⅺ脑神经
小脑下后动脉
脊髓后动脉

大脑前动脉
前交通动脉
视神经
颈内动脉
大脑中动脉
后交通动脉
展神经
舌下神经
椎动脉
脊髓前动脉

　　2)CT影像：颅脑CTA经过图像后处理后，通过多方位、多角度观察，可清楚显示1~4级脑动脉血管结构、Willis环，以及大脑前、中、后动脉主干及其分支。正常情况下，所见各级脑血管分支管腔由粗变细，管壁光滑，血管分布及走行正常(图2-1-40至图2-1-44)。在VR及MIP两种重组方法结合下，可以较清楚地显示上矢状窦、下矢状窦、横窦、直窦、窦汇、大脑大静脉、海绵窦的形态、管腔大小和静脉窦内有无血栓等病变。

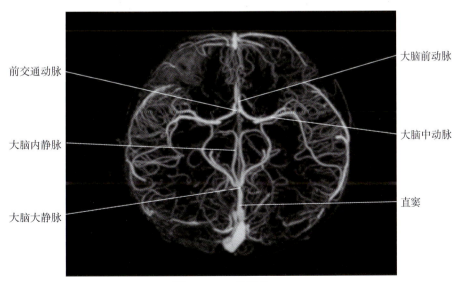

前交通动脉
大脑内静脉
大脑大静脉

大脑前动脉
大脑中动脉
直窦

图 2-1-40　横轴位 MIP

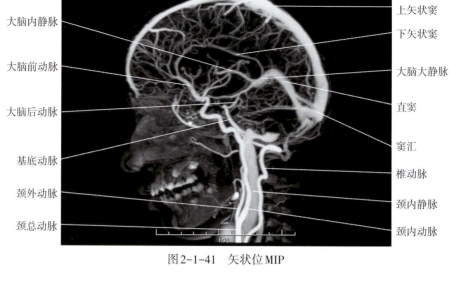

大脑内静脉
大脑前动脉
大脑后动脉
基底动脉
颈外动脉
颈总动脉

上矢状窦
下矢状窦
大脑大静脉
直窦
窦汇
椎动脉
颈内静脉
颈内动脉

图2-1-41 矢状位 MIP

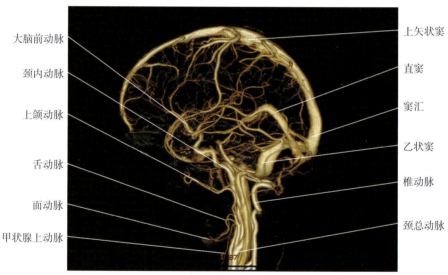

大脑前动脉
颈内动脉
上颌动脉
舌动脉
面动脉
甲状腺上动脉

上矢状窦
直窦
窦汇
乙状窦
椎动脉
颈总动脉

图2-1-42 矢状位 VR 像

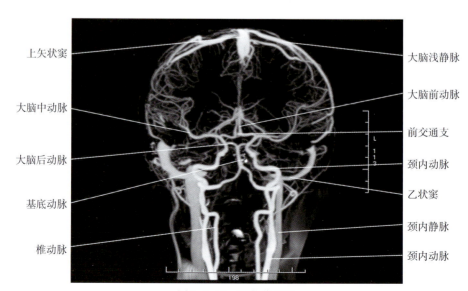

上矢状窦
大脑中动脉
大脑后动脉
基底动脉
椎动脉

大脑浅静脉
大脑前动脉
前交通支
颈内动脉
乙状窦
颈内静脉
颈内动脉

图2-1-43 冠状位 MIP

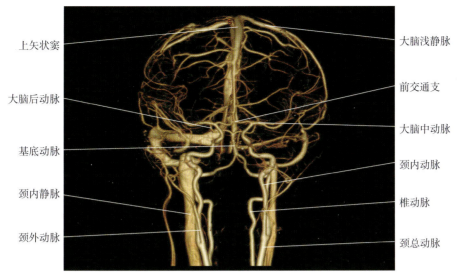

上矢状窦

大脑后动脉

基底动脉

颈内静脉

颈外动脉

大脑浅静脉

前交通支

大脑中动脉

颈内动脉

椎动脉

颈总动脉

图2-1-44　冠状位VR像

2. 大血管正常解剖及CT影像：

1)正常解剖(图2-1-45)：主动脉的形态与大小各不相同，即使同一个人在不同年龄段，其表现也不一样，一般胸主动脉分为5段：主动脉根部、升主动脉、主动脉弓近段、主动脉弓后段及胸主动脉降部。

主动脉根部是主动脉最短的部分，起源于心脏的底部，包含有主动脉瓣膜、主动脉环和主动脉窦，左、右冠状动脉分别开口于左、右主动脉窦，位于主动脉窦后方的1/3处，又称非冠状窦。

主动脉弓起自右侧头臂动脉，终止于动脉韧带的连接处。主动脉弓分为2个部分：主动脉弓近段和主动脉弓后部。前者从右侧头臂动脉到左锁骨下动脉；后者从左锁骨下动脉到动脉韧带，也称主动脉峡部。这段有时比近段降主动脉显得略为狭窄，尤其在婴幼儿。

胸主动脉降部起自主动脉峡部，止于膈肌主动脉裂孔，降主动脉头侧可能呈轻度扩张，又称主动脉梭，这种情况更常见于儿童。成年人主动脉从头侧到根部的正常直径为3.6 cm(2.4~4.7 cm)，升主动脉从根部到达右侧的头臂动脉，平均直径为3.5 cm(2.2~4.7 cm)，降主动脉中部平均直径为2.8 cm(1.6~3.7 cm)，远段直径为2.42 cm(1.4~3.3 cm)。

主动脉壁仅数毫米厚，通常平扫时与血池难以区分，有时在贫血的患者中可见，表现为沿着血管壁的光滑、均匀一致的薄壁环形高密度影。

2)CT影像：增强扫描后所获取的薄层原始数据经过工作站处理，进行容积成像、薄层最大密度投影、多平面重组及仿真内镜等方法的重组。多方位、多角度观察可以清晰地显示胸、腹主动脉及其分支，包括血管管径、形态、走行、分布及其与周围组织的关系(图2-1-46至图2-1-48)。

3. 肺血管正常解剖及CT影像：

1)正常解剖(图2-1-49)：

(1)肺动脉：肺动脉干由右心室发出后，在主动脉弓下方分为左、右肺动脉。右肺动脉较长、较平、较低，行向右经主动脉和上腔静脉后方、奇静脉弓下方进入右肺。入肺门后立即分出右肺上叶动脉(前干)，本干继续右下行，称为叶间动脉，叶间动脉在斜裂处分为右肺中叶动脉和下叶动脉。左肺动脉较短、较陡、较高，向左经胸主动脉前方入左肺。入肺门后即呈弓形(左肺动脉弓)从左主支气管的前上方绕至上叶支气管的后下方，改名为左肺下叶动脉。左肺下叶动脉至叶间裂处分出舌动脉干，然后沿舌叶支气管的后方进入左肺下叶。

(2)肺静脉：肺静脉每侧两条，分别为左上、左下肺静脉和右上、右下肺静脉。肺静脉起自肺门，向内穿过纤维心包，注入左心房后部。左肺上、下静脉分别收集左肺上、下叶的血液，右肺上静脉收集右肺上、中叶的血液，右肺下静脉收集右肺下叶的血液。

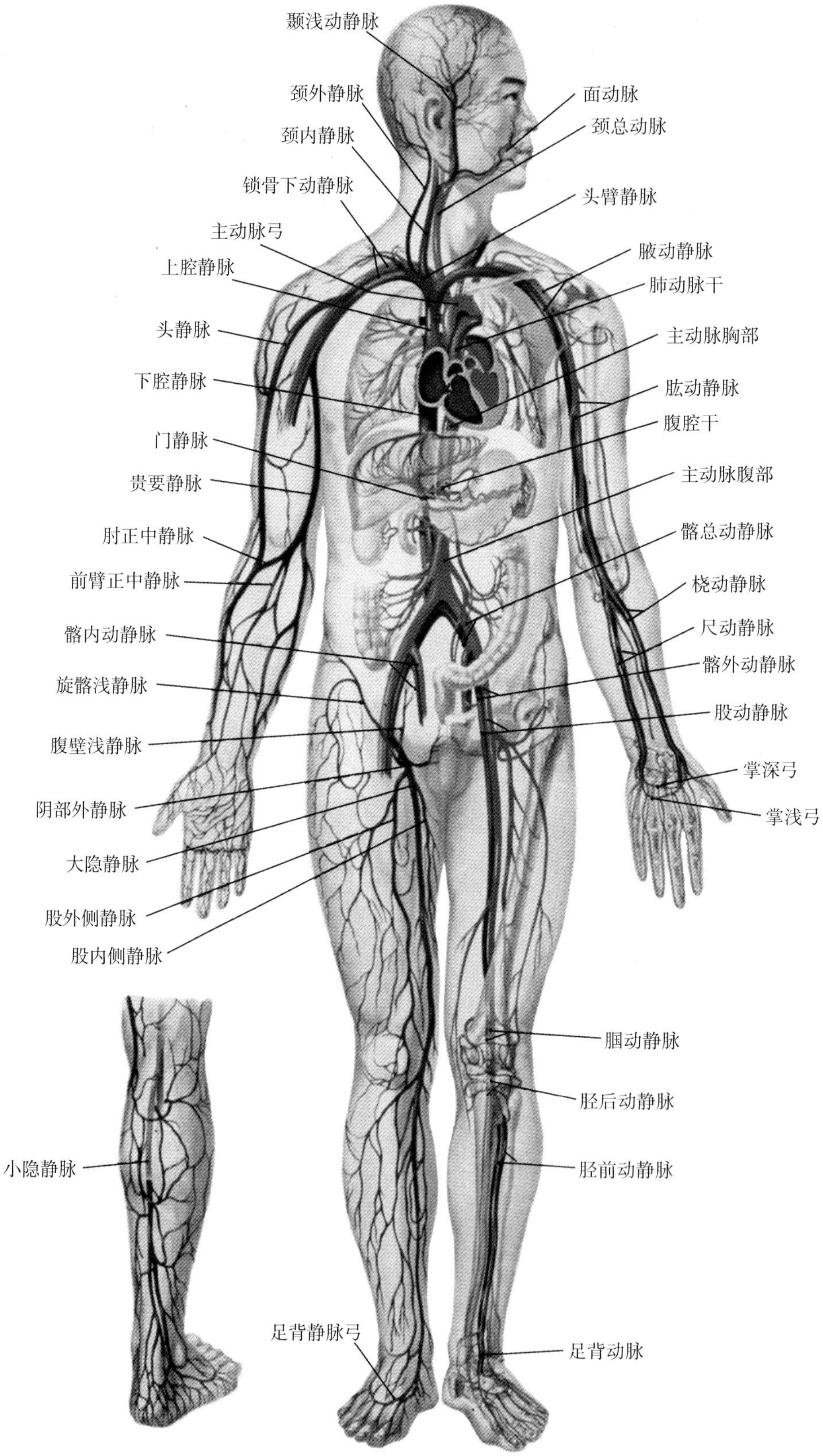

颞浅动静脉

颈外静脉

颈内静脉

锁骨下动静脉

主动脉弓

上腔静脉

头静脉

下腔静脉

门静脉

贵要静脉

肘正中静脉

前臂正中静脉

髂内动静脉

旋髂浅静脉

腹壁浅静脉

阴部外静脉

大隐静脉

股外侧静脉

股内侧静脉

小隐静脉

面动脉

颈总动脉

头臂静脉

腋动静脉

肺动脉干

主动脉胸部

肱动静脉

腹腔干

主动脉腹部

髂总动静脉

桡动静脉

尺动静脉

髂外动静脉

股动静脉

掌深弓

掌浅弓

腘动静脉

胫后动静脉

胫前动静脉

足背静脉弓

足背动脉

图 2-1-45　大血管及四肢血管分布模式图

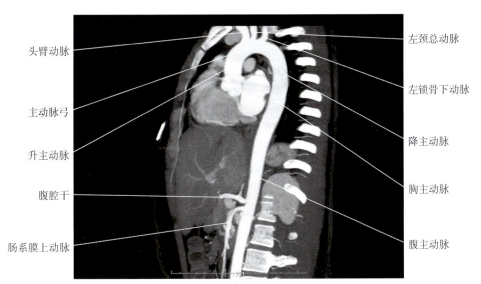

头臂动脉　　　　　　　　　　　　　　　　　左颈总动脉

主动脉弓　　　　　　　　　　　　　　　　　左锁骨下动脉

升主动脉　　　　　　　　　　　　　　　　　降主动脉

腹腔干　　　　　　　　　　　　　　　　　　胸主动脉

肠系膜上动脉　　　　　　　　　　　　　　　腹主动脉

图 2-1-46　矢状位 MIP

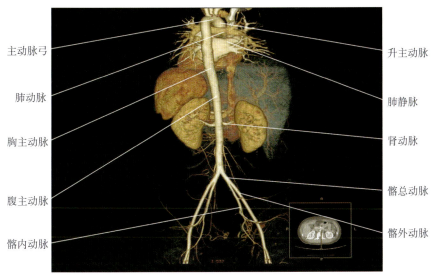

主动脉弓　　　　　　　　　　　　　　　　　升主动脉

肺动脉　　　　　　　　　　　　　　　　　　肺静脉

胸主动脉　　　　　　　　　　　　　　　　　肾动脉

腹主动脉　　　　　　　　　　　　　　　　　髂总动脉

髂内动脉　　　　　　　　　　　　　　　　　髂外动脉

图 2-1-47　冠状位 VR 像（后面观）

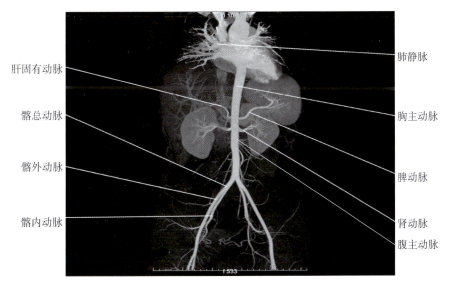

肝固有动脉　　　　　　　　　　　　　　　　肺静脉

髂总动脉　　　　　　　　　　　　　　　　　胸主动脉

髂外动脉　　　　　　　　　　　　　　　　　脾动脉

髂内动脉　　　　　　　　　　　　　　　　　肾动脉

　　　　　　　　　　　　　　　　　　　　　腹主动脉

图 2-1-48　冠状位 MIP

第二章　心脏及大血管

227

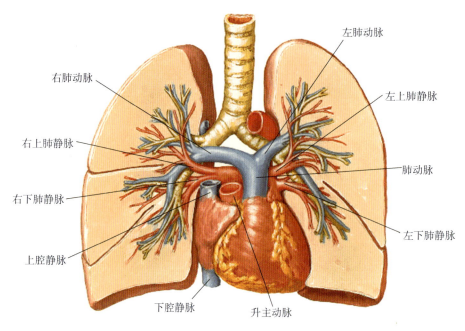

右肺动脉　左肺动脉

右上肺静脉　左上肺静脉

右下肺静脉　肺动脉

上腔静脉　左下肺静脉

下腔静脉　升主动脉

图2-1-49　肺动静脉解剖

2)CT影像:增强CT对于肺动静脉主干,左、右肺动脉,左、右肺上、下静脉均能清晰地显示(图2-1-50至图2-1-55),并可较准确地测量各段血管内径。0.625 mm薄层的原始数据经过后处理后,可以显示到5级肺动脉。

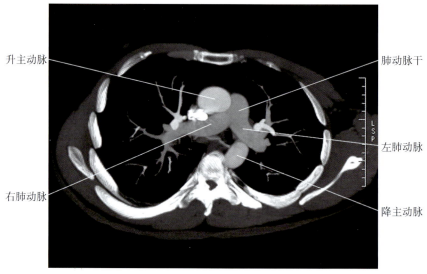

升主动脉　肺动脉干

右肺动脉　左肺动脉

降主动脉

图2-1-50　肺动脉横轴位MIP

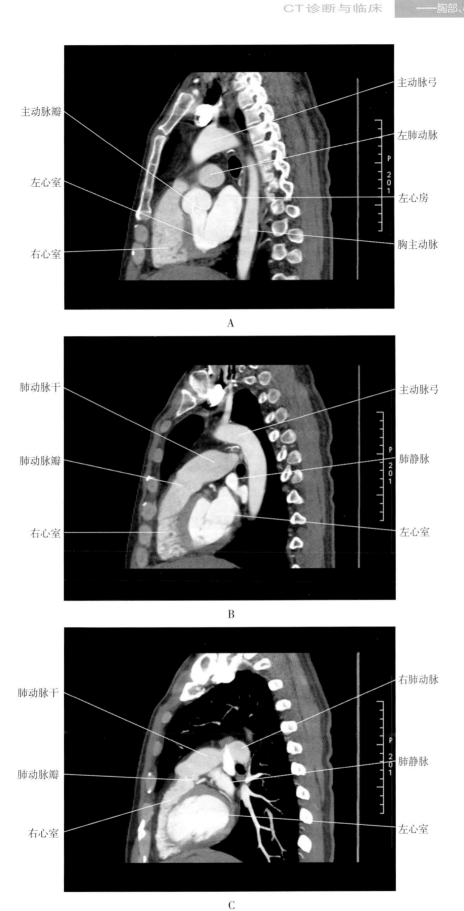

主动脉瓣
左心室
右心室

主动脉弓
左肺动脉
左心房
胸主动脉

A

肺动脉干
肺动脉瓣
右心室

主动脉弓
肺静脉
左心室

B

肺动脉干
肺动脉瓣
右心室

右肺动脉
肺静脉
左心室

C

图2-1-51　肺动脉矢状位
A~C. 分别为经左肺动脉层面、肺动脉干层面和右肺动脉层面。

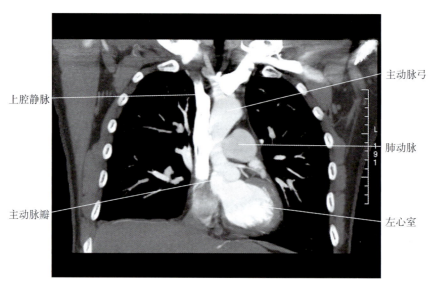

左心房

上腔静脉

主动脉弓

主动脉瓣

肺动脉

左心室

图 2-1-52 肺动脉干冠状位

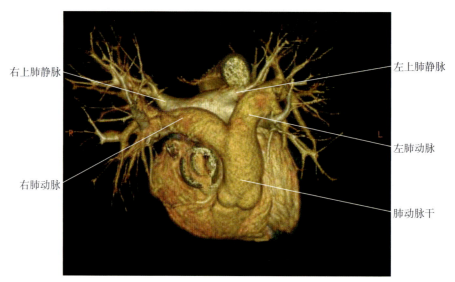

右上肺静脉

右肺动脉

左上肺静脉

左肺动脉

肺动脉干

图 2-1-53 肺动脉 VR 像

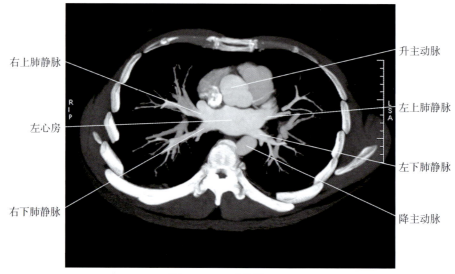

右上肺静脉

左心房

右下肺静脉

升主动脉

左上肺静脉

左下肺静脉

降主动脉

图 2-1-54 肺静脉 MIP

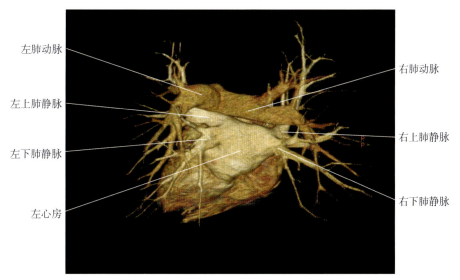

左肺动脉
左上肺静脉
左下肺静脉
左心房

右肺动脉
右上肺静脉
右下肺静脉

图2-1-55　肺静脉VR像

4.周围血管正常解剖及CT影像：

1)正常解剖（图2-1-45）：

（1）下肢动脉：

a.股动脉：是髂外动脉的直接延续，在腹股沟中点深部进入股三角，通过收肌腱裂孔进入腘窝，改名为腘动脉。

b.股深动脉：是股动脉的最大分支，是股部的主要供血动脉，在腹股沟韧带下方2~5 cm处由股动脉的后外侧面发出，在股血管后侧下降。

c.腘动脉：在腘窝内贴近窝底向下外、到腘肌下缘分为胫前和胫后动脉。

d.胫前动脉：沿骨间膜前面先在趾长伸肌与胫骨前肌之间行于腓深神经内侧，继而在趾长伸肌与胫骨前肌之间被腓深神经遮掩。动脉干沿途分支供应所经诸肌，并在足跟部发出内踝前动脉和外踝前动脉，参与构成内、外踝网。胫前动脉向下经伸肌支持带深面入足背，改名为足背动脉。

e.胫后动脉：分布于小腿后区的主要动脉，较胫前动脉粗大，形似腘动脉的直接延续，在小腿后面浅、深两层肌之间下降，并有同名静脉伴行，经内踝后方通过踝管转入足底，分为足底内、外侧动脉。腓动脉为其最大分支，起自胫后动脉上端，先在胫骨后肌前面斜向下外，再沿腓骨的内侧缘趾长肌的深面下行至外踝的后上方浅出，经外踝下方移行为外踝支。

（2）上肢动脉：腋动脉是上肢的主要动脉，在第一肋外缘续于锁骨下动脉弯向外下沿腋外侧壁（臂内侧）下降，沿途分支供应肩部、上臂及部分胸背部，于大圆肌下缘续为肱动脉。肱动脉伴正中神经沿肱二头肌内侧下行，至桡骨颈平面肘窝深部，分为尺动脉和桡动脉两条末支。肱动脉在前臂的分支有肱深动脉（续为桡侧副动脉）、尺侧副动脉及尺侧下副动脉。

2)CT影像：准确地把握扫描延迟时间、快速注药和快速扫描方式，以及合理选择图像后处理技术，可以较清晰地显示上、下肢动脉（图2-1-56至图2-1-58）。

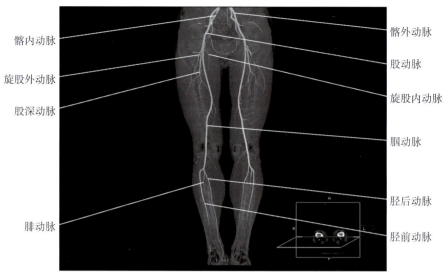

髂内动脉　　　　　　　　　　　　　髂外动脉

旋股外动脉　　　　　　　　　　　　股动脉

股深动脉　　　　　　　　　　　　　旋股内动脉

　　　　　　　　　　　　　　　　　腘动脉

　　　　　　　　　　　　　　　　　胫后动脉

腓动脉　　　　　　　　　　　　　　胫前动脉

图2-1-56　下肢动脉MIP

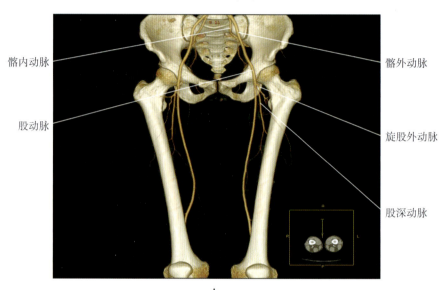

髂内动脉　　　　　　　　　　　　　髂外动脉

股动脉　　　　　　　　　　　　　　旋股外动脉

　　　　　　　　　　　　　　　　　股深动脉

A

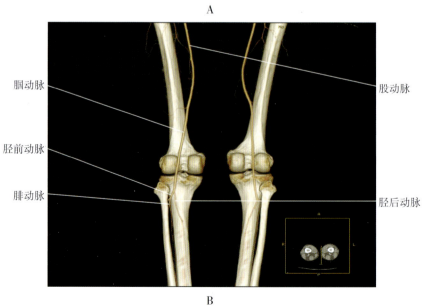

腘动脉　　　　　　　　　　　　　　股动脉

胫前动脉

腓动脉　　　　　　　　　　　　　　胫后动脉

B

图2-1-57　下肢动脉VR像

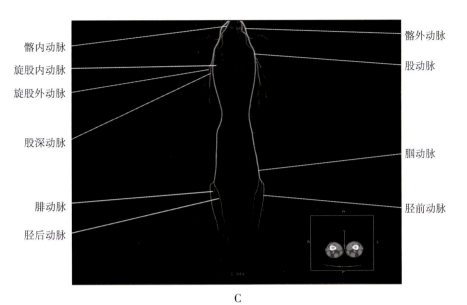

髂内动脉　　　　　　　　　　　　　　　　　　髂外动脉

旋股内动脉　　　　　　　　　　　　　　　　　股动脉

旋股外动脉

股深动脉

　　　　　　　　　　　　　　　　　　　　　腘动脉

腓动脉

胫后动脉　　　　　　　　　　　　　　　　　　胫前动脉

C

图2-1-57　下肢动脉VR像（续）

A.B. 分别为前、后面观；

C. 为去骨后VR像。

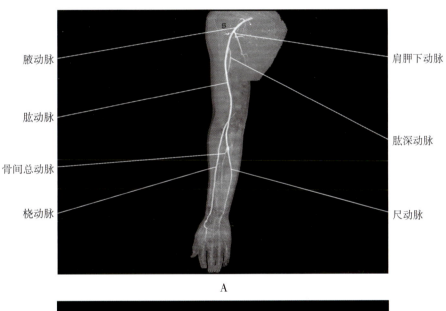

腋动脉　　　　　　　　　　　　　　　　　　肩胛下动脉

肱动脉　　　　　　　　　　　　　　　　　　肱深动脉

骨间总动脉

桡动脉　　　　　　　　　　　　　　　　　　尺动脉

A

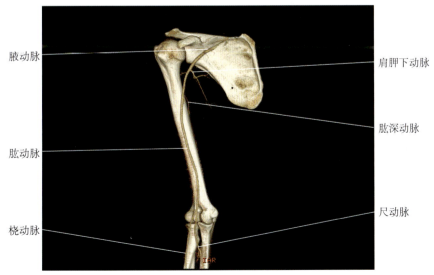

腋动脉　　　　　　　　　　　　　　　　　　肩胛下动脉

　　　　　　　　　　　　　　　　　　　　肱深动脉

肱动脉

桡动脉　　　　　　　　　　　　　　　　　　尺动脉

B

图2-1-58　上肢动脉

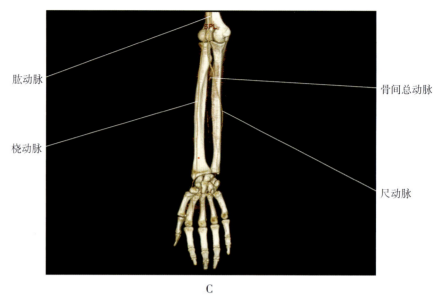

肱动脉

桡动脉

骨间总动脉

尺动脉

C

图2-1-58 上肢动脉(续)

A~C.分别为上肢动脉MIP图和VR像图。

(郑穗生　刘　斌　邹立巍　张清俊　范　羽　金守娟)

第二节　心　脏　病　变

一、冠　心　病

冠状动脉粥样硬化性心脏病(coronary atherosclerotic heart disease, CAD)简称"冠心病"(coronary heart disease),是指冠状动脉粥样硬化所致管腔狭窄导致心肌缺血而引起的心脏病变。动脉粥样硬化的发生与年龄、性别有关,很少发生在青少年,临床表现常在中年以后,随着年龄的增长而增多,男性多于女性。冠心病包括心绞痛、心律失常、心肌梗死、心力衰竭、心室颤动和心搏骤停(猝死)。动脉粥样硬化的病理变化主要累及体循环系统的大型肌弹力型动脉(如主动脉)和中型肌弹力型动脉(以冠状动脉和脑动脉罹患最多)内膜,以动脉内膜斑块形成、动脉壁增厚、胶原纤维增多、管壁弹性降低和钙化为特征。由于动脉内膜积聚的脂质外观呈黄色粥样,故称为动脉粥样硬化。

冠心病是一种严重威胁人类健康和生命的常见病,在欧美等发达国家,其病死率已超过所有癌症病死率的总和,成为第一位致死病因。在我国,其发病率日益增加,早期诊断和治疗具有十分重要的意义。DSA冠脉造影一直被认为是诊断冠状动脉疾病的"金标准",但由于这项技术是有一定危险性的有创检查,不仅检查费用较高且有可能引起死亡(0.15%)及并发症(1.5%),所以在临床应用上仍有一定的限度。多层螺旋CT尤其是64层和更多层面的螺旋CT采用多排探测器和锥形扫描线束,时间分辨率和空间分辨率明显提高,结合心电门控、图像重组算法,使其成为无创性冠脉病变新的影像学检查方法,在显示冠脉狭窄、鉴别斑块性质、冠脉扩张和动脉瘤、冠脉夹层、冠脉变异和畸形、了解冠脉支架术和搭桥术后情况及测定冠脉钙化积分等方面具有价值,可作为冠心病的筛查手段,并可部分取代DSA冠脉造影。

【诊断要点】

1.症状和体征:

1)无症状型(隐匿型):包括症状不典型、真正无症状及有冠心病史而无症状者。但心电图示心肌有缺血表现,约1/4的心肌梗死患者无症状。

2)心绞痛型:

(1)常因运动、劳累、情绪激动等而诱发。

（2）典型表现为发作性胸骨体上、中段后方或心前区压榨样或紧缩样疼痛，可有濒死感。疼痛常放射至左肩，持续1~5 min，在休息后或舌下含服硝酸甘油后迅速缓解。

（3）心绞痛发作时，患者血压升高、心率加快。心尖部第一心音减弱，出现第四心音（心房性）奔马律、中晚期收缩期杂音，主动脉瓣关闭落后于肺动脉瓣产生第二心音逆分裂。病理学检查心肌无组织形态改变。

（4）变异性心绞痛常在夜间休息时发作，具有定时发作的特点，疼痛较剧烈且持续时间长。

3）心肌梗死型：

（1）由冠脉阻塞引起心肌的缺血性坏死，属严重冠心病的临床表现类型。

（2）50%~81.2%的患者在发病前出现乏力、胸部不适的症状。

（3）起病方式以新发的心绞痛或原有的心绞痛突然加重为常见。

（4）疼痛部位和性质与心绞痛相似，但疼痛程度更重，持续时间更长，多在30 min以上，逐渐加重，休息或含服硝酸甘油不能缓解，可伴有大汗淋漓、四肢冰凉、呕吐等症状，并伴有典型心电图和血清酶浓度改变。

4）心力衰竭和心律失常型（心肌硬化型）：为长期的心肌供血不足或坏死使纤维组织增生所致。临床特征是心脏逐渐增大、心力衰竭和心律失常，有后两者的患者预后较差。

5）猝死型：猝死是指自然发生的、出乎意料的死亡。WHO标准认为发病后6 h死亡者为猝死，多数学者主张时间定为1 h。半数以上心源性猝死为冠心病所致，在动脉粥样硬化基础上，发生冠状动脉痉挛或冠状循环阻塞，导致急性心肌缺血，造成一时性心肌功能障碍和电生理紊乱，引起严重的心律失常。本型好发于冬季，年龄相对较轻，半数患者生前无症状。

2. 心电图：

1）常规心电图：

（1）部分患者在心绞痛未发作时心电图正常，也可有ST段和T波的异常和/或陈旧性心肌梗死的心电图表现。

（2）心绞痛发作时以R波为主的导联上，可见ST段压低、T波低平或倒置等心内膜下缺血性改变。

（3）变异性心绞痛发作时表现为ST段抬高。

2）24 h心电图连续监测：观察ST-T波改变及各种心律失常出现的时间，与患者活动和症状相对照。

3）心电图运动试验：监测运动前、中、后血压和心率，血压或心率呈持续性降低，提示有严重的多支冠状动脉疾病和心功能不全。

3. 超声心动图：

1）心肌缺血表现为室壁运动减弱、消失及反常运动，室壁收缩期厚度变薄。

2）左室功能测定与预后关系明显。

3）超声心动图是心肌梗死的并发症如室壁瘤、室间隔穿孔、心包破裂及乳头肌功能不全的有效检测方法。

4. 放射性核素：

1）^{201}铊-心肌显像：缺血心肌不显影，呈缺血区灌注缺损。

2）放射性核素的心脏造影：可测左心室射血分数及显示室壁局部运动异常。

5. 心脏酶学：是急性心肌梗死的诊断和鉴别诊断的重要手段之一。

1）异常：症状发作72 h内至少有一次血清酶水平超过正常高限的2倍。

2）可疑：血清酶水平升高但不超过正常高限的2倍。

3）非特异性：血清酶高于正常，但可用心肌梗死以外的原因来解释（如肝病、感染、除颤或手术后）。

6. 冠状动脉造影：是目前冠心病诊断的"金标准"，可以明确冠脉有无狭窄及狭窄的部位、形态、程度和范围，受累支数、侧支循环及左室形态和功能情况，并可采取相应的治疗措施。

1）动脉粥样硬化病变的基本征象：

（1）最早期表现为冠脉管壁轻度不规则，随后管腔呈半圆形充盈缺损或轻度偏心性狭窄。

（2）管腔不同程度狭窄至完全阻塞，血栓或栓塞呈杯口状完全或次全阻塞或卵圆形充盈缺损。

（3）冠状动脉瘤或瘤样扩张。

（4）动脉粥样斑块溃疡致龛影形成。

（5）冠状动脉夹层。

（6）冠状动脉痉挛。

（7）冠状动脉阻塞再通。

（8）冠状动脉钙化和侧支循环形成。

2）左室功能分析：通过X线可观察分析左室大小、形态、收缩运动功能，可对总体的左室泵功能和节段性功能异常做出评价。

【CT表现】

1.冠状动脉钙化：冠状动脉钙化（coronary artery calcium，CAC）是冠状动脉粥样硬化的标志，而后者是冠状动脉疾病的病理生理基础。准确识别和精确定量CAC对评估冠状动脉粥样硬化的病变程度和范围十分有效。在计算钙化积分方面，因MSCT较EBCT层厚更薄，部分容积效应更小；其信噪比也较EBCT高，可更精确地发现更小和更低密度的钙化灶。

欧美国家钙化积分为五级：①无钙化（0分），CAD的危险性极低，未来数年发生冠脉事件的可能性小。②微小钙化（1~10分），极少斑块，CAD可能性非常小。③轻度钙化（11~100分），轻度斑块、极轻度的冠脉狭窄，CAD危险性中等。④中度钙化（101~400分），中度斑块、中度非阻塞性CAD可能性极大，CAD危险性高。⑤广泛钙化（>400分），广泛斑块、明显的冠脉狭窄，CAD危险性极高。

与冠脉钙化的相关因素：

1）冠脉钙化积分与冠脉狭窄程度及狭窄支数呈正相关，钙化积分越高，则冠脉狭窄的发生率也越高（图2-2-1至图2-2-3）。

2）有时部分患者虽钙化积分很高，但由于代偿性的血管重构，可无明显的冠脉狭窄。

3）年轻患者可因冠脉痉挛、斑块破裂引起冠脉事件，但无冠脉钙化发生。

4）年龄越大，则钙化评分的敏感性越高，特异性越低；年龄越小，敏感性越低，特异性越高。

5）当多根血管出现钙化时，临床意义更大。

6）在评价冠脉钙化积分曲线图时，当超过年龄和性别所对应的75%危险性时，更具有临床意义（图2-2-4）。

7）发生冠脉事件的患者钙化积分增长率为35%，并明显高于未发生冠脉事件的22%。

8）调脂疗法后的患者钙化增长率可明显降低。

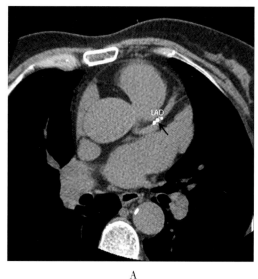
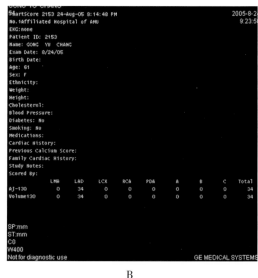

A   B

图2-2-1　前降支钙化

A.前降支显示钙化（↑）；

B.AJ-130和Volum130算法均为34分。

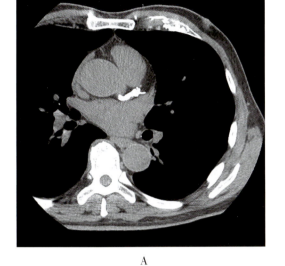
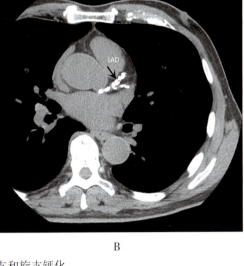

A   B

图 2-2-2　左主干、前降支和旋支钙化

A.B. 左主干、前降支和旋支均见明显钙化(↑),容积算法为 1 033 分。

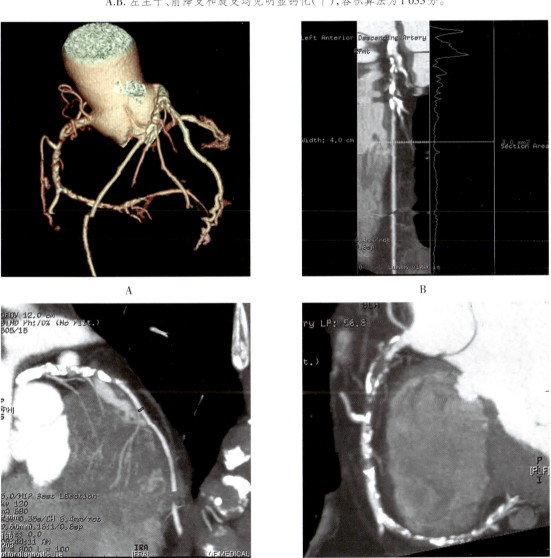

图 2-2-3　多支冠脉钙化

A. VR 像上左主干、前降支近段、旋支开口附近及右冠脉多发钙化;

B. 血管拉直像示左主干、前降支和旋支钙化;

C. D. MIP 示左主干、前降支及右冠脉呈典型串珠样广泛钙化,以后者为著。

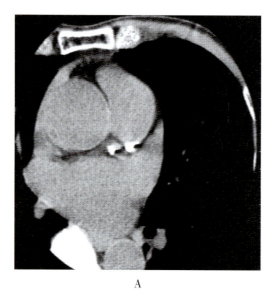

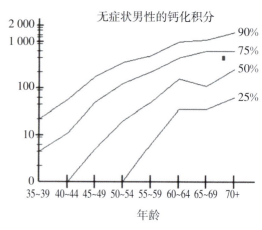

无症状男性的钙化积分

冠状动脉进行钙化积分评估

A

B

图2-2-4　钙化积分曲线评估

A. 男,68岁,前降支钙化积分>100分;

B. 在65~69岁年龄组,根据钙化积分,其发生冠心病的概率超过70%,属于高危状态。

2.粥样硬化斑块:除MSCT外,目前对斑块成分的评价有血管内镜、血管内超声和MRI,前两者均为有创检查;后者虽对斑块成分的评价准确性更高,但其显示冠脉分支的数目较MSCT少。

1)MSCTA最大的优势是可直接、清晰地显示冠脉粥样硬化斑块,表现为引起冠脉狭窄的血管壁上的充盈缺损(图2-2-5、图2-2-6)。

2)可对冠脉斑块成分做定性和定量分析,不仅能发现小斑块,还可根据CT值来区分脂质、纤维和钙化斑块(CT值,脂质斑块:<50 HU;纤维斑块:70~100 HU;钙化斑块:>130 HU)(图2-2-7至图2-2-9)。

3)尤其对富含脂质易破裂的脂质斑块,CT值具有特征性。

4)斑块的CT值越低,斑块就越不稳定,越易发生冠脉事件。早期易破碎斑块的检出对于避免急性冠脉事件的发生至关重要。

5)脂质和纤维斑块所测的CT值常表现为高于实际密度,主要是部分容积效应的影响,因为斑块体积常较小,血管腔内又充满高浓度的对比剂;另外脂质斑块还含有其他高于脂质密度的成分。

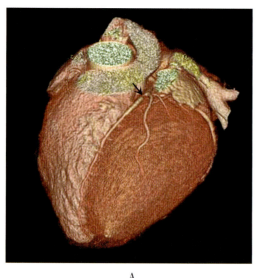

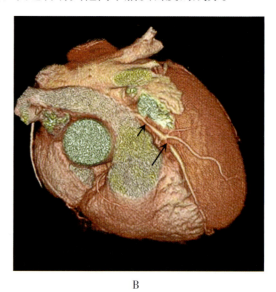

A

B

图2-2-5　前降支斑块

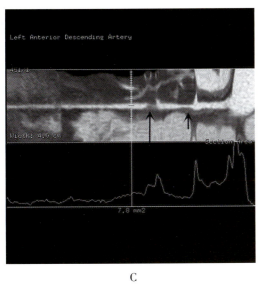

C

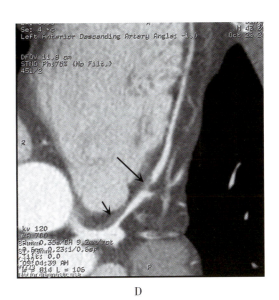

D

图2-2-5　前降支斑块(续)

　　A.B. VR示前降支开口(↑)和分出对角支后(长↑)明显狭窄,以后者为著;

　　C.D. 在血管拉直和CPR像上见前降支开口(↑)和分出对角支后(长↑)斑块清晰显示,形成充盈缺损致管腔明显狭窄。

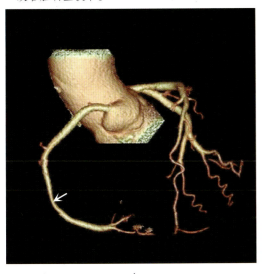

A

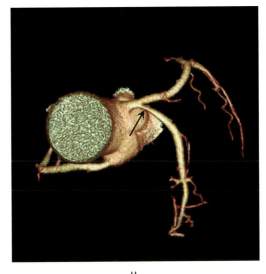

B

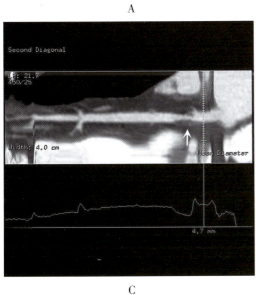

C

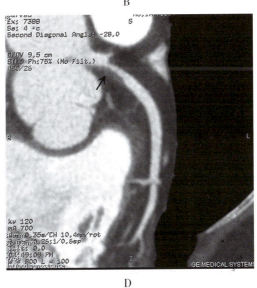

D

图2-2-6　前降支斑块

　　A.B. 冠脉树提取像见右冠脉中段(↑)和前降支开口处(长↑)管腔明显狭窄;

　　C.D. 血管拉直和CPR像均见前降支斑块所致的充盈缺损(↑)。

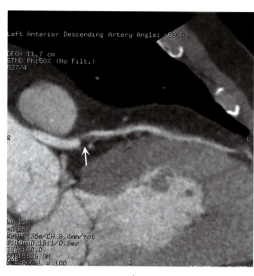
A

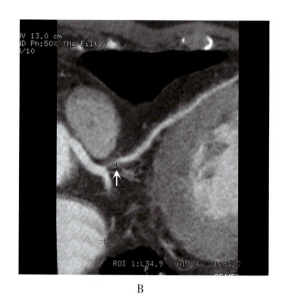
B

图2-2-7 冠脉脂质斑块

A.B. 前降支开口处脂质斑块(↑),CT值为28 HU,致局部管腔明显狭窄。

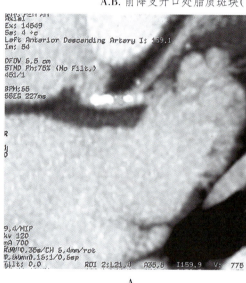
A

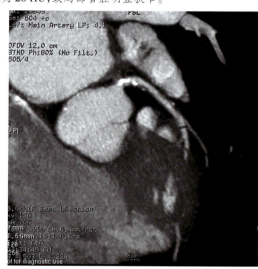
B

图2-2-8 冠脉纤维斑块

A.B. 前降支开口处纤维斑块,CT值为97 HU,其附近及左主干部位有多发钙化斑块,测得其CT值为775 HU。

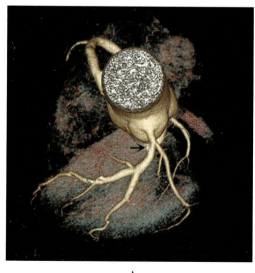
A

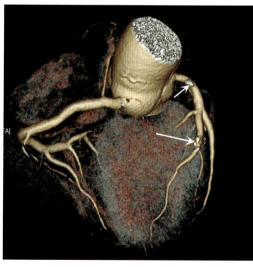
B

图2-2-9 冠脉钙化斑块

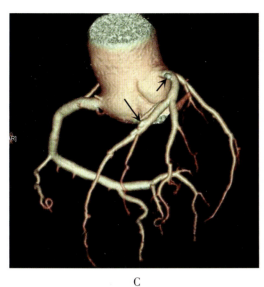

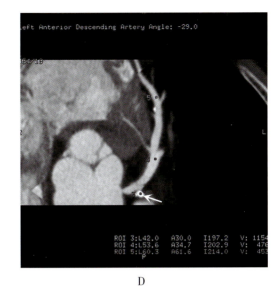

C　　　　　　　　　　　　D

图2-2-9　冠脉钙化斑块(续)

A~C.前降支开口(↑)及其中段(长↑)见多发钙化斑块;

D.测得钙化斑块CT值为1 154 HU(↑),另测得管腔内对比剂浓度递减分别为476 HU和453 HU。

3.冠脉狭窄:是冠状动脉粥样硬化病理改变中最常见并具特征性的表现。MSCTA不仅可清晰显示冠脉管腔的狭窄,还能准确判断管腔狭窄的形态、程度和范围。

1)对冠脉狭窄敏感性和特异性的评价:对于直径≥1.5 mm的冠状动脉节段,MSCTA检测冠脉狭窄(>50%)的敏感度为82%~93%,特异度为95%~97%,阳性预测值为71%~82%,阴性预测值为95%~98%,这些数据表明MSCTA显示冠脉狭窄的准确性有重要的临床意义。

2)对冠脉狭窄的测量及分级:目测法是目前常用的判断冠脉狭窄的方法,它以狭窄近心端和远心端相邻的正常血管直径为100%,狭窄处血管减少的百分数为狭窄程度。

冠脉狭窄计算公式为:血管狭窄程度=(狭窄近心端正常血管直径-狭窄直径)/狭窄远心端正常直径×100%。若血管直径减少4/10,称为40%的狭窄,根据冠脉直径减少的百分数可计算出其面积减少的百分数(利用圆面积计算公式πr^2),狭窄直径减少50%相当于面积减少75%(图2-2-10)。

冠脉狭窄依其程度分为4级:Ⅰ级,狭窄<25%;Ⅱ级,狭窄为25%~50%;Ⅲ级,狭窄为51%~75%;Ⅳ级,狭窄>76%以上或闭塞。

(1)冠脉狭窄程度≥50%(面积减少≥75%)时,运动可诱发心肌缺血,故被认为是有临床意义的病变。

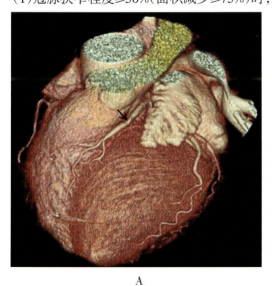

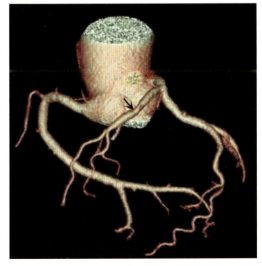

A　　　　　　　　　　　　B

图2-2-10　前降支狭窄

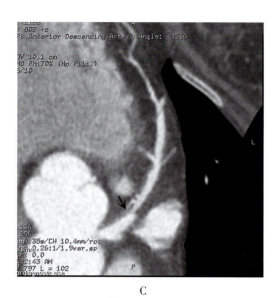

C

D

E

F

图2-2-10　前降支狭窄(续)

A.B. VR和冠脉树提取像前降支近端示有轻度狭窄(↑);

C.D. CPR清楚显示斑块(↑)和钙化(长↑);

E.F. 狭窄部位(Sia)用黄线标注,直径2.1 mm,面积3.5 mm²;狭窄近心端(PRefl)和远心端(DRefl)用绿线标注,狭窄程度以直径计算为50%,以面积计算为75%。

(2)虽然<50%的冠脉狭窄在血流动力学上可无显著意义,但当粥样斑块发生破裂或糜烂而继发血栓形成时,可演变为急性冠脉综合征(包括不稳定型心绞痛、无ST段抬高的心肌梗死和ST段抬高的心肌梗死),从而导致冠脉完全或不完全闭塞,并出现一组临床综合征。

(3)当狭窄程度达80%以上时,在静息状态冠脉血流量就已经减少。

3)对冠脉狭窄的形态评价:由于血流动力学的作用,冠脉粥样硬化多见于左前降支、左回旋支和右冠状动脉及其较粗大的分支血管,发生的部位常见血管开口、分叉和弯曲处,血管狭窄的形态表现各异。

(1)向心性狭窄:指粥样硬化斑块以冠脉管腔中心线为中心,均匀地向内缩窄(图2-2-11)。

(2)偏心性狭窄:指斑块向血管腔中心线不均匀缩窄或从中心线一侧缩窄。本型临床多见,在某一方位对其观察可能被漏诊或低估其狭窄程度,因此要多方位观察,在判断其狭窄程度时应以多个方位上的狭窄程度平均值计算(图2-2-12)。

(3)不规则性狭窄:指管腔狭窄程度<25%的不规则弥漫性狭窄(图2-2-13、图2-2-14)。

（4）管壁增厚性狭窄（图2-2-15）。

（5）冠脉完全闭塞：①闭塞部位的血管未强化，其远侧的血管强化程度主要取决于侧支循环的建立情况。因冠脉侧支循环较丰富，故闭塞部位远侧的血管常能明显强化，据此可测出血管闭塞的长度。②当闭塞段仅为数毫米、较短时，因其两侧管腔内含对比剂，使其类似于重度狭窄的表现。③闭塞端形态："鼠尾"样逐渐变细多，为病变进展缓慢所致（图2-2-16、图2-2-17）；"截断"现象常由斑块破裂急性血栓形成而引起。

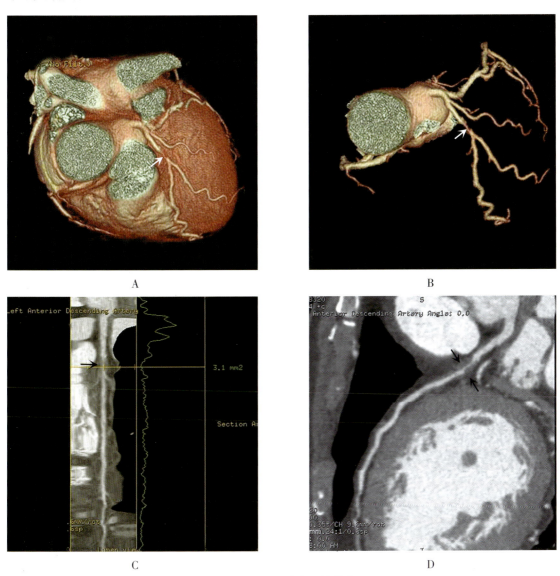

图2-2-11　冠脉向心性狭窄
A~D. 前降支近段典型向心性狭窄（↑）。

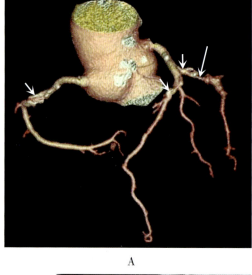
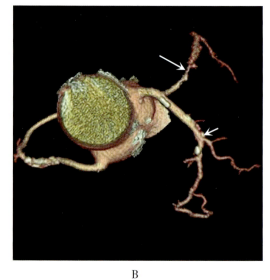

A
B

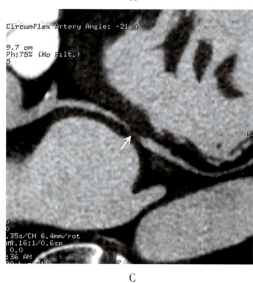
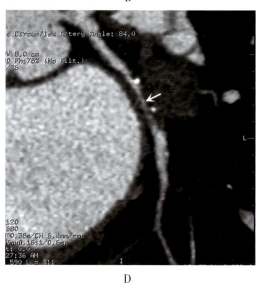

C
D

图2-2-12 冠脉偏心性狭窄

A.B. 右冠脉、前降支及旋支示有多发散在钙化(↑),旋支明显狭窄(长↑);

C.D. 旋支呈典型偏心性狭窄(↑)。

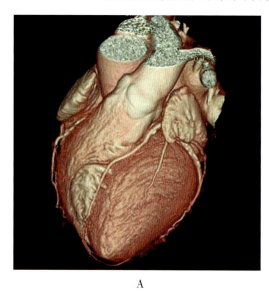
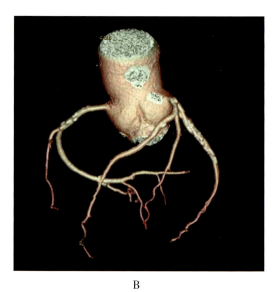

A
B

图2-2-13 冠脉不规则狭窄

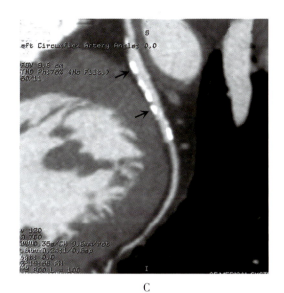

C

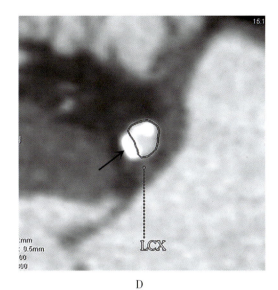

D

图2-2-13　冠脉不规则狭窄(续)

A.B. 右冠脉、旋支及前降支多处钙化;

C.D. 旋支多发钙化(↑),管腔呈不规则狭窄长(长↑)。

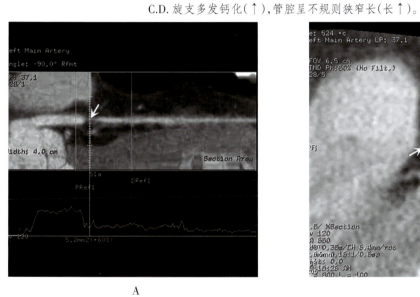

A

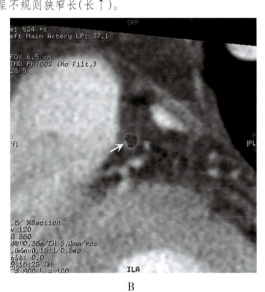

B

图2-2-14　冠脉不规则狭窄

A.B. 前降支管腔呈典型不规则狭窄(↑)。

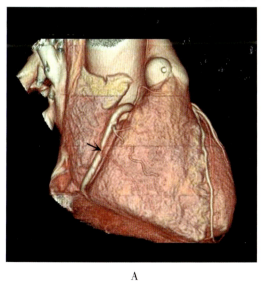

A

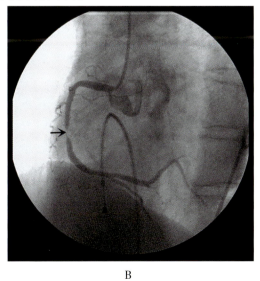

B

图2-2-15　冠脉管壁增厚性狭窄

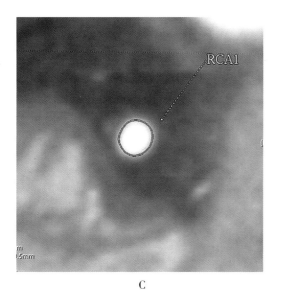

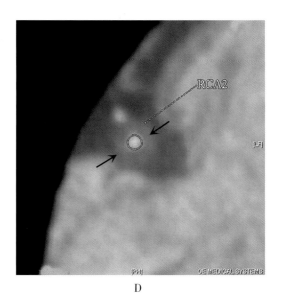

C

D

图2-2-15　冠脉管壁增厚性狭窄（续）

A.B. VR和CAG均清晰显示右冠脉中段有一向心性明显狭窄（↑）；

C. 狭窄近心端管腔；

D. 狭窄处呈典型管壁增厚性狭窄（↑）。

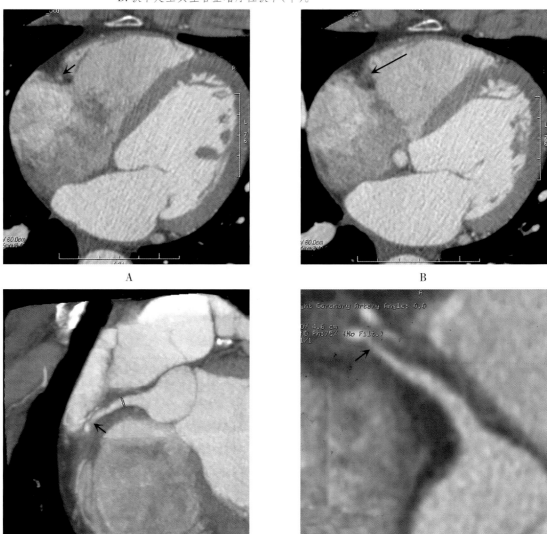

C

D

图2-2-16　冠脉"鼠尾"样闭塞

A.B. 轴位像血管显示正常（↑）和狭窄闭塞（长↑）；

C.D. MIP和CPR示右冠状动脉中段呈典型"鼠尾"样闭塞（↑）。

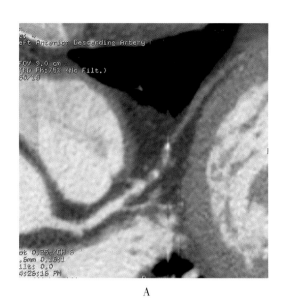
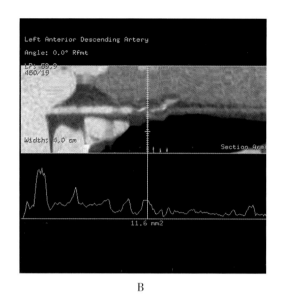

A   B

图2-2-17 冠脉"鼠尾"样闭塞
A.B. CPR和血管拉直像示前降支中段呈"鼠尾"样闭塞。

对冠脉狭窄范围的评价:

(1)局限性狭窄:狭窄长度<10 mm,此型最常见。

(2)管状狭窄:长度在10~20 mm,发生率仅次于前者。

(3)弥漫性狭窄:指狭窄长度>20 mm,常伴有明显钙化,对血流动力学影响明显,多见于高龄和/或合并糖尿病的患者。

(4)精确测量冠脉狭窄长度对选择介入治疗的方案至关重要。

4)对冠脉管壁粥样硬化的评价:

(1)正常冠脉管壁在MSCTA上多不显示或呈窄环状(图2-2-15C、图2-2-15D)。

(2)斑块形成见管壁增厚隆起致相应管腔狭窄,常伴有钙化(图2-2-10D)。

(3)斑块溃疡形成呈表面凹凸状。

(4)严重粥样硬化表现为管壁多发团块状或串珠样钙化,由于血管重构常不引起管腔明显狭窄(图2-2-13)。

(5)高危斑块CT征象:①点状钙化,为斑块内部任何切面直径均小于3 mm,且见管腔小于1/4环径的钙化灶。②餐巾环征,定义为在斑块横截面上与管腔接触的低密度区域被高密度组织包围。③正性重构,定义为病变段的最大血管直径(包括斑块和管腔)与病变近端和远端参考血管平均直径的比值≥1.1。④低密度斑块,斑块CT值<30 HU。

4. 冠脉扩张和动脉瘤:

1)冠脉局限性扩张部位的直径≥7 mm或超过邻近血管直径平均值的1.5倍,称为动脉瘤(图2-2-18);若为弥漫性扩张,则称为冠脉扩张(图2-2-19)。

2)动脉瘤呈囊状、梭形或不规则形,可见钙化,血栓少见。

3)冠脉扩张可伴有或不伴有狭窄,前者呈串珠样特征性改变。

5. 冠脉夹层:(见本章第三节中有关主动脉夹层的内容)。

6. 冠脉变异和畸形:

1)对冠脉异位起源的评价:

(1)冠脉正常情况以直角起源于相应主动脉窦的中部(图2-2-9),起源异常指冠脉开口于其他部位,并常与根窦部呈锐角或切线位,多并发分布异常。

(2)MSCTA多方位、多角度观察图像,可清楚显示冠脉开口和分布异常,诊断价值高,对预防因冠脉变异而造成的猝死临床意义大(图2-2-20至图2-2-22)。

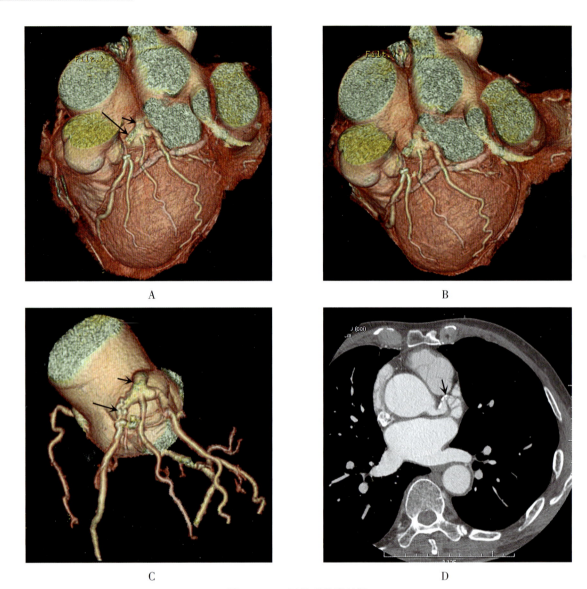

A

B

C

D

图2-2-18　冠状动脉瘤(续)

A~D. 左主干(↑)、前降支(长↑)和旋支开口处管腔明显扩张,呈典型动脉瘤表现。

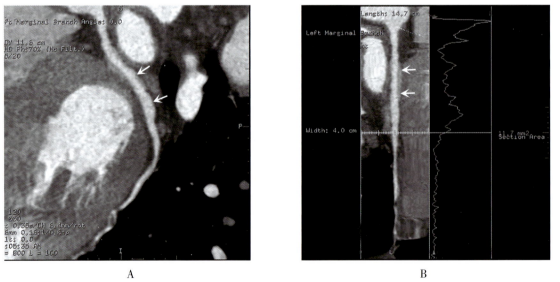

A

B

图2-2-19　冠脉扩张

A.B. CPR和血管拉直像示左缘支管腔弥漫性扩张(↑),充盈良好。

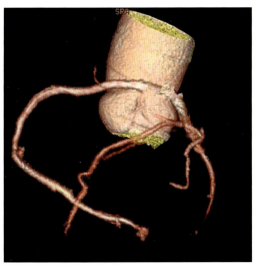

图2-2-20 冠脉异位起源

左、右冠脉均起自左窦。

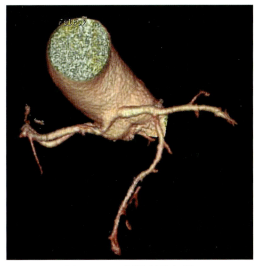

图2-2-21 冠脉异位起源

左、右冠脉共干。

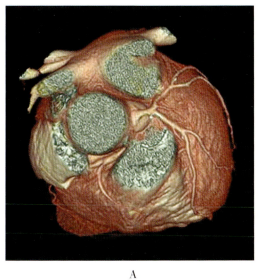

A

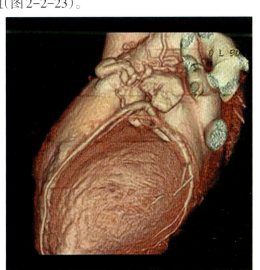

B

图2-2-22 冠脉异位起源

A.B. 右冠状动脉自主动脉窦上方发出。

2)冠脉瘘:指冠状动脉主干及其分支直接与右心腔、肺动脉、冠状静脉窦等异常交通。

(1)MSCTA清楚显示冠状动脉异常迂曲延长和增粗(图2-2-23)。

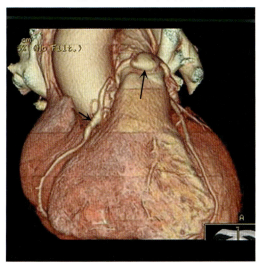

A

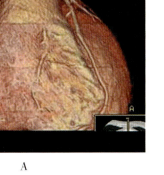

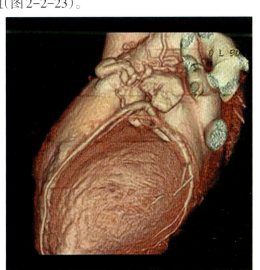

B

图2-2-23 冠脉瘘

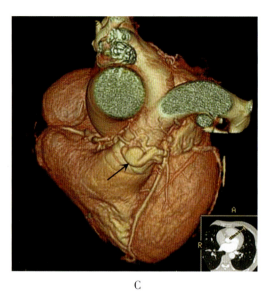
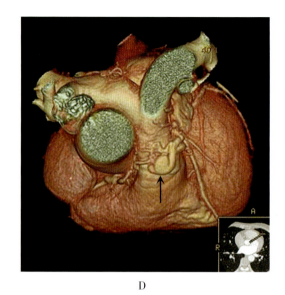

C   D

图2-2-23   冠脉瘘(续)

A~D.冠状动脉肺动脉瘘示两者之间异常交通的血管迂曲延长增粗,局部呈梭形(↑)或囊状动脉瘤样
表现(长↑)。

(2)患处冠脉呈均匀性或局限性扩张,后者表现为梭形或囊状动脉瘤样改变,远端变细,与心腔或血管异常交通。

(3)本病须与主动脉心腔隧道相鉴别,后者起自主动脉窦上方,而冠脉的起源、分布和管径均正常。

7.冠脉内支架:在血管短轴位上正常支架表现为环形,长轴位则呈平行轨道状或弹簧圈状(图2-2-24)。

1)支架术后约20%发生支架内再狭窄,部分患者在充满对比剂的高密度支架腔内,见血管内膜过度增生形成的局限性或弥漫性软组织充盈缺损(图2-2-25)。

2)支架变形(图2-2-26)、扭转(图2-2-27),远端血管明显变细或呈断续状显影,常表明有严重的支架内再狭窄。

3)支架腔内无对比剂充盈或支架近端管腔充盈而远端管腔未充盈,则提示支架管腔完全闭塞(图2-2-28)。

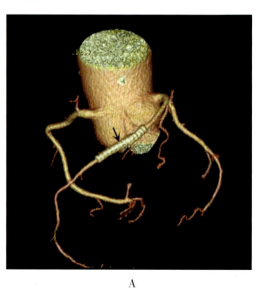
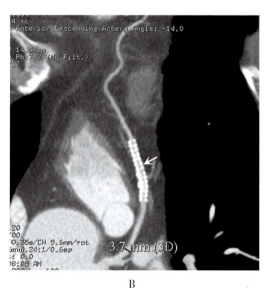

A   B

图2-2-24   正常冠脉支架形态

A.B.冠脉树提取和CPR显示的正常支架(↑)及远端充盈良好的血管。

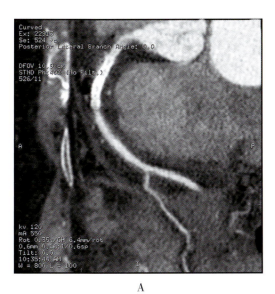

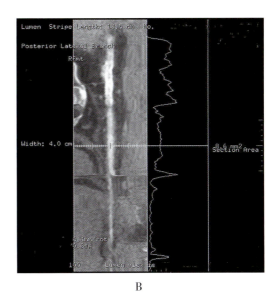

A

B

图2-2-25　冠脉支架狭窄

A.B. CPR和血管拉直像示冠脉支架腔内软组织密度充填致支架狭窄,其远端血管充盈欠佳。

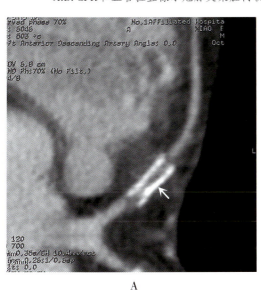

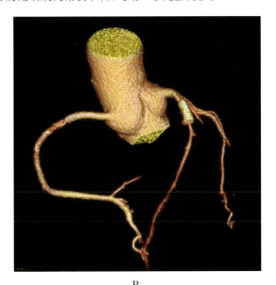

A

B

图2-2-26　冠脉支架变形

A.B. 支架变形(↑),前降支和旋支明显变细。

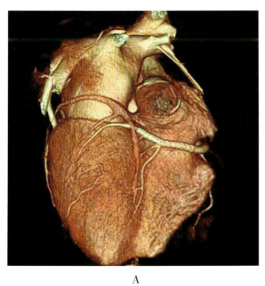

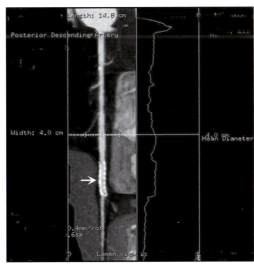

A

B

图2-2-27　冠脉支架扭转

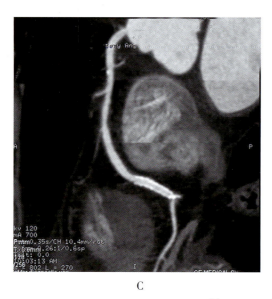

C

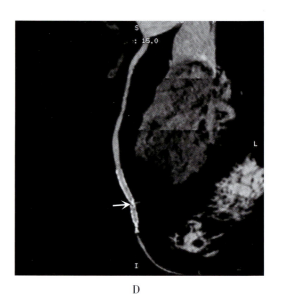

D

图2-2-27　冠脉支架扭转(续)

A~D.右冠脉支架自旋扭转(↑)。

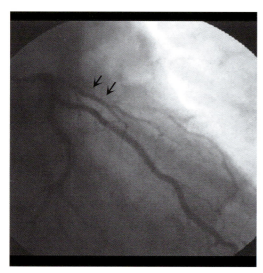

A

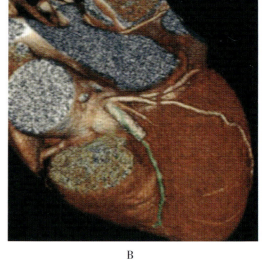

B

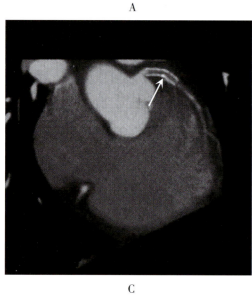

C

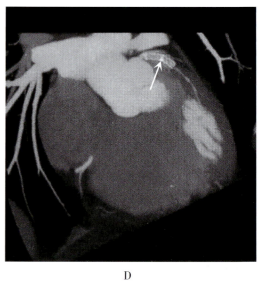

D

图2-2-28　冠脉支架闭塞

A~D.DSA显示前降支支架内完全闭塞(↑),VR、MPR及MIP图像清晰显示支架腔内中、低密度填充、闭塞(长↑)。

8. 冠脉桥血管：

1)桥血管开通：当桥血管腔内的密度与同层面的升主动脉相仿时,表明桥血管开通(图2-2-29)。

2)桥血管狭窄：MSCTA能准确评价桥血管有无狭窄,评价桥血管狭窄的程度以狭窄两端相对正常的桥血管直径为基准。

3)桥血管闭塞：桥血管未显影或近端吻合口呈残根样显影,其远端未显影。

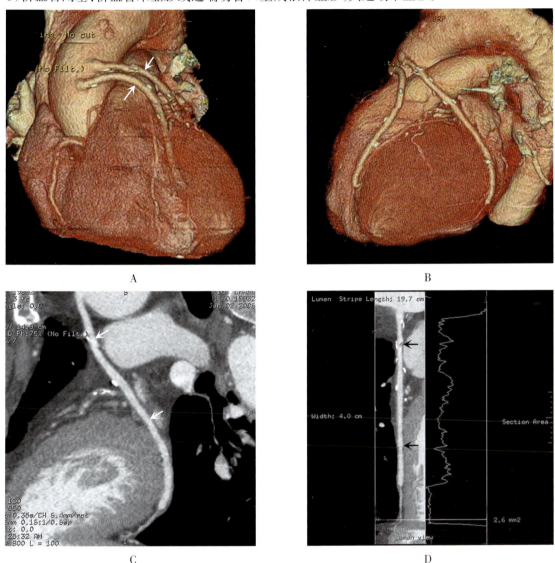

图2-2-29　冠脉桥血管开通
A~D.桥血管清晰显示,管腔充盈良好(↑)。

9. 心肌缺血、心肌梗死及其并发症：

1)心肌缺血：

(1)首次灌注图像为局部低密度区,延迟0.5~2 h见低密度区逐渐填充呈等密度,心肌强化的时间-密度曲线为缓慢上升型。

(2)心肌时间-密度曲线为低小型,大致与正常心肌相似。

(3)观察心肌运动异常时,应注意室壁运动异常的范围与心肌灌注低密度区的范围是否一致。

(4)根据心肌缺血部位可推断受累的冠脉分支。

2)心肌梗死：

(1)局部心肌变薄。

（2）节段性室壁收缩期增厚率减低（正常值为30%~60%）。

（3）室壁运动功能异常包括运动减弱、消失和矛盾运动。

（4）增强扫描早期病灶不强化，呈低密度，数分钟至数小时后出现延迟性强化，呈片状较高密度区（图2-2-30）。

3）心肌梗死并发症：

（1）（真性）室壁瘤：①发生率为20%，多为单发，80%以上累及左室前侧壁和心尖部。②心肌显著变薄，收缩期向外膨出，膨出部分无搏动或呈矛盾运动，后者更具临床价值。③44%~78%并发附壁血栓，表现为充盈缺损。④部分室壁瘤壁出现高密度钙化（图2-2-31）。

（2）假性室壁瘤：瘤壁由心包构成，心肌破口邻近的心包与心肌粘连而不发生心包填塞。

（3）乳头肌梗死：导致二尖瓣关闭不全（mitral insufficiency，MI），严重者出现急性心力衰竭。

（4）心脏破裂：多在梗死后1周左右，血液经心室壁破口涌入心包腔，造成致死性急性心包填塞。

（5）梗死后心包、胸腔积液。

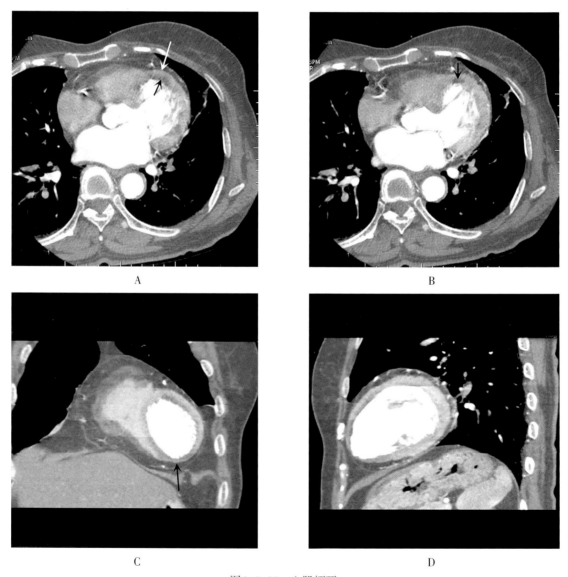

A

B

C

D

图2-2-30　心肌梗死

A~D. 心脏轴位、冠状位和矢状位在增强扫描早期见左室壁梗死灶呈低密度（↑），局部心肌显示变薄（长↑）。

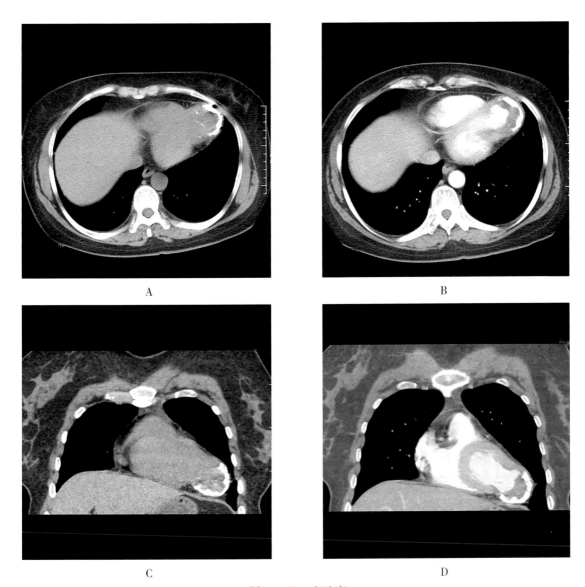

图 2-2-31　室壁瘤

A~D. 心脏轴位、冠状位见左室心尖部局部向外膨出,室壁瘤壁呈广泛高密度钙化。

10. 心功能分析:MSCTA 在测定每搏输出量、左室容积和射血分数方面均具有很大的临床价值,准确性高,可较全面地评价冠脉粥样硬化引起心肌缺血所导致的心功能改变。

二、先天性心脏病

先天性心脏病可按病理生理的血流动力学改变分为左向右分流、右向左分流和无分流三类,按临床表现分为发绀和无发绀两型,按 X 线片肺血情况分为肺血增多、肺血减少和肺血无明显改变三型。

(一)房间隔缺损

房间隔缺损(atrial septal defect,ASD)是最常见的先天性心脏病之一,约占先天性心脏病的 20%,男女发病之比为 1∶1.6。按缺损部位分为第一孔(原发孔)型、第二孔(继发孔)型及其他类型。原发孔型位于房间隔下部,常合并心内膜垫缺损;继发孔型位于卵圆窝区域;其他类型有上腔型或静脉窦型(位于房间隔的上部)、冠状窦型(位于正常冠状窦位置)和下腔静脉型(位于卵圆窝与下腔静脉之间)。缺损的数目通常是 1 个,偶尔可以是多个,大小 1~4 cm,若大到完全缺如,则称为公共心房;也可小到针孔样,多为筛孔,称为 Chiari network 型。

【诊断要点】

1. 症状和体征：

1)患者可以无症状,形体正常或发育稍小。劳累后有心悸、气促,易患呼吸道感染,无发绀。

2)心力衰竭常出现于30岁以后。

3)听诊于胸骨左缘第2—3肋间可闻及Ⅱ—Ⅲ级收缩期吹风样杂音,肺动脉第二音分裂,部分有亢进,多无震颤。

2. X线检查：

1)X线表现取决于分流量。分流量很少的可以表现为正常。

2)达到一定分流量时,X线后前位:主动脉结缩小。肺动脉段凸出,心尖上翘,肺血增多。左、右前斜位:肺动脉段凸起,心前间隙缩小,左心房不大,右心房段延长或隆起。侧位:心前缘与胸骨接触面增加,心后三角存在。

3)透视:可见肺动脉搏动增强,常有"肺门舞蹈"表现。

4)心脏造影:导管经间隔缺损处进入左心房;当右心房压力增高并大于左心房时,右心房造影可见分流,左心房提前显影。

3. 超声检查：

1)M型及断面超声心动图:右心房、右心室内径增大,房间隔连续性中断。室间隔运动幅度降低、平坦,甚至与左心室后壁呈同向运动。

2)多普勒超声心动图:有"过隔血流"表现,即起自左心房流经中断的房间隔,然后进入右心房并迅速流向三尖瓣口的彩色血流。可表现为以双峰波或三峰波为主的单向分流频谱,但当肺动脉高压时,分流速度降低,或出现双向分流表现。

3)声学造影:可见对比剂回声由一侧心房经缺损处流向另一侧心房;有肺动脉高压时出现右心房向左心房分流或双向分流。

4. MRI检查：SE脉冲序列MRI可直接显示房间隔的不连续,房间隔缺损的残留边缘常变钝,厚度增加。快速成像序列MRI电影能在SE序列拟诊缺损的层面清晰显示有无左向右分流的血流情况,同时还能直接显示其大小和分流量。

【CT表现】

CT平扫难以直接显示缺损的部位和大小,诊断价值不大,但可显示心脏径线的增大。MSCT增强薄层扫描能够显示有无房间隔缺损、缺损的位置和大小,特别是在MPR和三维重组图像上(图2-2-32、图2-2-33)。

1. 直接征象:在增强薄层扫描上可以显示房间隔影像连续性中断,并能直接测量缺损的大小。

1)继发孔型:缺损主要位于卵圆窝部位,其下缘与房室瓣间尚保留一定房间隔,两组房室瓣完整。

2)原发孔型:房间隔缺损其下缘消失直抵房室瓣环,如果两组房室瓣环相贯通成为一组房室瓣,其下室间隔不连续,则为完全性心内膜垫缺损的重要指征。

2. 间接征象:右心房、右心室增大,肺纹理增多。

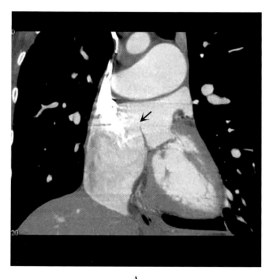

A

图2-2-32　房间隔缺损

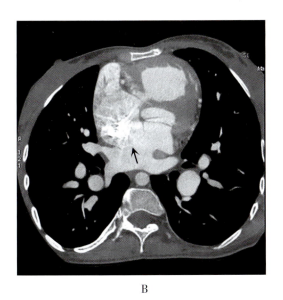

B

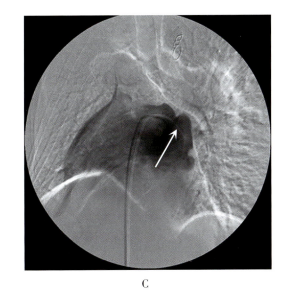

C

图2-2-32　房间隔缺损(续)

　　A~C. A为冠状面重组图像,B为横断面图像,C为DSA造影。A和B清晰显示房间隔部分缺如,左、右心房相通(↑),经DSA证实(长↑)。

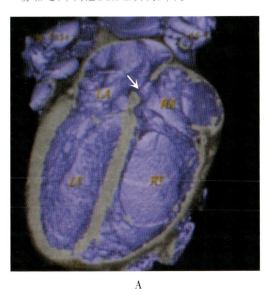

A

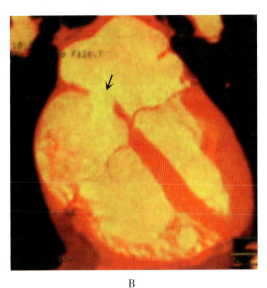

B

图2-2-33　房间隔缺损

A.B. 清晰显示房间隔缺损的位置和大小(↑)。

(二)室间隔缺损

　　室间隔缺损(ventricular septal defect,VSD)约占先天性心脏病的25%。根据发生部位分为膜部缺损(占80%)、肌部缺损(占10%)及其他类型(占10%)。根据临床表现结合病理分为小孔型(2~8 mm)、中孔型(9~15 mm)和大孔型(16~20 mm)室间隔缺损。

　　室间隔缺损的血流动力学异常取决于缺损孔的大小及肺血管阻力。孔的大小随年龄增大而变小,而肺血管阻力则可随年龄增大而增高。初期有左向右分流,当肺血管阻力达到或超过体循环阻力时,发生双向或右向左分流,出现Eisenmenger综合征表现。

【诊断要点】

1.症状和体征:

1)患儿可以表现为生长及发育差,反复呼吸道感染、多汗、喂养困难、心悸、气促、乏力,右向左分流时可出现发绀。

2)严重者婴儿期即可有充血性心力衰竭。

3)体检:胸骨左旁有全收缩期杂音,大孔室间隔缺损有大量左向右分流时出现震颤。

2. X线检查:

1)后前位:

(1)心影正常至以左心室增大为主,然后发展为以右心室增大为主。

(2)肺血增多,肺动脉段及肺动脉干均成比例增粗,搏动增强,有"肺门舞蹈"状况。

(3)出现肺动脉高压时,左、右心室均增大。肺动脉段高度凸出,周围血管变细,在肺门处出现残根状表现。左心房一般增大,右心房一般不增大,至肺高压时也能增大。

2)左、右前斜位:心前间隙随右心室增大而缩小,左心房显示增大不显著,左前斜位的心后下缘可以随缺损程度与肺血压力而表现为向下或向后上凸起。

3)侧位:心脏与胸骨接触面增加,心后三角情况与左前斜位相似。

3. 超声检查:

1)M型及断面超声心动图:可见缺损部位的室间隔回声中断。左心房、左心室腔增大。缺损较大时,双侧心室腔增大,肺动脉增宽。

2)彩色多普勒:可见缺损部位有明显的"穿隔血流",即由左心室腔跨过室间隔缺损处进入右心室腔。根据此射流束的直径可确定缺损大小。

4. MRI检查:

1)MRI以横轴位及左心室长轴"四腔心"切层显示较佳。可显示VSD的形态及大小,测量其面积和径线。

2)SE脉冲序列可直接显示缺损的部位及左、右心室增大和心室壁的增厚,其诊断VSD的正确性在90%以上。

3)GRE序列MRI电影可显示左、右心室间的分流,表现为亮白色血池中的低信号血流束,有利于发现小的或多发的VSD病变。

【CT表现】

增强薄层CT扫描可以显示室间隔的缺损情况,特别是采用心电门控CT扫描时,MPR和三维重组能够更清晰地显示室间隔缺损的部位和大小,同时可以显示各房室的大小形态和心室壁的厚度(图2-2-34)。

1. 直接征象:VSD直接征象是室间隔中断,不连续。嵴上型室间隔缺损,于肺动脉瓣下层面显示球部间隔中断。肌部室间隔缺损,常较小,于心室层面靠近心尖部见肌部室间隔中断,多为2~3 mm大小。膜部室间隔缺损,在主动脉瓣下层面见室间隔连续性中断。隔瓣后型室间隔缺损,多在二尖瓣、三尖瓣显示层面于隔瓣后见两心室间交通,缺损邻近三尖瓣环。

2. 间接征象:分流量大者可见左、右心室增大,肺血管纹理增粗增多。

(三)动脉导管未闭

动脉导管未闭(patent ductus arteriosus,PDA)是最常见的先天性心脏病之一,约占先天性心脏病的20%,男女发病之比为3:1。动脉导管是胎儿期肺动脉与主动脉的交通血管,出生后不久即闭合,如不闭合,称为动脉导管

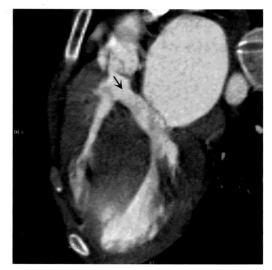

图2-2-34 室间隔缺损

为室间隔缺损的斜位图像,能够清晰显示室间隔缺损的部位和大小(↑)。

未闭,它可单独存在或合并其他畸形,未闭导管长6~20 mm,宽2~10 mm,呈管形、漏斗形或窗形等。

在整个心动周期,主动脉、肺动脉间都存在压力差,所以主动脉内的血液不断地流向肺动脉,分流量的大小与动脉导管的阻力及肺血管阻力直接相关,导管口越小、管越长则阻力越大,导管口越大则阻力越小。分流量的增大,使左心负荷增加,右心射血阻力增加,但左心较右心严重。当肺血管阻力高于体循环时,出现以右向左为主的双向分流。

【诊断要点】

1. 症状和体征:

1)临床上患者随分流量大小可以无症状,或活动后心悸气促,直至发绀。

2)胸骨左缘第2肋间隙可闻及连续性杂音伴震颤,向颈部传导,脉压大,有周围血管搏动征等。

2. X线检查:

1)后前位:心脏轻或中度增大,右缘无明显异常,主动脉结大,主动脉、肺动脉间的凹陷消失,为"漏斗征",肺动脉段隆起,左下心缘向下凸起,肺血增多,为充血性改变,肺血管清晰。

2)左前斜位:心前间隙缩小,肺动脉段隆起,心后上缘左心房可能稍大,后下缘向后下凸起。

3)侧位:心前间隙缩小,后下缘心影向后下凸出。

4)心血管造影:左心室造影可见肺动脉提前显影,在主肺动脉或左肺动脉与主动脉弓远端之间可见动脉导管存在。

3. 超声检查:

1)M型及断面超声心动图:于肺动脉分叉与其后方的降主动脉之间,可见未闭动脉导管的管腔声像图。左心房、左心室增大,左心室室壁增厚且运动幅度增强。

2)多普勒超声心动图:可见起自主动脉经动脉导管进入肺动脉的异常血流,呈以红色为主五色镶嵌的彩色血流,一直延伸至肺动脉瓣口。

3)多普勒频谱:表现为双期连续性湍流频谱。

4. MRI检查:

1)MRI采用横轴位、冠状位及左前斜位心短轴位可观察到未闭的动脉导管。表现为主动脉弓降部内下壁与左肺动脉起始段上外壁的直接连接。

2)SE序列PDA常呈两者之间管状、漏斗状和窗形的低信号或无信号影,并可以直接测量动脉导管的长度和内径。

3)GRE序列对发现细小的动脉导管较敏感,狭窄的动脉导管内的高速血流表现为高信号,并能显示血流的喷射方向。

4)MRI还可显示左心房、左心室的增大和左心室壁增厚的情况。

【CT表现】

心电门控下增强薄层CT扫描,三维重组和MPR重组能够清晰显示位于主动脉与左肺动脉之间未闭的动脉导管,能够清晰地显示导管的位置、管径大小、管径长度和形态,同时也能够显示各房室的大小及室壁的厚度,可以表现为左心房和左心室增大,左心室壁增厚等改变(图2-2-35)。但CT不能反映该病的血流动力学改变。

1. 直接征象:于主动脉弓水平见一条增强的血管与主肺动脉或左肺动脉相连续,主动脉端膨大,肺动脉端相对细小。VR和MIP等重组方式均能很好地观察到该征象。

2. 间接征象:较大的动脉导管未闭患者,可见左心室增大。有肺动脉高压时可见主肺动脉和左、右肺动脉增宽。

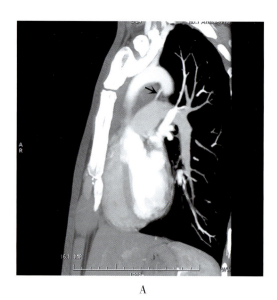
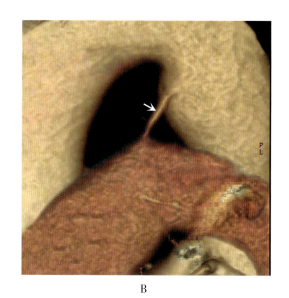

A   B

图2-2-35   动脉导管未闭

A.B. A为斜位MIP,B为VR图像,均能够清晰直观地显示未闭的动脉导管位于主动脉降部与左肺动脉之间(↑),主动脉降部稍扩张。

(四)肺动脉狭窄

肺动脉狭窄(pulmonary artery stenosis)占先天性心脏病的10%,男女发病之比约为3∶2。其中2/3的患者合并其他心脏畸形,可分为瓣型、瓣上型、瓣下型及混合型四型。瓣型狭窄是三片瓣叶融合,呈穹隆形结构,顶部为一小孔,约占90%;瓣上型狭窄可累及肺动脉干、分叉部、主分支或周围分支;瓣下型狭窄多是漏斗型,常合并室间隔缺损,漏斗部肌肉弥漫性肥厚造成狭窄。右心室流出道的阻塞,造成压力阶差,使右心室压力超负荷,因而发生肥厚,长此以往易导致右心衰竭。右心压力过高时,卵圆孔开放,从而出现右向左分流的现象。

【诊断要点】

1.临床表现:

1)轻度狭窄患者可无症状,中、重度狭窄患者的症状多为呼吸急促及疲倦,易发生感染性心内膜炎等。

2)于第2肋间右侧有震颤及收缩期杂音,喷射状。漏斗型的杂音位置较低。肺动脉瓣区第二音减弱。

2.X线检查:

1)后前位:心脏大小正常或轻度增大,肺动脉段明显凸向前上方。左肺门大于右肺门,心尖上抬,主动脉结正常。肺血较少。

2)左前斜位:肺动脉段隆起向前上方,心后下缘凸出处部位较高。

3)侧位:胸骨后与心脏接触面延长,心后下三角存在。

4)心血管造影:右心造影可见肺动脉瓣狭窄的部位与程度,右心室增大,右心房增大,主肺动脉扩张。瓣膜下狭窄或漏斗部狭窄者,在狭窄与瓣膜之间有一小腔,称为第三心室。瓣上狭窄的病例于肺动脉的不同阶段可见不同程度和范围的狭窄表现。

3.超声检查:

1)瓣膜型:肺动脉瓣回声增强,收缩期开放受限,呈圆顶状膨入肺动脉内,瓣尖不能贴近肺动脉壁而悬于腔中。部分患者可见瓣膜增厚。右心室壁有不同程度的增厚。多普勒超声见经瓣口血流束变窄,出现加速,称为狭窄射流束。在肺动脉主干内显示为五色镶嵌血流,频谱为收缩期高速湍流。

2)漏斗部狭窄型:右心室流出道变窄,可见肥厚的肌束向流出道凸出,使流出道变窄。多普勒超声

260

见进入流出道的血流束变窄,形成五色镶嵌状,为高速湍流频谱。

4. MRI检查:

1)MRI通常采用横轴位或与两侧肺动脉走行方向平行的斜冠状位成像。

2)对于瓣上型肺动脉狭窄,MRI可显示其狭窄的部位、程度和病变累及的长度和数目。在一侧肺动脉狭窄时,对侧肺动脉常见扩张。

3)漏斗部狭窄者MRI能够显示右心室肥厚的肌束向流出道凸出,使流出道变窄。

4)瓣膜狭窄者,MRI电影可以清晰显示瓣膜口的形态和狭窄的程度,以及肺动脉主干的明显扩张性改变。

5)同时可显示右心室腔变小,室壁增厚。对于外周型肺动脉狭窄,则以MRA显示最佳。

【CT表现】

1. 直接征象:MSCT可以采用横轴位、三维重组、MPR和MIP等成像进行多角度和多方位观察。

1)瓣上型狭窄:CT可显示其狭窄的部位、程度和病变累及的长度和数目。在一侧肺动脉狭窄时,对侧肺动脉常见扩张。

2)漏斗部狭窄:MPR重组能够显示右心室肥厚的肌束向流出道凸出,使流出道变窄,同时也可以显示第三心室。

3)瓣膜狭窄者:能够显示肺动脉瓣膜口呈幕顶状狭窄,同时可见狭窄后的主肺动脉扩张。CT扫描可测量主肺动脉和两侧肺动脉的径线(图2-2-36、图2-2-37)。

2. 间接征象:同时能够显示右心室肥厚,以及能够显示同时伴有的其他先天性畸形等。

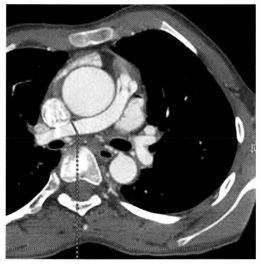

图2-2-36 肺动脉狭窄

CT横断面图像上可以清晰显示右侧肺动脉细小。

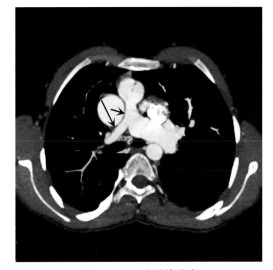

图2-2-37 肺动脉狭窄

CT横断面图像上能够清晰显示主肺动脉(↑)和右侧肺动脉(长↑)发育细小。

（五）法洛四联症

法洛四联症(tetralogy of Fallot)是由先天性的室间隔缺损、主动脉骑跨、肺动脉狭窄及继发的右心室肥厚组成。在先天性心脏病中占12%~14%,在发绀型心脏畸形中则居首位(占50%),男女发病之比约为1:1。法洛四联症以室间隔缺损与肺动脉狭窄为主要表现。缺损多在膜部,一般较大,为10~25 mm。肺动脉狭窄使右心室漏斗部肌肉肥厚呈管状或环状狭窄,主动脉向前、右方移位;又因肺动脉狭窄,心脏收缩期大部分血射向主动脉,使主动脉管径增粗,为肺动脉的3~4倍。右心室因喷出处梗阻而肥厚。

【诊断要点】

1. 症状和体征:

1)临床上患者出现发绀,肺动脉狭窄的轻重决定了发绀的程度,且随年龄增大病情加重(刚出生时可能发绀不严重,以后随着年龄的增大而加重),并出现杵状指与蹲踞现象,发育迟缓,有时还可出现晕厥等情况。

2)于胸骨左缘可闻收缩期杂音及震颤,肺动脉第二音减弱或消失。

2. X线检查:

1)后前位:常见心脏无明显增大,心尖圆钝、上翘,心腰凹陷,肺门缩小,肺血管纤细,肺血减少,主动脉增宽。如有第三心室则心腰可能平直。严重者心脏可增大,仍以右心室为主。肺血少,可见侧支循环。

2)左、右前斜位:肺动脉段凹陷,但主动脉向前、右方移位。肺动脉段缩小,心影如球状。

3)心血管造影:右心造影可见收缩期时左心室及主动脉提早显影,透视下可见双向分流,主动脉跨在室间隔之上,升主动脉弓扩张。漏斗部狭窄多较长,呈管状;如为瓣膜狭窄,在收缩期呈鱼口状凸向肺动脉,肺动脉干及左、右分支常较细小。

3. 超声检查:

1)M型及断面超声心动图:在左心室长轴断面可见主动脉增宽、右移并骑跨于室间隔之上,主动脉前壁与室间隔不连续,出现大的缺损区。右心室流出道狭窄。在心底短轴断面显示漏斗部狭窄或肺动脉瓣、瓣环及其左、右肺动脉处有狭窄或缩窄。右心室肥厚。

2)多普勒超声心动图:可见左、右心室血流均进入主动脉。在心室水平见双向分流,舒张期为左向右分流;收缩期分流方向取决于双心室压力阶差。

3)收缩期见低速双向分流频谱。在右心室流出道狭窄处可见高速湍流频谱,呈五彩镶嵌色。

4. MRI检查:

1)SE脉冲序列横轴位及斜冠状位可清晰显示右心室流出道狭窄,常在漏斗部狭窄,并和肺动脉瓣狭窄间形成"第三心室"。

2)MRI可显示右心室壁的明显肥厚,甚至达到和超过左心室壁的厚度;升主动脉扩张、前移,并骑跨于室间隔之上。

3)GRE序列MRI电影对肺动脉瓣的显示极有价值。

4)MRA则可显示体-肺动脉的侧支循环的大致情况。

【CT表现】

CT可显示动脉转位及心脏房室的大小。在心电门控下增强CT扫描、MPR以及三维重组能够清晰显示各种解剖结构的异常(图2-2-38、图2-2-39)。

1. 肺动脉狭窄:于右心流出道至肺动脉层面可见流出道肌肥厚致使其不同程度狭窄。可以观察主肺动脉和左、右肺动脉发育情况,以及是否有狭窄等。

2. 室间隔缺损:主动脉瓣下室间隔中断为膜部缺损的表现,于肺动脉瓣下室间隔中断为嵴上型缺损,于心室肌部间隔中断为肌部缺损。

3. 主动脉骑跨:于主动脉根部水平,显示主动脉窦前移,主动脉增粗扩张骑跨于室间隔上。

4. 右心室肥厚:MSCT能够较满意地显示右心室大小、形态及漏斗部的发育情况。右心室壁增厚,甚至超过左心室壁的厚度。右心室内的肌小梁明显增粗。

5. CT三维重组能够清晰显示体-肺侧支循环的情况。

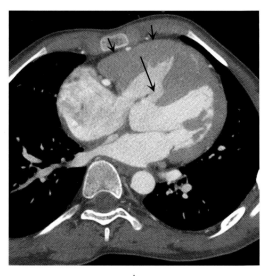

A

图2-2-38 法洛四联症

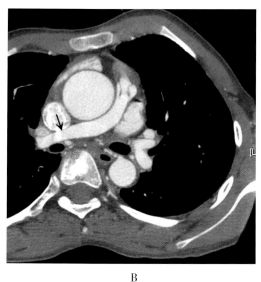
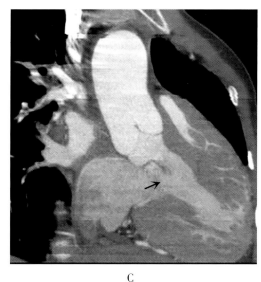

B　　　　　　　　　　　　　C

图 2-2-38　法洛四联症(续)

A. 清晰显示右心室明显肥厚(↑),室间隔缺损(长↑);

B. 右肺动脉显示较细小和狭窄(↑);

C. 在斜位 MPR 图像上清晰显示主动脉明显增粗和骑跨的表现,同时也能够显示室间隔缺损的改变(↑)。

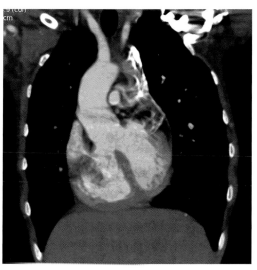

图 2-2-39　法洛四联症

主动脉增粗,骑跨于主动脉和肺动脉之间,室间隔缺损。

（六）主动脉-肺动脉间隔缺损

主动脉-肺动脉间隔缺损(aorta and pulmonary artery septal defect)是少见的先天性心脏病,约占 1.5%,男女发病之比约为 2:1。在胚胎发生时,正常原始主动脉分隔在胚胎第 5~8 周逐渐形成,将大动脉分隔为位于右后方的主动脉和左前方的肺动脉。如果原始主动脉分隔不完全,心脏未回转或回转不完全,导致发生主动脉-肺动脉间隔缺损。依据主动脉-肺动脉间隔缺损部位分为三型:Ⅰ型,主动脉-肺动脉间隔缺损紧位于半月瓣上方;Ⅱ型,主动脉-肺动脉间隔缺损远离半月瓣上方;Ⅲ型,主动脉-肺动脉间隔全部缺损,双半月瓣环及瓣叶完整。

【诊断要点】

1. 症状和体征:

1)症状出现早,且比较严重。患者可有心悸、呼吸困难、胸闷、咳嗽、活动耐力明显低下及反复肺部感染。并发重度肺动脉高压时,可出现发绀及不同程度的杵状指。

2)脉压增大,水冲脉、股动脉枪击音及毛细血管搏动征阳性。心尖冲动弥散,心尖向左下延伸,心脏浊音界扩大。

3)胸骨左缘第3肋间可触及收缩期震颤,闻及粗糙的连续性杂音。合并中重度肺动脉高压时,则仅可闻及收缩期杂音,伴肺动脉瓣第二音亢进。

2. X线检查:

1)双肺充血,透视下可见典型的"肺门舞蹈征"。心影明显增大,以左心房、左心室增大为主,肺动脉段明显凸出,肺门阴影增宽,升主动脉扩张。有肺动脉高压者右心室亦增大。

2)心脏造影:右心导管检查显示肺动脉血氧饱和度明显升高,导管可从主肺动脉进入升主动脉根部。升主动脉造影可显示升主动脉与肺动脉显影。侧位片可显示缺损的大小、部位及其与主动脉窦的关系等。

3. 超声检查:胸骨旁长轴位示左、右心室均增大,左心室流出道增宽,主动脉前壁回声中断。大动脉短轴位见主动脉与肺动脉相通,肺动脉内径增宽。彩色多普勒显示异常五彩血流束从升主动脉近端射向主肺动脉。

4. MRI检查:可以较好地显示和诊断主动脉-肺动脉间隔缺损。

1)MRI在横断位自旋回波序列T_1WI图像上表现为升主动脉与肺动脉主干间直接相交通。

2)在梯度回波电影序列上主肺动脉窗处可见异常血流影。

3)MRA能够多角度显示主动脉-肺动脉间隔缺损的直接征象。

4)MRI还可以显示左心房增大、左心室增大、肺动脉扩张、升主动脉扩张等间接征象。

【CT表现】

CT增强扫描可以直接显示心脏和大血管的解剖结构(图2-2-40)。

1. 直接征象:主动脉-肺动脉间隔缺损时,于主动脉弓下层面见主动脉与肺动脉间分隔消失,主动脉左后壁与肺动脉右前壁相连通。

2. 间接征象:主动脉-肺动脉间隔缺损一般均较大。可见以左心室增大为主的双室增大。有肺动脉高压存在,可见主肺动脉及左、右肺动脉增宽,两肺野血管纹理增多增粗,右心室增大肥厚。

3. 三维重组可以直接显示主动脉-肺动脉间隔缺损解剖及分型。

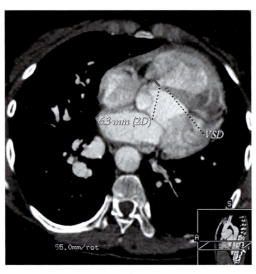
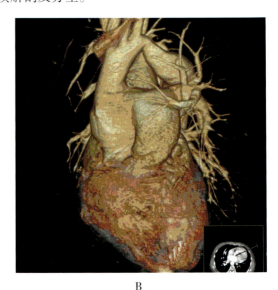

A　　　　　　　　　　　　　　　　　　B

图2-2-40　主动脉-肺动脉间隔缺损

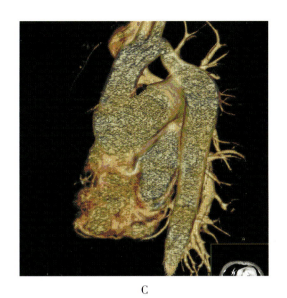

C

图2-2-40　主动脉-肺动脉间隔缺损(续)

A~C.于主动脉弓下层面见主动脉与肺动脉间分隔消失,主动脉左后壁与肺动脉右前壁相连通,主动脉峡部狭窄。

(七)先天性主动脉缩窄

先天性主动脉缩窄(inborn aorta coarctation)占先天性心脏病的6%~10%,本病多见于男性,男女发病之比为3:1~5:1。90%以上缩窄发生在左锁骨下动脉开口远端、动脉导管或韧带所在区域(峡部)。胚胎时期主动脉供血分为上、下两部,两部的交界是与动脉导管相连的主动脉峡部。峡部血流量与动脉导管发育有着直接的关系,若峡部血流量过少,将导致该部发育不全、狭窄以致闭锁。

主动脉缩窄分型:①单纯型(成人型),主动脉缩窄位于峡部,动脉导管已闭锁,不合并其他畸形。②复杂型,又分两个亚型。

婴儿型:合并PDA等其他心血管畸形,缩窄位于动脉导管的近心端者常有分界性发绀。缩窄位于动脉导管的远心端者常有肺动脉高压。不典型型:见有并存主动脉弓发育不全,波及无名动脉和左锁骨下动脉之间,形成狭窄;或见仅并存头臂动脉开口部狭窄;或见有部位不典型或多发狭窄。侧支循环形成与主动脉缩窄的部位及程度相关。

【诊断要点】

1.症状和体征:

1)婴幼儿期:约半数病例在出生后1个月内动脉导管闭合时开始出现呼吸急促、心率增快、出汗、喂食困难、肝肿大、心脏增大等症状,部分患儿可出现发绀。

2)主动脉缩窄病例在婴幼儿期虽可出现高血压,但血压升高的程度不严重,一般上肢血压比下肢血压高2.7 kPa(20 mmHg)以上。

3)心前区可能听不到杂音或在胸骨左缘和缩窄段相应的背部听到收缩期杂音和奔马律,常见股动脉搏动减弱或消失。

2.X线表现:

1)胸部X线检查显示心脏显著增大,且进行性增大,肺血管明显充血。

2)心脏造影:主动脉插管检查,可根据缩窄段上、下端主动脉收缩压差判断缩窄的轻重程度。主动脉造影不仅可以明确诊断缩窄段的部位、长度和狭窄程度,还可以显示侧支循环血管,观察升主动脉和主动脉弓的发育及主动脉分支的分布情况有无异常等。

3.超声检查:超声心动图可显示主动脉缩窄段病变。彩色多普勒见缩窄处五彩镶嵌样细小血流束通过,连续波多普勒获得高速湍流频谱。

4.MRI检查:MRA可以直接显示缩窄段的部位、长度和狭窄程度,还可以显示侧支循环血管,观察升主动脉和主动脉弓的发育及主动脉分支的分布情况有无异常等。

【CT表现】

1. CT增强检查：

1）MSCT能够显示主动脉缩窄的部位、程度和范围，能较准确地测量缩窄部的管腔内径、病变长度，能清楚显示缩窄远、近端主动脉状况，常可见升主动脉扩张及缩窄远端主动脉的狭窄后扩张等表现。

2）能够显示并存的动脉导管未闭，其呈鸟嘴状或管状，由升主动脉前壁伸向左肺动脉，能测定动脉导管的大小，并能显示动脉导管与缩窄处的关系，从而可确定主动脉缩窄是导管前型还是导管后型。

3）能够了解主动脉弓有无发育不良及狭窄程度。

4）侧支循环状况，其中以锁骨下动脉–肋间动脉系统最常见。

2. 三维重组：对主动脉缩窄做三维重组能更直观地显示缩窄部的管腔内径、病变长度、部位、有无动脉导管未闭及侧支循环的解剖细节等（图2-2-41）。

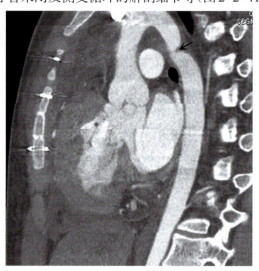 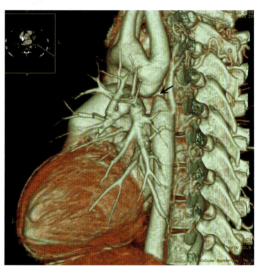

A   B

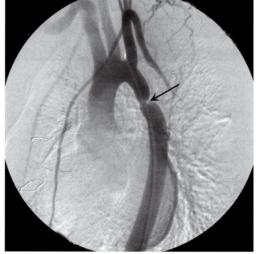

C

图2-2-41　先天性主动脉缩窄

A~C. A为斜位MPR图像，B为VR图像，C为DSA造影。于主动脉峡部可以清晰显示主动脉明显狭窄（↑），狭窄段范围较短。DSA造影表现与CT血管成像一致（长↑）。

（八）主动脉弓离断

主动脉弓离断（interruption of aortic arch，IAA）又称主动脉弓缺如，是指升主动脉与降主动脉之间没有连接,是一种罕见的先天性心血管畸形,误诊率、漏诊率及手术死亡率高。在胚胎时期第五到第七周时,主动脉弓发育异常引起连续性中断的先天性心脏病,较少见,占先天性心脏病的1%~4%。先大性主动脉弓离断常常与室间隔缺损、动脉导管未闭合并存在,称为先天三联,部分与拇指畸形并存称为Hal-tOram综合征。不合并上述畸形的单纯型罕见。

病理分型:A型,主动脉弓中断在左锁骨下动脉起始部的远端;B型,主动脉弓中断在左锁骨下动脉与左颈总动脉之间;C型,主动脉弓中断在左颈总动脉与无名动脉之间。

【诊断要点】

1. 症状和体征:

1)本病的男女发病率相等,患儿出生后迅速出现进行性心力衰竭,通常在1个月内死亡。

2)几乎所有的患者都会出现发绀,患者降主动脉的血通过动脉导管来自右心室,因此出现差异性发绀;若合并的室间隔缺损大,左、右心室的血混合得好,发绀就会减轻。

3)未合并动脉导管未闭的主动脉弓离断患者,到成人期出现头痛、气短、腿痛、腿软等症状。

2. X线检查:患者心脏增大,有充血性心力衰竭者特别明显;肺动脉段凸出,可呈瘤样扩张;纵隔窄,升主动脉小,主动脉结显示不清。

3. 超声检查:显示大血管不成比例,细小的主动脉与扩张的肺动脉之间、肺动脉与降主动脉之间有动脉导管;在胸骨上窝可探及升主动脉垂直地走向头臂血管;在B型主动脉弓离断的患者可看见升主动脉在左颈总动脉处终止没有横弓。主肺动脉、动脉导管与降主动脉的连续常被误认为正常的主动脉弓。室间隔缺损、流出道的变化、主动脉瓣下狭窄等畸形,在行超声检查时容易被确认。

4. MRI检查:横断面轴位自旋回波序列T_1WI图像上显示肺动脉干增粗,升主动脉与降主动脉分离;MRA可以直接显示主动脉弓中断部位,增粗的肺动脉与降主动脉直接相连。

【CT表现】

1. 增强扫描轴位图像示肺动脉增粗迂曲,尤以肺动脉主干为著,主动脉弓平面肺动脉与主动脉直接连接,升主动脉与降主动脉呈分离状(图2-2-42)。左锁骨下动脉亦远离肺动脉及降主动脉。

2. 三维图像显示肺动脉粗大,且与降主动脉直接相连,形成"肺动脉—降主动脉弓",升主动脉及左锁骨下动脉与"肺动脉—降主动脉弓"呈分离状,同时还可见未闭的动脉导管、室间隔缺损及肺动脉狭窄。

3. 鉴别诊断:需与重度狭窄的主动脉缩窄鉴别。主动脉弓离断时,往往升主动脉发育差,内径细,垂直走行,且位置内移,降主动脉向上垂直走行与左颈总动脉相连。主动脉缩窄时,升主动脉发育好,且缩窄后的主动脉扩张,若动脉导管细小,往往可见大量增粗的侧支血管。而主动脉弓离断常常合并异常粗大的动脉导管,向上隆起连接肺动脉与降主动脉,形成"假主动脉弓"。

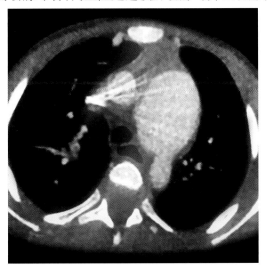
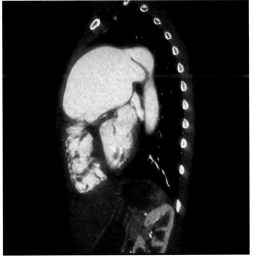

A　　　　　　　　　　　　　　B

图2-2-42　主动脉弓离断(A型)

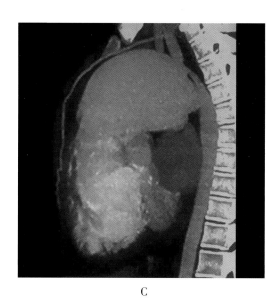
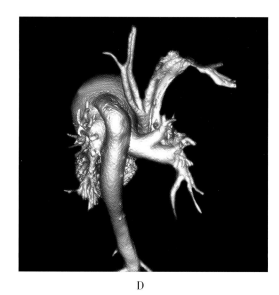

C   D

图2-2-42   主动脉弓离断(A型)(续)

A~D. 增强扫描轴位、MIP图和VR图显示主动脉弓发出三支头臂血管后未见与降主动脉连续,降主动脉通过动脉导管与肺动脉相连,主肺动脉干瘤样扩张。

(九)肺静脉异位引流

肺静脉异位引流(anomalous pulmonary venous drainage)又称肺静脉回流异常,是指单支、多支或全部肺静脉未引流入解剖左心房,而是直接引流或间接经体静脉引流入右心房。可分为部分性和完全性肺静脉异位引流:前者是指单支或多支肺静脉与右心房连接;后者是指全部肺静脉未直接引流入左心房,而是直接或间接经体静脉引流入右心房系统。作为单发畸形,占先天性心脏病的0.6%~1%,男女发病之比约为2:1。病理解剖上肺静脉各支汇合成一支总干,于左房后方引流入左无名静脉、右上腔静脉或向下经横膈入下腔静脉或直接引流入右心房。根据异位引流部位分为四型:①心上型,肺静脉汇合成一支总干引流入垂直静脉—左无名静脉—右上腔静脉—右房,约占50%。②心脏型,全部肺静脉直接引流入右心房或冠状静脉窦,约占30%。③心下型,肺静脉汇合成一支总干经横膈下行引流入下腔静脉、门静脉或肝静脉,约占13%。心下型肺静脉异位引流几乎均因静脉回流受阻而存在肺静脉高压。④混合型,肺静脉各支分别引流至腔静脉或右房不同部位,约占7%。

完全性肺静脉异位引流最主要的并发畸形是房间隔缺损。

【诊断要点】

1. 症状和体征:

1)患者出生后即有严重症状,可出现喂养困难、发绀、呼吸急促、四肢末端湿冷、心率增快等表现,并有反复呼吸道感染。

2)心前区凸起,搏动明显,胸骨左缘第2—3肋间可闻及较柔和的收缩期杂音,肺动脉瓣区第二心音亢进、分裂等。

2. X线检查:

1)肺纹理增多,肺动脉段凸出,右心房、右心室增大。较大年龄的心上型完全性肺静脉异位连接患儿,位于左上纵隔的垂直静脉和位于右上纵隔的扩张上腔静脉与位于下纵隔的右心房和右心室构成"8"字形心影。

2)心脏造影:

(1)右心导管可经过腔静脉系统和右心房直接进入肺静脉,也可由右心房经未闭卵圆孔或ASD进入左心房。

（2）心上型完全性肺静脉异位连接，上腔静脉和无名静脉血氧含量高于股动脉血氧含量，接近肺静脉，下腔静脉血氧含量不高，而右心房血氧含量很高。

（3）心下型完全性肺静脉异位连接的下腔静脉血氧含量高，而上腔静脉低。

（4）肺动脉和肺静脉造影可显示异位肺静脉、垂直静脉的走行。造影可显示位于心脏后方的汇总静脉与腔静脉、右心房或冠状静脉窦等相连，并可显示血流径路及扩张的肺静脉。

3. 超声检查：可显示上腔静脉明显增宽，右心房、右心室内径增大，室间隔呈反向运动，肺静脉与左心房不连接。左心房后方探到液性暗区为确诊本病的重要依据，此液性暗区即汇总静脉。彩色多普勒检查可发现血流自右心房经 ASD 向左心房分流，与单纯 ASD 相反。

4. MRI 检查：MRI 以横轴位和冠状位切层显示较佳。

1）SE 脉冲序列 T_1WI 可显示肺静脉汇合的主干及其异常走行和与体静脉的交通部位，并可观察合并的房间隔缺损、肺动脉高压等改变。

2）GRE 序列 MRI 电影，可确定肺静脉异常的引流途径，心房水平有无右向左分流及其分流量。

【CT 表现】

1. 增强扫描：CT 可清楚显示两心房的形态及上、下腔静脉结构。左心房小，无肺静脉直接引入。

1）心上型：全部肺静脉于左心房后汇合成一支粗大总干引流入垂直静脉—左无名静脉—右上腔静脉—右心房。上述静脉高度扩张，右心房增大。垂直静脉走行于左主支气管和左肺动脉之间。

2）心脏型：全部肺静脉直接引流入右心房或汇合成总干引入冠状静脉窦。右心房及冠状静脉窦扩大。

3）心下型：全部肺静脉汇合成一支总干经膈肌食管裂孔下行引流入下腔静脉、门静脉或肝静脉。

4）并发畸形的分析：房间隔缺损是最常见的畸形。

2. 三维重组：可以显示异位引流的肺静脉与腔静脉、右心房的连接关系，显示引流部位。直观显示上述细节，有利于手术方案的设计（图 2-2-43 至图 2-2-46）。

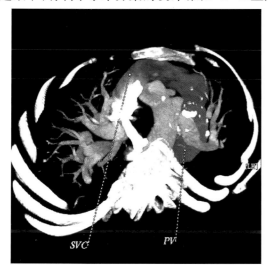
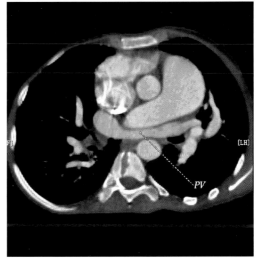

　　　　A　　　　　　　　　　　　　　　　　B

图 2-2-43　心上型完全性肺静脉异位引流伴房间隔缺损+室间隔缺损+动脉导管未闭

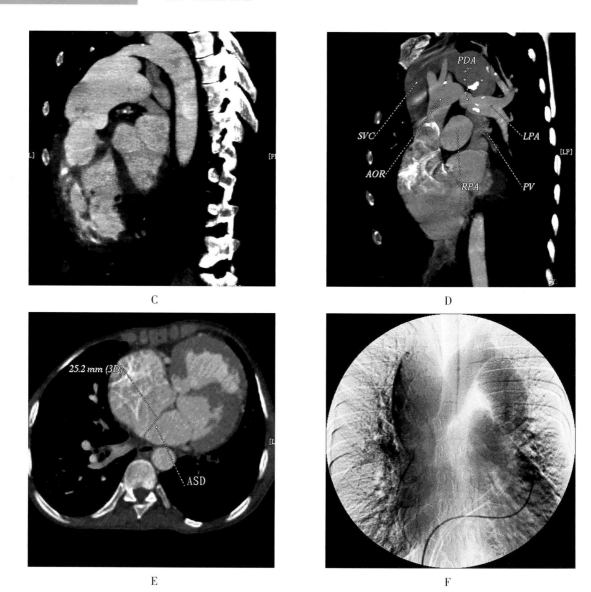

图2-2-43　心上型完全性肺静脉异位引流伴房间隔缺损+室间隔缺损+动脉导管未闭(续)

　　A~C. 为横断面及多方位MIP追踪肺静脉走行,同时显示动脉导管未闭;

　　D. 为矢状面MIP显示动脉导管;

　　E. 为横断面MIP显示右心房增大,房间隔缺损;

　　F. 为DSA造影显示异位引流的肺静脉。

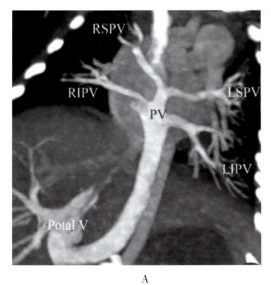
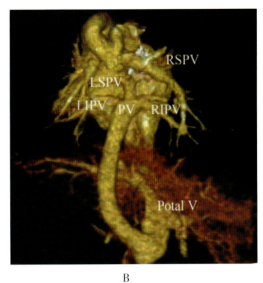

A   B

图 2-2-44   完全性肺静脉异位引流（心下型）

　　A.B. MIP 图及 VR 图示左、右侧肺静脉未汇入左心房，向下形成共同肺静脉干后，垂直穿过膈肌汇入门静脉，回流通路未见梗阻（RSPV：右上肺静脉；RIPV：右下肺静脉；LSPV：左上肺静脉；LIPV：左下肺静脉；Potal V：门静脉；PV：肺静脉）。

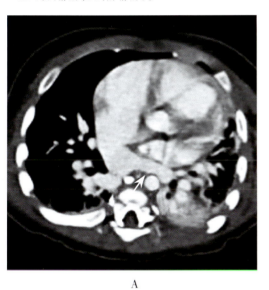
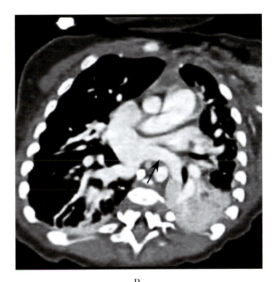

A   B

图 2-2-45   完全性肺静脉异位引流（心脏型）

　　A.B.CTA 和 MIP 图示左肺上、下静脉于左心房后方汇合后向右侧走行于右肺动脉后方，于右心房后上方与右肺静脉汇合进入右心房（↑）。

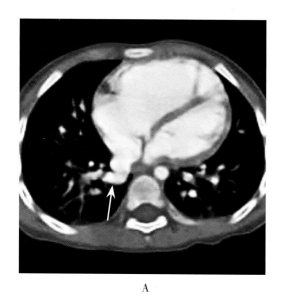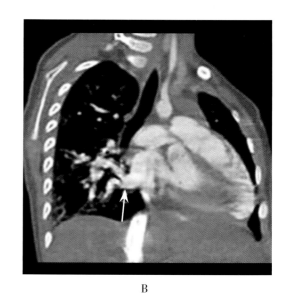

A   B

图2-2-46　部分性肺静脉异位引流(心脏型)

A.B. CTA和MIP图示右肺下叶背段及后基底段静脉走行迂曲、增粗,分别直接汇入右心房(↑)。

(十)三房心

三房心(cor triatriatum)在临床上罕见,占先天性心脏病的0.1%,男性多见,男女发病之比约为1.5∶1。分为左侧三房心及右侧三房心,常见的三房心是左侧三房心,由纤维隔膜将左心房分为副房和真房,副房与肺静脉相连,真房与左心耳及二尖瓣相连。其发病机制有:①原始房间隔发育异常,畸形隔膜将左心房分为两个腔;②肺发育时肺总静脉与左房融合不良,不完全隔膜将左心房分为两腔。根据副房接受肺静脉回流的程度分为部分型(Ⅰ型)和完全型(Ⅱ型);又根据双房间有无交通分为2个亚型:交通型(A型,与真房相通)、无交通型(B型,与真房不通)。右侧三房心极其罕见,右心房憩室为不典型右侧三房心。大多数学者认为其发病机制是心房壁局部先天性发育薄弱,类似于食管憩室的发生;还有的学者认为可能与右心房局部的血管闭塞,致使心房肌萎缩,心房壁在血流的冲刷和心脏的压力下逐渐膨出有关。

【诊断要点】

1. 左侧三房心:

1)症状和体征:

(1)心悸、气促,与风心病二尖瓣狭窄非常相似,严重者出现右心功能不全表现,如咯血、颈静脉怒张及下肢水肿等。

(2)听诊:左侧三房心二尖瓣区可闻及收缩期杂音,其临床症状出现较风心病二尖瓣狭窄早。左心房增大出现较早。

2)X线检查:有不同程度的心影增大,右心室增大,伴肺动静脉高压,肺门明显扩大,但左心房增大不明显。同时可显示肺淤血和间质性肺水肿。

3)超声检查:是先天性心脏病诊断中最简便易行而有效的检查方法,在三房心诊断中发挥了重要作用,左心房内的线状异常回声为诊断左侧三房心的特异性表现。

4)MRI检查:右心房增大明显,左心室壁增厚,心影增大。同时能清晰显示左心房内的异常隔膜。

2. 右侧三房心:

1)右心房憩室为极为罕见的先天性心脏病,易漏诊,临床症状主要为心律失常,此外还可引起肺栓塞和右心衰竭。

2)超声检查:可显示右心室前方或前纵隔囊状液性暗区,可与右心房相通,不随心脏舒缩,但若憩室口太小,则定性较难,易误诊为纵隔或心包囊肿。

3)右心房造影可明确显示憩室的部位、形态和大小。

【CT表现】

1. 完全型左侧三房心,增强扫描示左心房略大,呈双心腔表现,中间见纤维隔膜分开,隔膜一端游离,双房强化。肺静脉均汇入背侧腔(副腔),真腔与左心耳、二尖瓣相连(图2-2-47)。

2. 右侧三房心即右心房憩室,可以显示憩室的形态和范围,对憩室口的显示较好,增强CT示心影旁囊性高密度影,边缘光滑,形态各异,其近端(憩室口)与右心房相连,右心受压、变小(图2-2-48)。

3. 鉴别诊断:右心房憩室与右房瘤在解剖结构上均为右房壁膨出呈瘤状,有血液进出。两者的鉴别点在于右房瘤为心房壁局部先天性发育异常,囊壁主要由纤维组织构成;右心房憩室有口部与右心房相通,憩室壁的组织学为正常心肌组织。

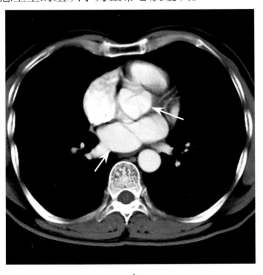 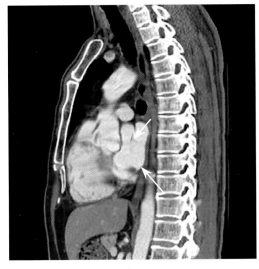

A B

图2-2-47 左侧三房心

A. 胸部CT增强扫描轴位,真腔(↑)和假腔(长↑),中间隔膜;

B. 胸部CT增强矢状位,显示隔膜(↑)和左心房(长↑)。

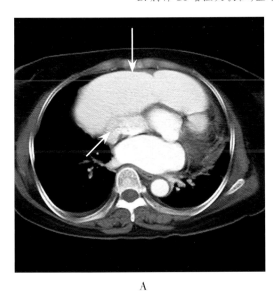 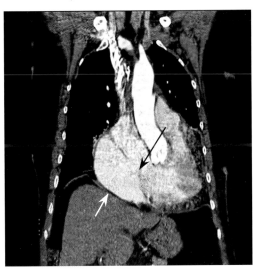

A B

图2-2-48 右侧三房心

A. 胸部CT轴位增强,受压的右心房(↑)和"葫芦"形的憩室(长↑);

B. 胸部CT增强冠状位,清楚显示憩室(↑)和憩室口(长↑)。

三、心　肌　病

心肌病是常见的心肌疾患,是指一组性质不同的累及心肌的疾病。1980年和1995年,世界卫生组织/国际心脏病学会联合会(WHO/ISFC)先后两次对心肌病进行了定义和修订,1995年将其定义为伴有心脏功能障碍的心肌疾患。以往曾将其分为原发性和继发性心肌病两大类:原发性心肌病是指原因不明,非继发于全身疾病或其他器官、系统的心肌损害;继发性心肌病是泛指已知原因的或与其他系统有关的各种心肌疾病,如高血压性心肌病、冠状动脉疾病引起的心肌疾病、风湿性心脏病造成的心肌损害等。1983年,世界卫生组织(WHO)心肌病专家委员会把心肌病的概念简化并定位为"原因不明的心肌疾患"。现在心肌病的概念是指原发性心肌病。原发性心肌病分为扩张型心肌病、肥厚型心肌病、限制型心肌病和致心律失常性右室型心肌病。

(一)扩张型心肌病

扩张型心肌病(dilated cardiomyopathy,DCM)起病缓慢,可于任意年龄发病,以30~50岁多见,病因不明。DCM是以左心室或双侧心室腔扩张和室壁运动功能减低等改变为主。病理上多表现为弥漫性心肌萎缩、代偿性心肌细胞肥厚和不同程度的间质纤维化。

【诊断要点】

1. 症状和体征:

1)主要表现为心肌收缩功能减低所致的左心功能不全、各种心律失常,以及继发于心腔内血栓形成的血栓栓塞。最初表现为劳动后或劳累后气短,以后在轻度活动或休息时也有气短,或有夜间阵发性呼吸困难。

2)听诊多无病理性杂音,有时在心尖部闻及Ⅱ级左右的收缩期杂音。

2. 心电图检查:显示ST-T改变,异常Q波,QRS波异常及其各种心律失常等。

3. X线检查:心脏增大为突出表现,以左心室增大为主;右心室增大,也可有左心房及右心房增大。

4. 超声检查:左心室明显增大,左心室流出道扩张,室间隔及左室后壁搏动幅度减弱。

5. MRI检查:

1)HASTE序列显示左心室或者双心室增大,室壁普遍变薄。

2)MRI电影可观察室壁运动异常,并可定量评价心功能,包括EF值、心排血量、心室容量、心肌质量等参数。

3)心肌灌注与延迟增强:DCM患者心肌首过灌注多无异常,部分患者延迟增强后可见心肌壁内线状或点片状强化,提示心肌变性、坏死或纤维化。

【CT表现】

1. 形态学异常:心电门控下增强薄层CT扫描,多时相重建观察心脏形态学及功能异常。各层面显示心脏舒张末期心室腔增大,多以左心室为主或双心室同时增大;左、右心房可增大,此时多提示二尖瓣或三尖瓣相对性关闭不全,心室壁普遍变薄。腔大壁薄是DCM主要征象(图2-2-49)。

2. 室壁运动功能异常:

1)各部心肌呈均匀性普遍性运动减弱,以收缩期左心室功能受损为主,左心室EF值常低于40%,严重者可低于20%。

2)心室心肌正常增厚率梯度消失,正常人从基底部到心尖室壁增厚率逐渐增加,而DCM患者则丧失了该特点。

3. DCM的诊断属于排他性的诊断,需除外其他累及左心疾患后诊断才可成立。

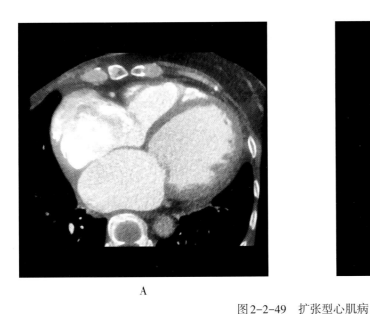
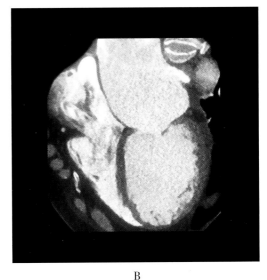

A   B

图2-2-49   扩张型心肌病

A.B.心脏轴位和斜位图显示双心房及左心室增大,左心室为著,左心室心肌变薄。

(二)肥厚型心肌病

肥厚型心肌病(hypertrophic cardiomyopathy HCM)是最常见的心肌病,多见于青少年,也是成人猝死常见的原因之一。本病是一种家族多基因遗传性疾病,50%的患者呈常染色体显性遗传,40%为自发性基因突变,突变基因可遗传后代。HCM是指存在明确左室壁肥厚而无心腔增大,同时排除能够引起室壁肥厚的其他心血管疾病或全身性疾病,如高血压、主动脉狭窄、心肌淀粉样变性等。病变可侵犯心室的任何部分,以室间隔最易受累,常引起不对称性室间隔肥厚,可引起左心室流出道狭窄,称为梗阻性肥厚型心肌病。也可单独出现在左心室的其他部位,常见的有左心室心尖部、左心室中段、左心室游离壁、乳头肌等,引起局限性肥厚型心肌病。

【诊断要点】

1. 症状和体征:大部分患者无症状或症状较轻,常见症状为心悸、气短,还可见头痛、头晕,少数可出现晕厥,甚至猝死。

2. 心电图检查:显示左心室或双心室肥厚、传导阻滞、ST-T改变,异常Q波等,类似心肌梗死的心电图表现。

3. X线检查:心脏大小正常或增大,心脏大小与心脏及左心室流出道之间的压力阶差成正比,压力阶差越大,心脏亦越大。心脏以左心室肥厚为主,主动脉部增宽,肺动脉段多无明显凸出,肺淤血大多较轻,常见二尖瓣钙化。

4. 超声检查:不对称性心肌肥厚;梗阻性肥厚型心肌病二尖瓣前叶在收缩期前移,流出道狭窄;左心室腔减小;左心室舒张功能减低。

5. MRI检查:

1)HASTE序列及磁共振电影序列可显示心腔大小及肥厚心肌的位置、范围和程度。

2)心肌灌注与延迟增强:HCM患者心肌首过灌注多无异常,部分患者延迟增强后可见肥厚心肌出现弥漫性强化、局限性强化或透壁性强化,提示肥厚处心肌纤维化。

【CT表现】

1. 形态学异常:各层面显示心脏室壁厚度,一般认为,舒张末期左心室厚度≥15 mm(或有明确家族史患者,室壁厚度≥13 mm),或肥厚室壁与正常室壁厚度比值≥1.5,即可诊断为HCM,严重者心肌厚度可超过30 mm。大部分患者室间隔和左心室前壁及侧壁同时受累,基底段尤为明显(图2-2-50)。

2.室壁运动功能异常:

1)肥厚的心肌舒张顺应性下降,舒张功能受损,心肌收缩增厚率减低(常<30%)。

2)左心室流出道狭窄,梗阻性肥厚型心肌病在心脏收缩时,由于局部血流加速,狭窄远端压力减低,产生室壁引力,吸引二尖瓣前叶和后叶移向室间隔,使得二尖瓣前叶收缩期向前运动,即SAM征,加重左心室流出道狭窄。

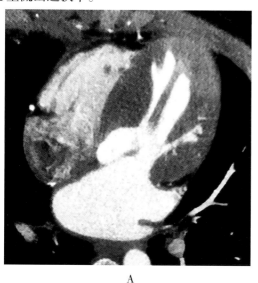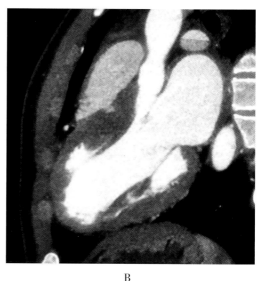

A   B

图2-2-50　肥厚型心肌病

A.B.心脏轴位和斜位MPR图显示室间隔近中段及毗邻左室前壁及侧壁增厚。

(三)限制型心肌病

限制型心肌病(restrictive cardiomyopathy,RCM)以双侧心室或某一心室充盈受限,舒张期心室容积减少,而室壁厚度和收缩功能正常或几近正常为主要特征。根据受累心室的不同,将RCM分为3个亚型:右心室型、左心室型和双心室型。

【诊断要点】

1.症状和体征:累及右心室者主要表现为腔静脉回流受阻、三尖瓣关闭不全等,临床多出现肝肿大、腹腔积液,但下肢常无水肿或仅有轻度水肿;累及左心室者主要表现为肺静脉回流受阻、二尖瓣关闭不全,患者常有呼吸困难、胸痛等;双心室者上述症状可同时出现。

2.心电图检查:多无特异性改变,可出现异常P波、心房颤动、ST-T改变等。

3.X线检查:70%显示心胸比例增大,合并右心房增大者心影可呈球形,左心室受累时常可见肺淤血。

4.超声检查:82%的患者表现为心室腔狭小、心尖闭塞、心内膜回声增强、房室瓣关闭不全、心房增大和附壁血栓、二尖瓣叶呈多层反射、后叶常无运动。

5.MRI检查:HASTE序列及磁共振电影序列显示双心室大小正常或容积缩小,双房高度扩大,左心室壁和房室瓣正常,心室充盈受限,顺应性降低,收缩功能正常或接近正常。其与缩窄性心包炎病理生理学及临床表现,甚至形态学极其相似,MRI高度的组织特定性能够直接识别增厚的心包组织,从而很好地将两种病变鉴别出来。

【CT表现】

1.形态学异常:心室壁厚度正常,双心室腔大小正常或容量减少,可有附壁血栓使心尖部闭塞,右心室多见,其次为左心室,亦可双心室受累,双心房高度增大(图2-2-51),可出现继发性房室瓣关闭不全;若以右心房增大为主时,提示病变以累及右心为主,上、下腔静脉扩张,偶可见心包或胸腔积液;心包结构正常,无增厚或钙化,以此鉴别缩窄性心包炎。

2.室壁运动功能异常:心肌收缩功能正常或接近正常,舒张顺应性减低。

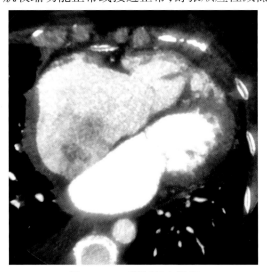

图2-2-51　限制型心肌病
增强扫描轴位图示双心房增大,双心室腔容量减小。

(四)致心律失常性右室型心肌病

致心律失常性右室型心肌病(arrhyttunogenic right ventricular cardiomyopathy/dysplasia,ARVC/D)或称致心律失常性右室发育不良,是一类以右心室心肌进行性脂肪或纤维脂肪组织替代为特征,以右心室形态与功能异常为主,伴有心脏电生理改变及遗传特征的心肌疾患。通常脂肪从心外膜向心肌层浸润,严重者可全层替代,导致心肌变薄,呈"羊皮"样改变。

【诊断要点】

1.症状和体征:临床上ARVC/D一般分为四期:

1)第一期为隐匿期,患者无明显症状,心脏几乎无形态学改变,但患者常可于剧烈运动后发生猝死,多见于年轻人。

2)第二期为症状明显期,临床上以反复发作的右心室源性室性心律失常为主要特征,可见明显的右心室形态及功能异常。

3)第三期为右心室弥漫加重期,表现为右心室整体收缩功能异常,右侧心力衰竭,但无明显左心室受累。

4)第四期为疾病晚期,表现为双心室受累,形态及功能呈现为扩张型心肌病样改变。

2.心电图检查:常见表现有①V1导联QRS波群的时限通常大于Ⅰ导联和V6导联的QRS波群的时限,反映右心室激动延迟;②可有完全性或不完全性右束支传导阻滞;③部分患者在QRS波群终末部分可见以直立的尖波(Epsilon);④半数患者右胸导联T波倒置;⑤右心室性心动过速发作的患者,心室晚电位常呈阳性;⑥心悸或晕厥发作时,可发现呈左束支传导阻滞图形的室性心动过速或心室颤动。

3.X线检查:Ⅰ—Ⅱ期ARVC/D在X线胸片上常无阳性发现,Ⅲ期及以上显示右心房室增大,轮廓呈球形,肺动脉流出道扩张,左侧缘膨隆,多数患者心胸比率≥0.5。

4.超声检查:右心室舒张末期内径扩大,右心室普遍性或局限性活动降低,右心室壁呈节段性膨出;右心室与左心室的舒张末期内径比>0.5。

5.MRI检查:

1)心室壁内有脂肪组织和/或纤维组织浸润,在T_1WI及T_2WI序列上均呈高信号,抑脂序列上呈低信号的组织为脂肪组织,通常以右心室游离壁及右心室流出道最为明显。延迟增强扫描纤维组织强化呈高信号。

2)右心室增大,室壁变薄。

3)电影序列在右心室心尖部和下壁可见单个或多个瘤样凸出,右心室游离壁局部皱缩,收缩期明显,称为"手风琴征"。

【CT表现】

1. 形态学异常:右心室游离壁内可见低密度脂肪组织;右心房、右心室扩大,以右心室为主,右心室壁普遍变薄,呈"羊皮"样改变,可出现上、下腔静脉增宽、心包和/或胸腔积液等心功能不全征象。增强后右心室壁肌小梁紊乱,游离壁变薄显示更清楚(图2-2-52)。

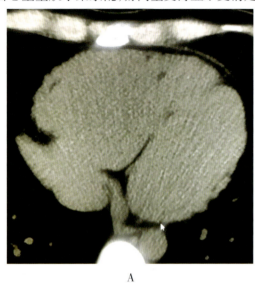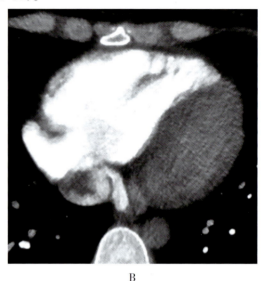

A   B

图2-2-52　致心律失常性右室型心肌病

A.B. CT平扫和增强扫描轴位显示右心室增大,右心室壁不规则,右心室壁变薄并见脂肪密度影。

2. 室壁运动功能异常:右心室游离壁运动明显减弱或消失,若心律失常存在,其运动明显不协调,心肌增厚率及收缩功能降低。心功能分析示右心室舒张末期容积明显增大,每搏输出量降低,射血分数值明显降低。

3. ARVC/D病程复杂、可变,在实际工作中,我们应密切结合病史、临床表现、心电图及其他影像学检查综合判断,才可诊断。

四、心脏瓣膜病

心脏瓣膜病分为先天性和获得性,后者更为常见。在先天性疾患中,以主动脉瓣二瓣化、三尖瓣下移畸形和肺动脉瓣狭窄较多见;获得性疾患以风湿性心脏病最为常见,其次是感染性心内膜炎、瓣膜的退行性变等。在风湿性心脏病中,以二尖瓣损害最常见,其次是主动脉瓣,三尖瓣损害少见,肺动脉瓣损害罕见。同时累及两个或两个以上瓣膜者,称为联合瓣膜病,以二尖瓣和主动脉瓣联合病最为常见。

心脏瓣膜病依据病史及体格检查可以初步诊断,X线胸片不仅能够观察心脏整体及各房室大小,最重要的是能够反映肺循环的变化,在瓣膜病的诊断及鉴别诊断中具有不可替代的作用。超声心动图检查为确诊提供了瓣膜解剖及功能方面的详细资料。相比之下,CT对于瓣膜病诊断有突出优点,平扫有助于观察瓣膜的钙化,增强扫描可提供瓣膜的形态、有无瓣叶增厚等信息,同时显示心脏大小、主动脉直径。多时相重建可观察瓣膜的运动状况,心脏房室大小、室壁厚度及运动状况,评估心脏瓣膜病的继发性心功能改变。

(一)二尖瓣病变

二尖瓣狭窄(mitral stenosis,MS)最常见的病因为风湿热导致的心脏瓣膜病变,2/3为女性患者。正常人二尖瓣口面积为4~6 cm²,当瓣口面积缩小至1.5~2.0 cm²时为轻度狭窄,1~1.5 cm²时为中度狭窄,小于1 cm²时为重度狭窄。瓣环、瓣叶、腱索、乳头肌等二尖瓣结构异常均可引起二尖瓣关闭不全。单纯二尖瓣狭窄占风湿性心脏病的25%,狭窄伴关闭不全占40%,联合瓣膜病变以二尖瓣狭窄+主动脉瓣关闭不全最常见。

【诊断要点】

二尖瓣狭窄

1.症状和体征:

1)二尖瓣狭窄导致左心房增大和压力升高,患者出现呼吸困难、咯血、咳嗽、声嘶等症状,晚期可出现右心室肥厚和扩张、继发性三尖瓣关闭不全乃至右侧心力衰竭。

2)听诊心尖区第一心音增强,患者会出现二尖瓣面容及颈静脉压升高。

2.心电图检查:轻度二尖瓣狭窄患者心电图可以完全正常,中度以上的狭窄均显示有反映左心房增大的二尖瓣型P波,即P波时限延长并呈双峰。

3.X线检查:①心脏增大,典型表现为左房明显增大,左心缘变直,右心缘双房影,左主支气管上抬。肺动脉干、左心耳及右心室均增大时,后前位胸片心影呈梨状,称为二尖瓣型心脏。②主动脉球缩小。③二尖瓣环钙化。④肺淤血和肺间质水肿。

4.MRI检查:HASTE序列可清楚显示左心房增大。经二尖瓣口电影序列可以直接观察二尖瓣的最大开放程度。通过平行于及垂直于二尖瓣口的流速编码电影序列,能够进一步评价瓣口狭窄程度。

二尖瓣关闭不全

1.症状和体征:

1)急性二尖瓣关闭不全患者左心房、左心室容量负荷骤增,严重者可发生急性肺水肿。慢性迁延性病变,轻度关闭不全时可长期没有症状。当左心功能失代偿时,患者出现乏力、心悸、胸痛、劳力性呼吸困难等因心排血量减少导致的症状。随着病情的加重,患者出现端坐呼吸、夜间阵发性呼吸困难、急性肺水肿,最后导致肺动脉高压,右心衰竭。

2)听诊心尖部出现收缩期杂音,其为主要体征;心尖冲动增强并向下移位;心尖区抬举样搏动及全收缩期震颤。

2.心电图:急性患者心电图正常,窦性心动过速常见。慢性重度者可出现左心房增大、左心室肥厚或非特异性ST改变;心房颤动常见。

3.X线检查:急性患者心影正常或左心房增大不明显。慢性者可见左心房、左心室增大,肺淤血,间质肺水肿。可见二尖瓣坏相瓣膜钙化。

4.MRI检查:HASTE序列可显示左心房、左心室内径明显增大,且两者的增大程度基本一致,房室增大的程度基本可反映病变的严重程度。经二尖瓣口电影序列可直接观察二尖瓣反流量,并可进行定性分析,定量评估反流量。

【CT表现】

1.心电门控下增强薄层CT扫描,多时相重组观察心脏形态学及功能异常:正常二尖瓣瓣叶为菲薄、光滑、可活动的结构,通过腱索连接在乳头肌上,且瓣叶在心室舒张期开放,收缩期关闭。

2.病变的二尖瓣由于瓣叶增厚,钙化,因而较易显示。

3.二尖瓣狭窄时在长轴切面上可观察到左心房增大(图2-2-53、图2-2-54),二尖瓣关闭不全时可显示左心房及左心室增大。

4.二尖瓣反流患者CT可见腱索拉长、瓣叶脱垂、心室收缩期瓣叶对合不完全等形态变化。

5.二尖瓣脱垂患者CT可见二尖瓣叶通过二尖瓣环凸入左心房侧。

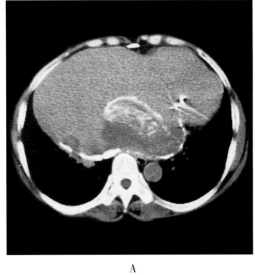

A

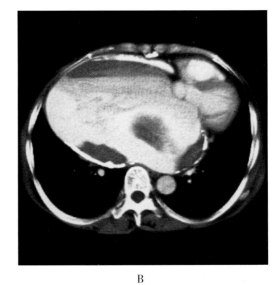

B

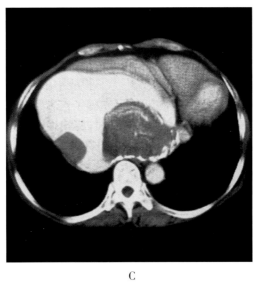

C

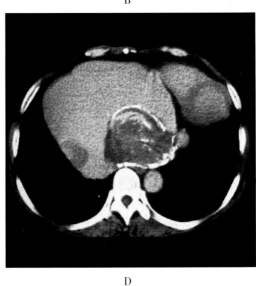

D

图2-2-53　风湿性心脏病二尖瓣狭窄

A.平扫显示二尖瓣钙化,左心房密度不均伴不规则钙化影,左心房壁钙化;

B~D.增强扫描动脉期、门静脉期和延迟期见左心房巨大,多个血栓呈充盈缺损状,二尖瓣增厚开放受限。

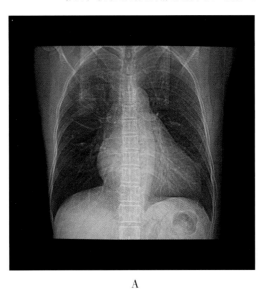

A

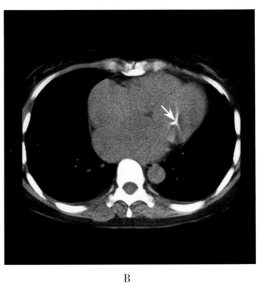

B

图2-2-54　二尖瓣狭窄伴主动脉瓣关闭不全

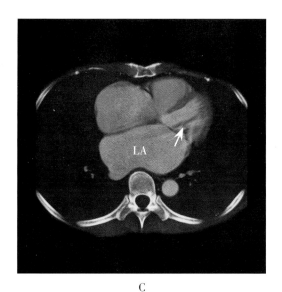

C

图2-2-54　二尖瓣狭窄伴主动脉瓣关闭不全(续)

A. X线平片示心影呈二尖瓣型,左心房增大,左心室亦有增大;

B. CT平扫显示二尖瓣区钙化(↑),左心室增大;

C. 增强扫描可见左心房(LA)增大、二尖瓣增厚(↑)。

(二)主动脉瓣病变

主动脉瓣狭窄(aortic stenosis,AS)多为先天性,是Willians综合征的众多表现之一。先天性主动脉瓣二瓣畸形是引起主动脉瓣狭窄最常见的原因,通常出生时并无交界处融合和狭窄,至成年时,瓣膜退行性变、钙化形成缝隙样狭窄,这也是中老年人单纯性主动脉狭窄的主要原因。其他导致AS的原因包括风湿性、感染性、高胆固醇血症等。正常主动脉瓣为三瓣结构,瓣口面积超过3.0 cm²,当瓣口面积减小为1.5 cm²时为轻度狭窄,1.0 cm²时为中度狭窄,小于1.0 cm²时为重度狭窄。

主动脉瓣关闭不全(aortic insufficiency,AI)为主动脉瓣或主动脉根部疾患所致的主动脉瓣关闭异常,约2/3的主动脉瓣关闭不全为风湿热导致的心脏瓣膜病变,常合并二尖瓣狭窄。

【诊断要点】

主动脉瓣狭窄

1. 症状和体征:

1)由于左心室代偿能力较大,即使存在较明显的主动脉瓣狭窄,相当长的时间内患者可无明显症状,直至瓣口面积小于1.0 cm²才出现临床症状。患者会出现呼吸困难、心绞痛、劳力性晕厥、胃肠道出血、血栓栓塞等症状。

2)听诊胸骨右缘第2肋间可听到粗糙、响亮的喷射性收缩期杂音,呈先递增后递减的菱形,第一心音后出现,收缩中期达到最响,以后渐减弱,主动脉瓣关闭(第二音)前终止。通常杂音越长、越响,收缩高峰出现越近,主动脉瓣狭窄越严重。其他体征有脉搏平而弱,严重狭窄时由于心排血量减低,收缩压降低,脉压减小。老年患者常伴主动脉粥样硬化,故收缩压降低不明显。心脏浊音界可正常,心力衰竭时向左增大等。

2. 心电图检查:轻度主动脉瓣狭窄者心电图可正常。严重者心电图左心室肥厚与劳损。ST段压低和T波倒置的加重提示心室肥厚在进展。左心房增大的表现多见。主动脉瓣钙化严重时,可见左前分支传导阻滞和其他各种程度的房室或束支传导阻滞。

3. X线检查:左心缘圆隆,心影不大。常见主动脉狭窄后扩张和主动脉钙化。在成年人主动脉瓣无钙化时,一般无严重主动脉瓣狭窄。心力衰竭时左心室明显增大,还可见左心房增大,肺动脉主干凸出,肺静脉增宽及肺淤血的征象。

4. 超声检查:M型超声可见主动脉瓣变厚,活动幅度减小,开放幅度小于18 mm。主动脉根部扩张,左心室后壁和室间隔对称性肥厚。二维超声心动图上可见主动脉瓣收缩期呈向心性弯形运动,并能明确先天性瓣膜畸形。多普勒超声显示缓慢而渐减的血流通过主动脉瓣,并可计算最大跨瓣压力阶差。

5.MRI检查:通过自旋回波或梯度回波电影序列可清楚显示主动脉狭窄所致的继发性改变,如近中段升主动脉梭形扩张、左心室腔不大等。通过电影序列可以直接观察主动脉瓣最大开放程度,并可进行面积测量,进行定性或半定量分析。通过电影序列同样可以显示左心室壁及瓣膜增厚情况。

主动脉瓣关闭不全

1.症状和体征:

1)急性重者出现急性左心衰竭和低血压,慢性者可多年无症状,最先出现的症状是由于每搏输出量增加引起的心悸、心前区不适和头部强烈搏动感。晚期出现左心衰竭表现。体位性头晕常见。严重主动脉瓣关闭不全者,可有心绞痛,但较主动脉狭窄者少见。

2)听诊胸骨左缘闻及高音调、吹风样递减型舒张早期或全舒张期杂音,呈叹气样或泼水样。坐位、前倾、深吸气时最清楚。重度反流时,在心尖部常可闻及隆隆样舒张期杂音(Austin-Flint杂音)。周围血管征常见,包括随心脏搏动的点头征(DeMusset征)、颈动脉和桡动脉扪及水冲脉、股动脉枪击音(Traube征)、Duroziez双期杂音、毛细血管搏动征等。心尖冲动弥散有力,向左下移位。

2.心电图检查:典型表现为左心房增大和左心室肥厚伴劳损。急性主动脉瓣关闭不全时无左心室肥厚,常见窦性心动过速和提示心肌缺血的ST-T改变。

3.X线检查:左心室增大、左心房增大、心尖向左下移位及主动脉根部扩张。梅毒性主动脉炎、Marfan综合征、主动脉夹层分离等可见升主动脉扩张或伴钙化。左心衰竭者可见肺淤血和间质性肺水肿。

4.超声检查:超声心动图是诊断主动脉瓣病变和确定主动脉瓣环、升主动脉大小最有用的非侵入方法。对明确病因、评估左心室大小和功能及反流的严重程度具有重要价值。

5.MRI检查:可直接显示主动脉瓣环扩大、升主动脉普遍扩张、左心室腔增大、左心室壁正常或偏薄等直接征象,同时可以半定量评估反流程度。

【CT表现】

心电门控下增强薄层CT扫描,多时相重建观察心脏形态学及功能异常。

1.主动脉瓣狭窄:

1)CT可显示瓣叶的增厚,赘生物的形成,瓣膜的穿孔,瓣口的缩小及不对称。

2)多时相CT可见主动脉瓣的开放受限情况,瓣叶的结构,从而对主动脉瓣狭窄的病因学诊断提供帮助。

3)同时CT可以显示主动脉瓣狭窄所致的继发性改变,如近中段升主动脉梭形扩张、左心室腔变大、左心室壁向心性肥厚等(图2-2-55)。

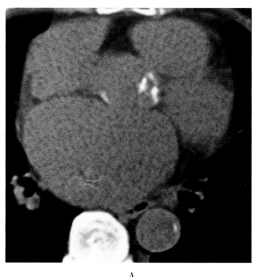
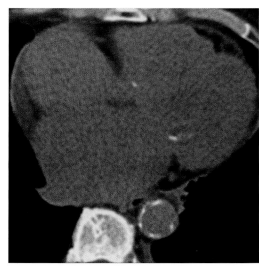

图2-2-55 主动脉瓣及二尖瓣狭窄

A.B.平扫横断面示主动脉瓣、二尖瓣钙化,左心房、左心室可见增大。

2. 主动脉瓣关闭不全：

1）CT可直接显示主动脉瓣环扩大、瓣膜的变形及轻度增厚、瓣膜尖的拉长及瓣口的偏心性改变。

2）同时可显示升主动脉普遍扩张、左心室腔增大等间接征象。

（三）三尖瓣病变

三尖瓣狭窄（tricuspid stenosis，TS）比较少见，正常三尖瓣口面积>7.0 cm²，<1.5 cm²时，出现血流动力学异常，产生舒张期三尖瓣跨瓣压力阶差，右心房压和体循环静脉压增高、淤血。多为风湿性心脏病联合瓣膜病变或先天性心脏病，三尖瓣狭窄单独存在者极少见，常伴关闭不全、二尖瓣和主动脉瓣损害。病理改变与二尖瓣狭窄相似，但损害较轻。

三尖瓣关闭不全（tricuspid insufficiency，TI）多为继发性，如风湿性心脏病瓣膜病变、大量左向右分流先天性心脏病等原因导致的肺动脉高压，肺源性心脏病及限制型心肌病等。

【诊断要点】

三尖瓣狭窄

1. 症状和体征：

1）三尖瓣狭窄的主要症状是体循环淤血的症状，如肝区不适、食欲不振、消化不良和腹胀等。有时伴有乏力和四肢水肿。单纯性三尖瓣狭窄，肺淤血的症状无或不明显，伴有二尖瓣狭窄的患者，由于右心室血流量减少，心肺症状较单纯性二尖瓣狭窄者为轻。

2）体格检查：体循环淤血的体征可见面颊轻度发绀和黄疸。颈静脉怒张，甚至有搏动。肝肿大，质较硬，有触痛，有时可扪及收缩期前搏动。有腹腔积液者，腹部膨胀，有移动性浊音。心脏检查时，心浊音界向右侧增大。三尖瓣区第一音亢进，第二音后可有开放拍击音。胸骨左缘第4肋间可闻收缩期前或舒张期滚筒样杂音，有时可触及震颤。

2. 心电图检查：右心房增大，Ⅱ、Ⅲ和aVF导联P波振幅>0.25 mV，无右心室肥大。

3. X线检查：右心房增大，上腔静脉扩张，但肺动脉段不凸出。

4. 超声检查：二维超声可确诊三尖瓣狭窄，多普勒超声可测算跨三尖瓣压力阶差。

5. MRI检查：右心室长轴两腔位及心脏长轴四腔位切面电影序列舒张期，右心室内可见质子失相位所致的高速血流信号，通常与病变程度一致。电影序列可以更好地显示瓣膜及高速湍流信号。同时我们可以定量评估三尖瓣狭窄程度。

三尖瓣关闭不全

1. 症状和体征：

1）三尖瓣关闭不全多由肺动脉高压及三尖瓣扩张引起。其病因根据三尖瓣结构是否正常分为两大类——功能性和器质性三尖瓣关闭不全，前者比较多见。患者常见症状为疲乏、腹胀和水肿，可并发房颤和肺栓塞。

2）体格检查：颈静脉扩张伴收缩期搏动，胸骨左缘及心尖部收缩期抬举样搏动；听诊胸骨左缘全收缩期杂音，吸气时增强，反流严重时，胸骨左下缘可闻及短促的舒张期隆隆样杂音，三尖瓣脱垂有收缩期喀喇音。部分患者有肝肿大伴收缩期前搏动，可伴有腹腔积液及全身水肿。

2. 心电图检查：心房增大，P波高宽，并有右束支传导阻滞或右心室肥大，甚至心肌劳损。常有心房颤动。

3. X线检查：右心房和右心室增大，心脏右缘凸出，同时伴有其他瓣膜病变造成的改变。

4. 超声检查：切面超声可探测三尖瓣环的大小，了解瓣膜的增厚情况，有助于分辨相对性和器质性病变。

5. MRI检查：右心房、心室腔内径增大及腔静脉明显扩张，严重者肝静脉亦扩张。右心房和右心室增大程度基本一致，其增大程度可基本反映病变的严重程度。胸腔积液、心包积液及腹腔积液亦可为常见的伴发征象。同时我们可以定量评估三尖瓣反流量。

【CT表现】

心电门控下增强薄层CT扫描,多时相重建观察心脏形态学及功能异常:

1. 三尖瓣狭窄:CT可见瓣叶增厚及瓣膜运动受限。附着于三尖瓣叶上的赘生物可被显影。

2. 三尖瓣关闭不全:CT可见瓣叶轻度增厚,右心房室内径的增大,可显示因容量负荷增加而导致的室间隔运动异常。

五、心脏肿瘤

心脏肿瘤罕见,绝大多数为继发性肿瘤,原发性心脏肿瘤的发病率为继发性心脏肿瘤的1/20~1/40。心脏原发性肿瘤按发病部位可分为心包肿瘤、心肌肿瘤及心瓣膜肿瘤;按照病变性质可分为良性肿瘤及恶性肿瘤,其中良性肿瘤占3/4;按组织学类型可分为黏液瘤、横纹肌瘤、纤维瘤、脂肪瘤、血管瘤及淋巴管瘤等。

最常见的原发性良性心脏肿瘤,成人为黏液瘤,儿童为横纹肌瘤;最常见的原发性恶性肿瘤依次为血管肉瘤、横纹肌肉瘤及间皮瘤。心脏肿瘤患者的临床表现随肿瘤的部位、大小和类型而不同。但与其他部位的肿瘤相比,心脏肿瘤有两个显著特点:①临床表现和预后更多取决于肿瘤部位,其次才是肿瘤的良恶性;②临床症状缺乏特异性。通常心腔内肿瘤主要影响瓣膜活动和血流动力学,导致体循环、肺循环受阻,出现肺淤血和腔静脉回流受阻,后者表现为肝肿大、下肢水肿和颈静脉怒张,还可引起心律失常或心包积液。若肿瘤碎块脱落可形成栓子,引起体循环、肺血管栓塞。同时还有其他全身非特异性症状,如发热、乏力、体重减轻等。大多数心脏肿瘤患者无临床症状,偶然发现,但良恶性肿瘤都具有程度不同的潜在致命性,如心律失常、栓塞和心包填塞等。

(一)转移性肿瘤

心脏肿瘤中,转移瘤要远远多于原发性肿瘤,但转移到心脏的肿瘤要明显少于转移到身体其他部位的肿瘤。这与心肌的持续性收缩运动、心房室内大量血液的快速流动、心脏与周围组织相对较少的淋巴交通及其离心性的淋巴流向等多个因素有关。转移瘤有四种来源途径:①胸内肿瘤直接侵犯,肺及纵隔肿瘤可直接侵犯心脏。②经淋巴管播散,可发生在肺癌、食管癌及乳腺癌,侵犯心包时可引起血性渗出液。③全身肿瘤的血行转移,如恶性黑色素瘤、淋巴瘤等。④种植转移。

转移瘤临床症状多样,且有些病例转移瘤所致的心脏症状可早于原发性肿瘤症状出现,十分容易误诊,应加以注意。

【CT表现】

1. 心内膜心腔转移:动脉期,由于对比剂稀释的假象,尤其容易遗漏右心腔的转移;门静脉期,与周围的心肌相比,心脏转移瘤表现为心腔内结节状肿块。

2. 心包转移:表现为心包内不规则弧形、结节状软组织密度影,可伴有邻近心肌及心腔的侵犯、心包血性积液,增强扫描肿块可有不同程度的强化。

3. 心肌转移:与周围的正常心肌相比,平扫上可表现为心肌轮廓结节状异常改变,增强后不同原发肿瘤的强化特征不同,可表现为低、中、高三种强化特点(图2-2-56)。

4. 明确区分良恶性转移性肿瘤较难,但右侧受累、心室浸润和出血性心包积液等特征更多见于恶性转移瘤。

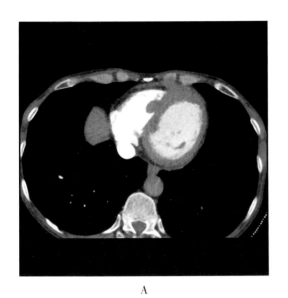
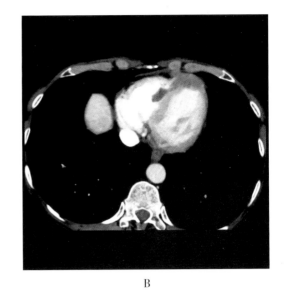

图2-2-56　心脏转移瘤

A. CT增强示右心室近室间隔处结节状软组织密度影,凸向心腔内,心尖部心肌局限性增厚;

B. 延迟扫描示右心室近室间隔处及心尖部病灶强化程度较正常心肌减低。

(二)原发良性心脏肿瘤

心脏黏液瘤

黏液瘤(myxoma)是成人最常见的原发良性心脏肿瘤,女性为多,年龄段为30~60岁,多为单发。其临床类型主要为心房黏液瘤(atrial myxoma),特别是左心房黏液瘤,极少发生于心脏其他部位。心房内黏液瘤多呈息肉状或分叶状,大部分伴有长短不一的蒂,可以随心动周期在心腔内运动。绝大多数黏液瘤位于卵圆窝附近的房间隔,也可位于房壁的其他部位。

【诊断要点】

1. 症状和体征:

1)心脏黏液瘤的临床表现多而杂,且无特征性,其表现主要取决于瘤体的所在位置、大小、形状、生长速度、蒂的长短、活动度、有无碎片脱落、瘤体内有无出血、变性或坏死、患者反应性等。

2)由于黏液瘤自身的出血、变性、坏死,可引起发热、贫血、乏力、关节痛、荨麻疹、食欲差、体重下降,甚至呈恶病质等全身症状。位于左心房内的黏液瘤生长到一定程度可引起左心房增大,从而压迫食管,使进食受阻。瘤体堵塞肺静脉,可引起反复咯血。

3)若肿瘤表面的碎片或血栓脱落,可引起体血管或肺血管栓塞。

4)部分患者可在心前区闻及随体位改变而变化的舒张期杂音,是本病特征性的临床体征。

2. X线检查:左心房黏液瘤者胸部X线检查常显示左心房、右心室增大,肺部淤血、肺动脉段凸出;右心房黏液瘤者显示上腔静脉阴影增宽,右心房及右心室增大。

3. 超声检查:左心房黏液瘤在左心腔内见到异常点片状反射光团,活动于左心房、左心室之间,收缩期回到左心房心腔内,左心房增大;右心房黏液瘤在右侧心腔内见异常反射光团,收缩期在右心房,右心房增大。

4. MRI检查:心腔内圆形或卵圆形不均匀信号影,T_1WI序列上瘤体信号与心肌相近或略高,T_2WI序列上显示为混杂稍高信号,增强后可见少许片状不均匀强化。MRI电影可清楚地显示瘤体随心脏收缩及舒张在房室瓣口往返运动。

【CT表现】

1. 左心房黏液瘤:

1)断面上肿瘤形态不一,多呈分叶状及息肉状,部分可呈不规则形,少数也可比较光滑。肿瘤内部

CT值多不均匀,可伴有出血及钙化。

2)多时相CT动态显示可见肿瘤以其蒂的附着点为中心随心脏运动而运动,活动度良好。部分病例于心室舒张期可见瘤体通过二尖瓣口进入左心室,并于收缩期返回左心房,从而导致二尖瓣口不同程度的阻塞。

3)少数肿瘤的蒂很短,在增强单层容积扫描时不易直接观察到,但在动态显示时可见瘤体围绕此处运动从而提示蒂所在的位置。

4)肿瘤对房壁及瓣膜均无侵犯,与周围组织界限清晰。

2. 其他心腔黏液瘤:右心房黏液瘤的表现与左心房黏液瘤相似,但通常要大一些(图2-2-57)。它可导致三尖瓣口不同程度的阻塞。极少数黏液瘤可位于心室内,运动时可导致心室流出道的梗阻。

3. 鉴别诊断:左心房黏液瘤需与左心房血栓相鉴别。血栓多位于心耳部或房后壁,其紧贴房壁,无蒂,固定不动,可有钙化。可通过多时相CT检查将其区别。

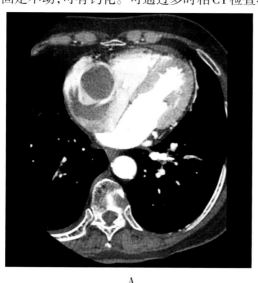
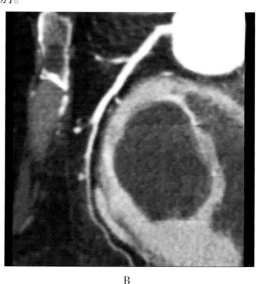

A   B

图2-2-57 右心房黏液瘤
A.B.右心房内见类圆形软组织密度影,边缘光滑。

心脏横纹肌瘤

心脏横纹肌瘤(cardiac rhabdomyoma)是一种少见的伴有骨骼肌分化的心脏原发性肿瘤,是婴幼儿及儿童中最常见的心脏原发性肿瘤,大约90%的横纹肌瘤见于1岁以内婴儿。它被认为是心脏的错构瘤,50%以上的患者合并结节硬化症。肿瘤大小各异,常为多发性,好发于心室,多见于室间隔。

【诊断要点】

1. 症状和体征:

1)患者的临床症状取决于肿瘤大小、数目及部位。小的肿瘤一般无症状,较大的肿瘤可阻塞心腔或瓣膜导致显著的血流动力学损害,三尖瓣梗阻产生卵圆孔的右向左分流,出现发绀现象。

2)累及传导系统可产生严重的心律失常,是其主要的临床表现,包括完全性房室传导阻滞和药物难以控制的室性心动过速。

3)因其具有自愈倾向,故绝大多数患者不需要手术治疗。但若出现致命性或者难治性心律失常,阻塞心室流出道,则需行外科切除。

2. 超声检查:表现多样,从等回声(与周围正常心肌不易区分)到高回声(多发生在新生儿或儿童)。

3. MRI检查:在T_1WI上病变与心肌相仿,T_2WI呈稍高信号。

【CT表现】

1. 肿瘤基部位于肌壁内,可凸出不明显或略向心腔内膨出,少数亦可明显凸向腔内,多发时表现为心肌的弥漫性增厚(图2-2-58)。

2.平扫肿瘤CT值与心肌相似,可有增强,增强后CT值亦与心肌相似,患者伴或不伴结节硬化症。

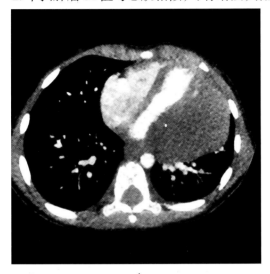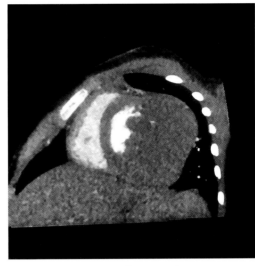

A   B

图2-2-58 心脏横纹肌瘤

A.B. 左心室侧后壁软组织占位性病变,呈膨胀性双向生长,病变内密度不均,见高密度斑点状钙化灶。

心脏纤维瘤

心脏纤维瘤(cardiac fibroma)主要由成纤维细胞和胶原纤维组成,是仅次于横纹肌瘤的婴幼儿原发性心脏肿瘤,大约15%的心脏纤维瘤见于青少年和成人。通常为心室壁的单发肿瘤,左侧多见,可手术切除。

【诊断要点】

1.症状和体征:

1)心脏纤维瘤虽为良性肿瘤,但在临床上常可诱发心律失常甚至猝死。目前大多认为猝死的原因是瘤体侵犯与压迫心脏传导系统引起致命性心律失常。

2)约1/3的患者没有明显症状,只在体检时意外发现。

3)绝大多数患者外科手术治疗效果满意,术后罕见复发。

2.X线检查:显示心脏增大。

3.超声检查:显示心室壁的较大非收缩性实性肿块。

4.MRI检查:因纤维组织含氢质子较少,故在T_1WI和T_2WI序列上均表现为低信号。

【CT表现】

1.局灶性或弥漫性心肌增厚,常较大(5 cm),肿块可钙化,表现为旋涡状钙化,有特异性诊断价值。

2.平扫肿瘤呈相对均匀低密度实性肿块,与正常心肌分界不清。因其乏血供肿瘤,增强后与周围心肌相比表现为轻度强化或无强化,但延迟扫描时肿瘤呈明显均匀性一致性强化,此时与心肌分界清楚(图2-2-59)。

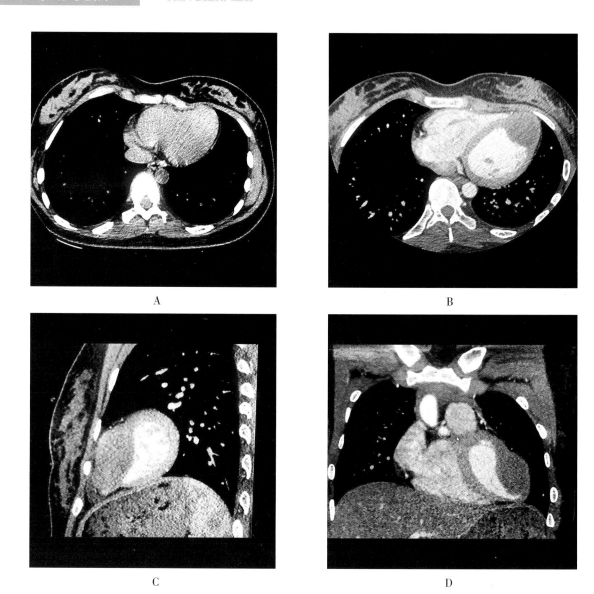

A

B

C

D

图2-2-59 心脏纤维瘤
A.CT平扫见左心室心尖部团块状稍高密度区；
B~D.增强扫描病灶强化不明显。

3.胎儿心脏纤维瘤需与心脏横纹肌瘤相鉴别。如果肿块为多发或有结节样坏死,即可确诊为心脏横纹肌瘤;相反,如果肿瘤是心室壁内实性病变且有钙化,则可诊断为心脏纤维瘤。

心脏脂肪瘤

心脏脂肪瘤(cardiac lipoma)多单发,主要由成熟脂肪细胞组成,可含少量的结缔组织(纤维脂肪瘤,fibralipoma)或肌组织(肌脂肪瘤,myolipoma),可发生于任何年龄,但以成人为多。生长缓慢,可发生在心脏的任何部位,多位于心外膜下并可向心包腔生长,瘤体大小变化较大,直径可在数毫米至十几厘米。

【诊断要点】

1.症状和体征:

1)临床表现主要取决于肿瘤的大小及部位,由于肿瘤较小,多数无明显症状,常在体检或尸检时发现,但瘤体较大时,可压迫传导系统出现心律失常。

2)部分脂肪瘤可发生于心包内,此时瘤体往往较大。

2.X线检查:心影呈中、重度增大。

3.超声检查:可发现心包内肿瘤及囊性区。

4. MRI检查:在T₁WI和T₂WI序列上均呈高信号,抑脂序列高信号可被抑制。

【CT表现】

1. 心脏脂肪瘤具有较高的组织特异性,故在CT上具有特征性表现,即肿瘤具有脂肪密度,多在−120~−50 HU,增强扫描无强化(图2-2-60)。

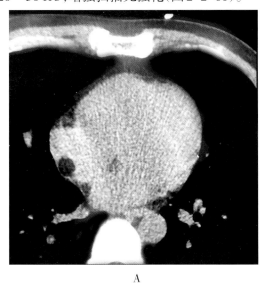 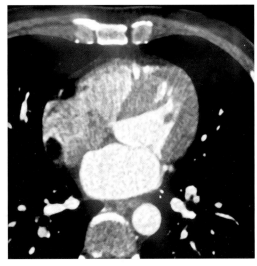

A　　　　　　　　　　　　　　　B

图2-2-60　心脏脂肪瘤

A. CT平扫见右心房内类圆形脂肪密度灶,边界清晰;

B. 增强扫描后病灶无强化。

2. 若肿瘤内CT值不均匀或为较高软组织密度,应考虑到脂肪肉瘤的可能。

3. 心脏脂肪瘤需与心外膜下脂肪浸润或肌壁间灶性脂肪相鉴别,后者并非真正意义上的肿瘤。

心脏血管瘤

心脏血管瘤(cardiac hemangioma)占所有原发性心脏良性肿瘤的5%~10%,可发生于任何年龄。通常病理上分为海绵状血管瘤、毛细血管样血管瘤和动静脉型血管瘤三种。病理上血管瘤由充满血液的血管囊腔构成,囊壁内衬良性增生的血管内皮细胞,可发生纤维化、钙化及血栓形成。

【诊断要点】

1. 症状和体征:

1)临床表现由多种因素决定,包括肿瘤的部位、大小、生长速度、有无栓塞和浸润程度。

2)部分患者无明显症状,可经体检偶然发现,部分表现为活动后气短,极个别表现为胸痛、右心功能不全、心律失常、心包炎或血性心包积液、晕厥甚至猝死。

2. X线检查:心脏血管瘤较小时X线胸片检查中可无异常发现,若心腔内肿瘤较大,表现为心胸比率增大及梨形心、主动脉型心或普大型心影改变,肺血可出现增多。

3. 超声检查:常表现为稍高及高回声,可表现为心壁增厚,或带蒂与心壁相连向心腔内凸出,可影响流出道、瓣膜等,引起梗阻和血流动力学异常。

4. MRI检查:T₁WI序列上呈中等信号,T₂WI序列上呈高信号,增强后呈均匀一致性强化,部分瘤体内可见"流空效应"。

【CT表现】

1. CT对钙化敏感,有助于显示肿瘤细节,可显示心脏肿瘤位置、形态、侵及范围与周围结构、邻近器官情况。

2. CT平扫:

1)可发现心外生长趋势的心壁血管瘤和心包血管瘤,表现为心脏外形改变及纵隔内异常肿块。

2)心肌内及心内膜血管瘤较小时心脏房室腔无明显异常改变,并因病灶与心肌壁及房室腔内血液同等密度而不易发现。

3)心脏血管瘤也可呈稍低或稍高密度改变,可发现低密度囊变区或小点片状高密度钙化(图2-2-61)。

3. 增强扫描:

1)表现为房室壁局限增厚及异常密度,可带蒂向房室腔内凸出,呈结节状、分叶状或欠规则充盈缺损,由于含丰富的血管囊腔,可呈点片状、结节状均匀性或不均匀性显著强化。

2)海绵状血管瘤强化可表现为随时间延迟从边缘开始逐渐向中心部填充的特点,类似于肝脏海绵状血管瘤,因此延迟扫描对部分血管瘤的定性诊断具有重要价值。

3)发生纤维化、囊变的血管瘤可强化不明显。

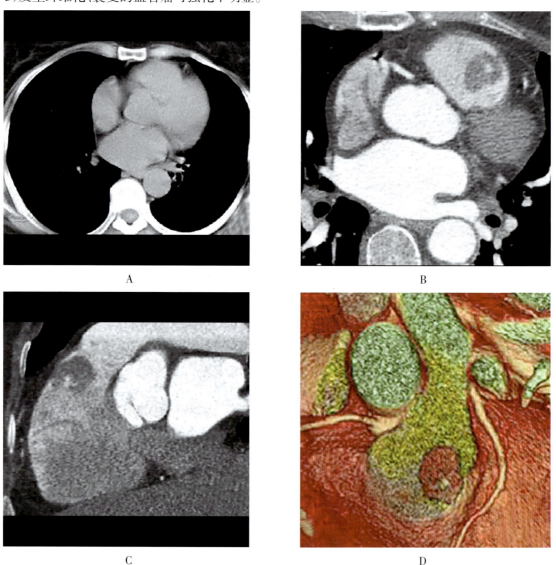

A   B

C   D

图2-2-61　心脏血管瘤

　　A. CT平扫病灶呈等密度;

　　B~D.增强扫描和VR图像显示右心室内充盈缺损,增强后瘤体内见点状强化灶。

心脏淋巴管瘤

心脏淋巴管瘤(cardiac lymphangioma)也称水囊瘤,是一种内衬内皮细胞的薄壁囊性良性肿瘤,腔内含淋巴液。50%以上的病例发病年龄在6岁以上。淋巴管瘤多见于心包腔。

【诊断要点】

1. 症状和体征:

1)临床特征是非特异性的,依其本身的部位不同有很大差别。

2)若肿瘤累及心脏的传导系统,可引起局灶性的传导兴奋,表现为心律失常。

3)若累及二尖瓣组织,可造成瓣膜的狭窄和关闭不全。

4)位于左心室流出道,可引起流出道的梗阻,严重者可导致左心功能不全。

5)位于心包腔内的淋巴管瘤常压迫邻近组织引起乳糜性心包积液,若位于心腔内且体积较小,也可以没有症状。

2. X线检查:可无异常发现。

3. 超声检查:肿瘤内回声不均匀,且多存在囊性变。

4. MRI检查:T_1WI序列上呈低信号,T_2WI序列上呈高信号。

【CT表现】

1. CT平扫可发现位于心包或心肌内的淋巴管瘤,表现为水样密度,可有纤维外膜(图2-2-62)。

2. 增强扫描因瘤体内有大量淋巴液而不含血管,故增强后无强化。

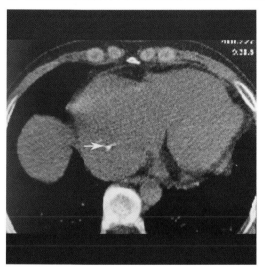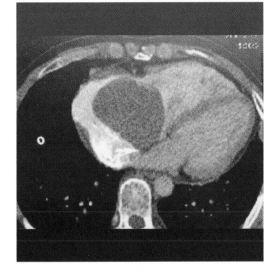

A   B

图2-2-62   心脏淋巴管瘤

A.B. 同一患者CT平扫和增强扫描示肿瘤基底位于房间隔右房面,可活动,舒张期部分凸入右心室,瘤体内部可见钙化(↑)。

(三)原发恶性心脏肿瘤

心脏肉瘤

心脏肉瘤(cardiac sarcoma)是少见的来源于间充质细胞的恶性肿瘤,几乎所有的心脏原发恶性肿瘤均为肉瘤,发病率仅次于黏液瘤,居于心脏原发性肿瘤的第二位。以血管肉瘤最常见,约占37%,其次为横纹肌肉瘤、平滑肌肉瘤等。血管肉瘤成人多见,而横纹肌肉瘤和平滑肌肉瘤则多见于婴幼儿。

心脏肉瘤最多见于右心房,临床多表现为右心回流受阻,以呼吸困难最为常见,其他还有心包填塞、瘤栓栓塞、胸痛、晕厥、肺炎、发热、心律失常、胸腔积液,甚至猝死。原发性心脏肉瘤易早期转移,最多见于肺,其他如淋巴结、骨、肝等器官组织。

1. 心脏血管肉瘤:心脏血管肉瘤(cardiac angiosarcoma)极为少见,可发生于心脏的任何部位,其中约60%发生于右心房,大体病理上有两种形态:一种是向心房内生长,边界清晰,很少累及房间隔;另一种是沿心包弥漫性浸润。

【诊断要点】

1)患者最常见的临床表现为心腔及房室瓣口的阻塞,可累及腔静脉。部分患者出现胸痛、发热、咳嗽等症状。

2)MRI检查:心房腔内血管肉瘤易发生出血,T_1WI及T_2WI序列上瘤体内部出现结节状高信号,增强后肿瘤明显强化,典型呈"菜花"样表现;弥漫性心包浸润的血管肉瘤在增强后表现为沿血管池线状不均匀强化,称为"日光放射"现象。

【CT表现】

1)心房腔内血管肉瘤可单发或多发,呈大小不等、不光滑的结节状、息肉状凸向心腔内,瘤体固定,活动差,其内为软组织密度,密度不均匀(图2-2-63)。

2)较大的肿瘤可充盈大部分心腔,从而引起心腔阻塞。

3)弥漫性心包浸润的血管肉瘤形态不规则,边界不清。若肿瘤累及心包,则可见心包占位,同时可见心包积液。

2. 心脏横纹肌肉瘤:心脏横纹肌肉瘤(cardiac rhabdomyosarcoma)可发生于任何年龄,儿童多见,男女发病率相似。可发生于任一心腔的心肌,可累及瓣膜,常多发,并可侵犯心包。肿瘤多呈柔软的结节状或息肉状凸向腔内生长,通常伴有中心坏死。部分亦可呈弥漫性浸润。

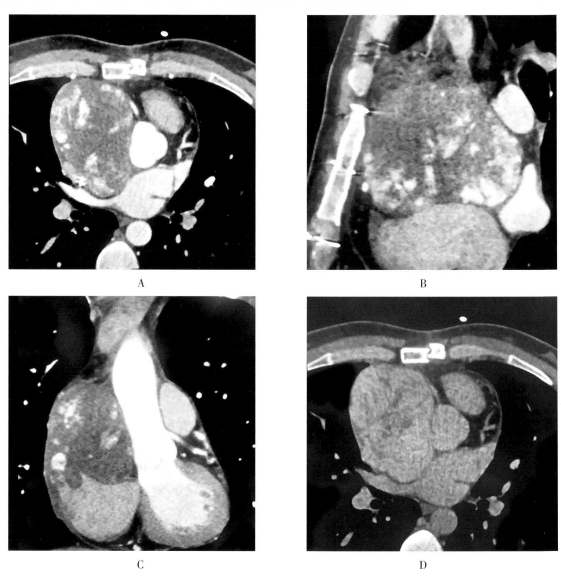

图2-2-63　心脏血管肉瘤

A~C.增强扫描见右心房内巨大占位性病变,分叶状,肿块呈腔内及腔外浸润性生长,几乎占据整个右心房,增强扫描早期肿块不均匀强化,内可见小斑片状及条状血管样强化;

D.增强延迟扫描示肿块大部分区域均匀强化,内可见条索状低密度区。

【诊断要点】

1)患者临床症状多为非特异性,如发热、体重下降等。心脏症状出现较晚但进展迅速,常见有心律失常、胸痛、瓣膜功能失调、心包积液等。

2)MRI检查:可表现为与心肌等信号,也可为混杂信号,增强后可见强化。

【CT表现】

1)肿瘤基部位于心肌,活动度差,可弥漫浸润心肌或呈息肉状凸向心腔内,形态不规则,与心肌分界不清。

2)受累心肌失去正常形态,运动明显受限。

3)CT平扫显示病灶内密度均匀或不均,可有坏死。

4)增强后可见强化(图2-2-64)。

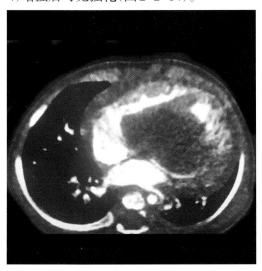 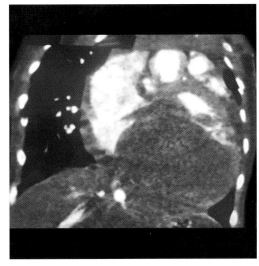

A	B

图2-2-64　心脏横纹肌肉瘤

A.B.增强扫描见左心室内软组织肿块,位于室间隔、左室下后壁及侧壁,瘤体凸向左、右心室腔内,增强扫描早期显示病变密度低于心肌密度。

3. 心脏纤维肉瘤:心脏纤维肉瘤(cardiac fibrosarcoma)可发生于任何年龄,以20~40岁多见,男女发病率相似。主要由恶性成纤维细胞构成,与骨肉瘤及平滑肌肉瘤相似,好发于左心房,预后差。大部分多发,肿瘤为灰白色、质硬的结节或呈弥漫浸润生长。

【诊断要点】

1)好发于左心房。

2)进行性、无法解释的充血性心衰、心前区疼痛、心包填塞、心律失常、腔静脉阻塞症,可突发死亡。病程发展快,手术切除较为困难,愈后差。

3)MRI检查:T_1WI上肿瘤等于或略低于肌肉信号,内部出血可出现高信号;T_2WI多呈高信号或混杂信号,增强扫描多呈明显强化。

【CT表现】

1)CT平扫病灶多呈均匀密度,稍低于肌肉或皮肤密度。

2)病灶可出血,无钙化,肿块常有小分叶,可伴有较大坏死区。

3)增强扫描病灶多呈明显强化。

原发性心脏淋巴瘤

原发性心脏淋巴瘤(cardiac lymphoma)为侵袭性B细胞淋巴瘤,常发生于免疫缺陷患者,罕见。病变只局限于心脏和心包,无其他淋巴结或结外组织、器官受侵。好发于青壮年(27~51岁),平均年龄为36岁。

【诊断要点】

1. 症状和体征：

1）本病缺乏特征性临床表现，且缺乏外围淋巴结累及，术前诊断相当困难。

2）常见症状包括充血性心力衰竭、心前区疼痛、心律失常、心肌梗死、心脏增大、心包积液（血性或非血性）、心包填塞、上腔静脉压迫综合征、非特异性心电图表现（如T波倒置或低平）、LDH升高等。

3）少数病例肿瘤可侵犯心脏邻近大血管，如上、下腔静脉，甚至心脏破裂。

2. MRI检查：病灶边缘模糊，信号不均匀，与正常心肌的信号强度相比，T_1WI 和 T_2WI 呈等信号或轻度低信号。增强后不均匀强化。

【CT表现】

1. CT平扫表现为相对于心肌层的低密度或等密度肿块。

2. 增强扫描病灶呈不均匀强化，边缘可清晰或不清晰（图2-2-65、图2-2-66）。

3. 病变很少累及瓣膜，但易累及心包。

4. 晚期肿瘤侵犯心包、胸膜，表现为心包局限性或普遍性增厚，以及多个结节或肿块附着于心包、胸膜上，可伴有心包、胸腔积液。

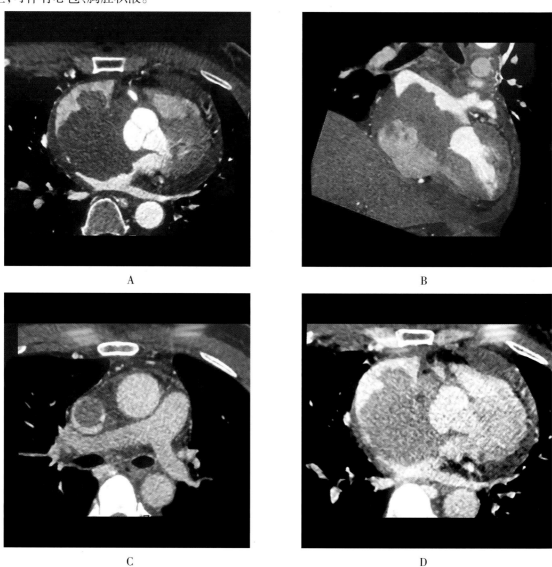

A

B

C

D

图2-2-65 心脏淋巴瘤

A~D. 增强扫描见右心房内巨大软组织占位病变，边界欠清晰，呈分叶状，房间隔受累，明显增厚，上腔静脉入右房口受累，管腔几乎闭塞，右冠状动脉近段被包绕，增强扫描强化不明显。

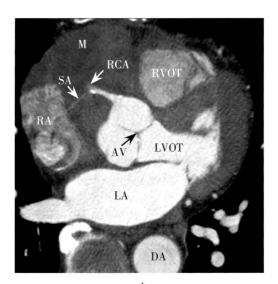
A

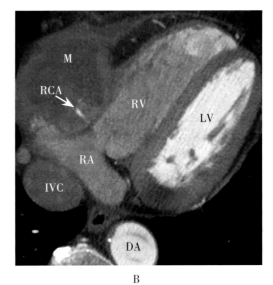
B

C

图2-2-66　心脏淋巴瘤

A.B. 心电门控增强扫描图示右侧房间沟内较大软组织肿块,包绕右冠状动脉(RCA),病灶呈少血供低密度,并推挤右心房(RA);

C. MIP像示病灶包绕RCA,自主动脉根部生长至RCA远端,RCA内径并未狭窄。

（四）心包肿瘤（详见第一章第四节二）

　　　　　　　　　　　　　　（郑穗生　宫希军　江安红　徐　敏　戴秀丽　沈薇薇）

第三节　血管性病变

一、脑血管病变

（一）颅内动脉瘤

颅内动脉瘤（intracranial aneurysm）是指颅内动脉的局限性异常扩张。发病率为0.2%~1%,以40~60

岁多见,男女发病之比为2:3。根据病因可分为先天性、动脉硬化性、感染性和外伤性等。颅内动脉瘤多数发生在脑底动脉环的前半部,约90%起自颈内动脉系统,10%起自椎-基底动脉系统。直径<0.5 cm为小型动脉瘤,0.5~1.5 cm为一般动脉瘤,1.5~2.5 cm为大型动脉瘤,>2.5 cm为巨型动脉瘤。

【诊断要点】

1.症状和体征:

1)未破裂动脉瘤:大多无特殊症状。大型动脉瘤可影响到邻近的脑神经或脑组织而产生相应的症状和体征,如动眼神经麻痹、三叉神经痛、面部感觉减退、视野缺损等,有的可出现持续性偏头痛、突眼、颅内血管杂音等。

2)动脉瘤破裂:可形成蛛网膜下隙出血或脑内出血、脑室内出血,表现为突发剧烈头痛、恶心、呕吐、偏瘫及精神症状等。

2.腰椎穿刺:如怀疑有蛛网膜下隙出血,可行腰椎穿刺检查,脑脊液呈血性。

3.X线平片:对于巨型动脉瘤诊断有一定参考价值,可发现弧形钙化及由于瘤壁压迫而造成的颅骨骨质吸收改变。

4.X线脑血管造影:能直接显示动脉瘤的部位、大小、形态、数目及瘤内有无血栓等。

5.MRI检查:MRI显示动脉瘤取决于瘤体大小、血流特征、瘤内血栓、瘤壁钙化及含铁血黄素沉着等因素。动脉瘤的瘤腔在T_1WI和T_2WI图像上呈低信号,动脉瘤内血栓则显示为高低相间的混杂信号。

6.CTA和MRA检查:可直接显示动脉瘤。

【CT表现】

1.未破裂动脉瘤:使用螺旋CT薄层扫描动脉期成像,可以发现0.5 cm或更小的动脉瘤。根据动脉瘤内有无血栓形成,CT上可分为三型:

1)Ⅰ型(无血栓性动脉瘤):

(1)CT平扫表现为圆形或类圆形稍高密度影(图2-3-1A)。

(2)增强后瘤腔呈明显均匀强化,边缘清晰(图2-3-1B、图2-3-1C),有时增厚的动脉瘤壁亦发生强化,表现为在明显均匀强化的边缘有一轻度的强化环。

2)Ⅱ型(部分血栓性动脉瘤):

(1)CT平扫表现为圆形等密度或环形钙化区内一个中心性或偏心性稍高密度影。

(2)增强后原代表瘤腔的稍高密度影明显强化,而原等密度血栓区强化不明显,有时较大动脉瘤的瘤壁亦可强化,表现为动脉瘤的边缘和中心均强化,而其间的血栓部分不强化,呈同心圆状改变,称为"靶征"(图2-3-2)。

3)Ⅲ型(完全血栓性动脉瘤):

(1)CT平扫表现为病灶中心等密度,其周边呈稍高密度并常有钙化。

(2)增强后周边动脉瘤壁环状强化而中心部分强化不明显。

(3)急性期的新鲜血栓例外,CT平扫上可表现为高密度区。

2.动脉瘤破裂出血:CT上多不能显示瘤体,但可显示动脉瘤破裂所致的蛛网膜下隙出血、脑内血肿和脑室内积血。另可依据出血部位、范围推测动脉瘤位置(图2-3-3)。

3.动脉瘤破裂出血常可造成动脉痉挛,并发脑缺血、脑梗死、脑水肿,后期引起脑积水等继发改变。

4.CTA表现及诊断价值:CTA可进行VR、MIP、MPR等血管重组显示动脉瘤的形态、大小、方向、载瘤动脉,并可进行瘤颈大小的测量和瘤腔内有无血栓的判断,同时在VR图像上可以进行各种方向的旋转,观察动脉瘤及周围空间的解剖关系(图2-3-1D、图2-3-1E)。

5.鉴别诊断:

1)脑膜瘤:需与位于鞍区的脑膜瘤鉴别,脑膜瘤内可见沙砾状或不规则钙化,相应部位骨质增生,增强后多呈均匀强化,动态增强扫描时间-密度曲线呈缓慢上升和下降。而动脉瘤平扫瘤壁可有环形钙化,瘤周无水肿,动态扫描呈速升速降,与脑血管相同。

2）垂体瘤：鞍内及鞍上池处圆形或类圆形稍高密度肿块，蝶鞍增大，增强扫描肿瘤呈均匀性或环形中度强化。

3）较小的动脉瘤需与一些正常的血管结构如血管袢及静脉凸起相鉴别。

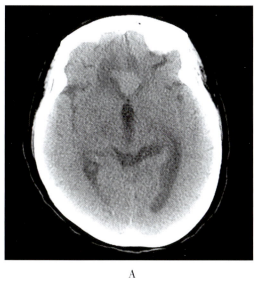
A

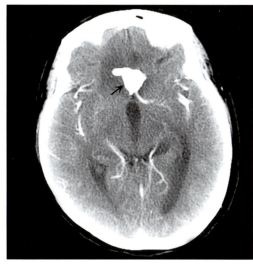
B

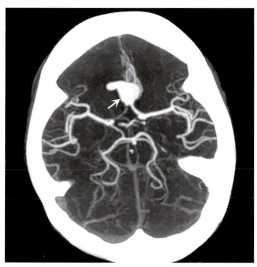
C

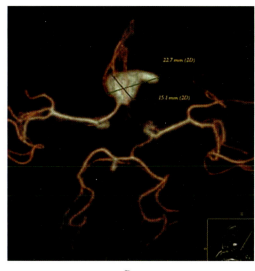
D

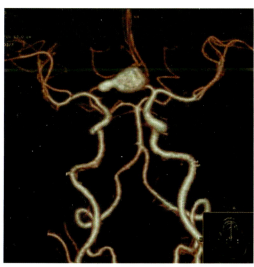
E

图 2-3-1　无血栓性脑动脉瘤

A. CT平扫见额底不规则等密度病灶，灶周可见低密度水肿区；

B. 增强扫描病灶明显均匀强化，边缘清晰（↑），其强化程度与脑内动脉血管密度相等；

C. MIP像示病灶位于前交通动脉，广基底与前交通动脉相连，动脉瘤方向朝右上（↑）；

D.E. VR轴位及冠状位重组显示前交通动脉瘤与两侧大脑前动脉、中动脉之间的立体关系。

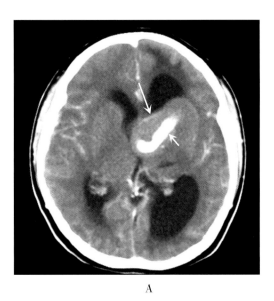 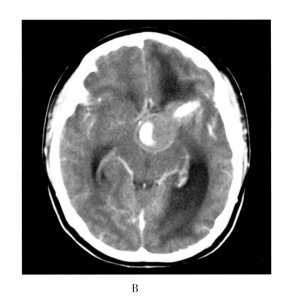

A   B

图2-3-2 部分血栓性脑动脉瘤

A. 增强扫描见左侧大脑中动脉大型动脉瘤,瘤腔明显强化(↑),瘤壁呈轻度强化(长↑),其间血栓部分不强化,侧脑室扩大,以左侧明显;

B. 下一层面,瘤体呈哑铃状。

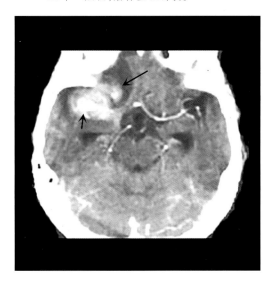

图2-3-3 脑动脉瘤破裂出血

增强扫描见右侧大脑中动脉动脉瘤,瘤腔呈明显均匀强化(↑),其周见稍高密度,为动脉瘤破裂形成的脑内血肿(长↑),周围水肿明显。

(二)脑血管畸形

脑血管畸形(cerebral vascular malformation)为先天性脑血管发育异常。一般分为四种基本类型:动静脉畸形、静脉畸形、海绵状血管瘤和毛细血管扩张症。其中以动静脉畸形最多见,毛细血管扩张症罕见。

动静脉畸形

动静脉畸形(arteriovenous malformation,AVM)发病率为0.35%~1.1%,可发生于任何年龄,多见于40岁以前的青壮年,男性略多于女性。90%发生于幕上,多见于大脑中动脉分布区的脑皮质,也可发生于侧脑室脉络丛、硬脑膜、软脑膜、小脑及脑干等部位。病灶大小差异很大,动静脉畸形病理表现为迂曲扩张的供血动脉与引流静脉之间无正常毛细血管床,而通过畸形的血管袢直接相通,形成异常的血管团。畸形血管易破裂出血致蛛网膜下隙或颅内出血,由于动静脉短路,周围脑组织因缺血而发生萎缩,称为盗血现象。

【诊断要点】

1. 症状和体征：

1）出血：AVM主要症状是出血，表现为蛛网膜下隙及脑实质出血。发病较突然，出现头痛、呕吐、昏迷、偏瘫，且可反复多次出血。

2）癫痫：癫痫的发生率仅次于出血，发作可为局灶性，亦可为全身性。

3）头痛：间歇性反复发作性头痛亦是本病常见的症状，有60%以上的患者有长期头痛发作史。

4）其他表现：进行性神经功能障碍，主要表现为运动或感觉性瘫痪，此外还有智力减退、颅内血管杂音及眼球突出等。

2. 脑血管造影：是诊断AVM最可靠的方法，可以显示动静脉畸形异常血管团、明显增粗迂曲的供血动脉及引流静脉、动静脉短路等。

3. MRI检查：可见病变区AVM的异常血管团在T_1WI和T_2WI上均表现为低信号或无信号；AVM的回流静脉在T_1WI、T_2WI上为低信号，在T_2WI上有时可为高信号；供血动脉表现为低或无信号。

4. CTA和MRA检查：可直接显示畸形血管团、供血动脉和引流静脉，诊断价值均较高。

【CT表现】

1. AVM未破裂：

1）CT平扫：表现为局灶性团块状或点线状混杂密度区，形态不规则，边界不清，可有钙化（图2-3-4A）。

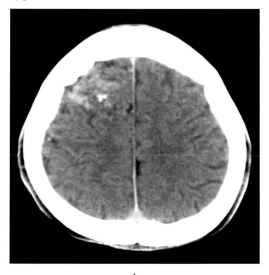 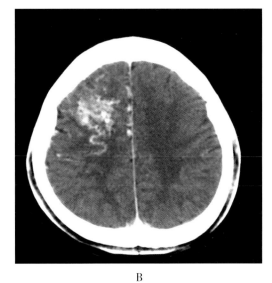

A   B

图2-3-4 脑动静脉畸形

A. CT平扫见右额顶叶不规则混杂密度区，其间有斑点状钙化，局部脑沟增宽；

B. 增强扫描呈不规则非均匀性强化，并见增粗迂曲血管影。

2）增强扫描：病灶区呈蚯蚓状、团块状强化，有时可见点线状迂曲扩张血管影，其周围可见粗大供血动脉和迂曲扩张的引流静脉（图2-3-4B、图2-3-5、图2-3-6）。

3）病灶周围可出现局限性脑萎缩，一般无占位效应，不出现周围脑水肿现象。

2. AVM破裂出血：

1）可引起脑内（图2-3-7、图2-3-8）、脑室内及蛛网膜下隙出血，硬膜下出血罕见。

2）脑内血肿一般发生在病变周围脑实质内，位置比较表浅，多见于额（图2-3-8）、顶、枕叶，血肿形态大多不规则，伴有水肿和占位效应。

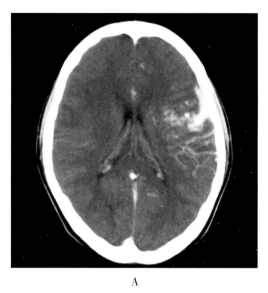
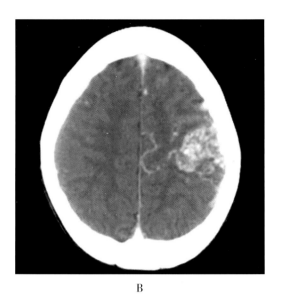

A
B

图2-3-5　脑动静脉畸形
A.B.增强扫描见左顶叶点线状迂曲扩张血管。

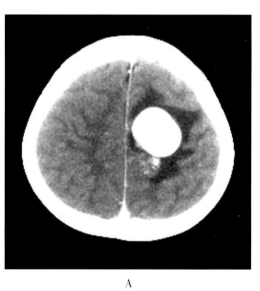
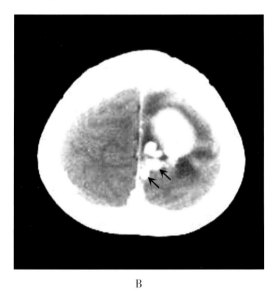

A
B

图2-3-6　脑动静脉畸形

A.B.增强扫描见左顶叶类圆形明显均匀强化灶,边缘清晰光滑,为瘤样扩张异常血管,并见粗大迂曲静脉向中线引流(↑),病灶周围见低密度软化区。

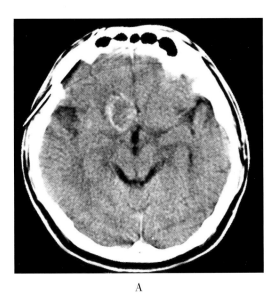 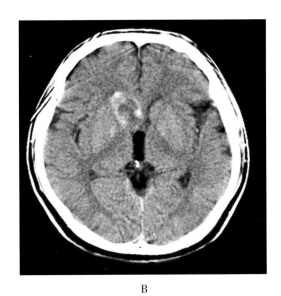

A   B

图2-3-7 脑动静脉畸形破裂出血

A.B.CT平扫见右额叶和基底节区血肿吸收期,其周边有欠规则环形高密度带,并见水肿及占位效应。

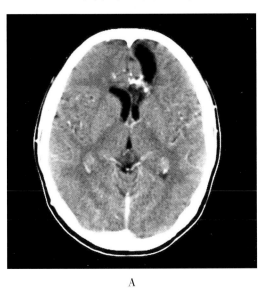 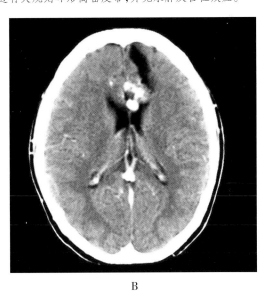

A   B

图2-3-8 脑动静脉畸形出血后囊变

A.B.增强扫描见左额叶增粗迂曲血管,其前方见长条形低密度囊变区,边界清晰锐利。

3.颅内AVM中约有10%来源于硬脑膜,称为硬脑膜AVM,CT平扫常表现为脑水肿和脑室扩大,增强可见紧贴颅板的蚯蚓状或斑片状强化影,还可见直窦、横窦扩张。

4.MSCTA通过MIP及VR像可直接显示AVM畸形血管团的供血动脉、大小范围及引流静脉(图2-3-9、图2-3-10)。

5.鉴别诊断:

1)海绵状血管瘤:病灶钙化比较明显,增强扫描看不到增粗的供血动脉及扩张迂曲的引流静脉。

2)少突胶质细胞瘤:AVM有明显钙化者需与少突胶质细胞瘤相鉴别,后者有灶周水肿和轻度占位效应,增强后无畸形血管显示。

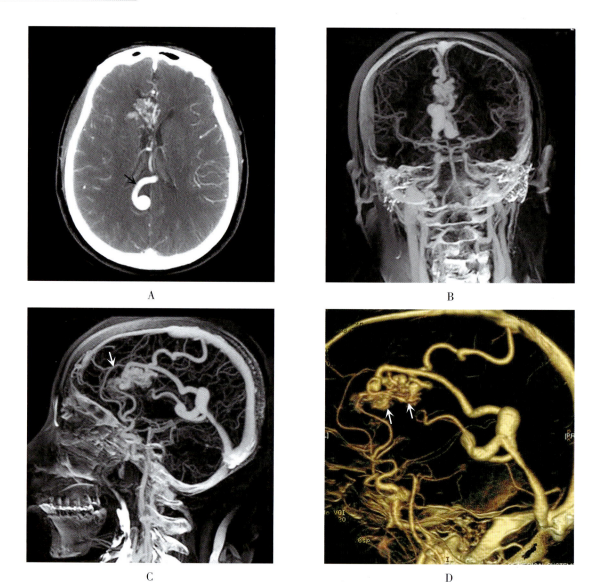

A

B

C

D

图 2-3-9　大脑前动脉动静脉畸形

A. 增强扫描见畸形血管团位于右额叶,同时可见粗大引流静脉注入大脑大静脉(↑);

B.C. 冠状面及矢状面MIP显示畸形血管团位于大脑前动脉区域,尤其矢状面重组MIP明确显示供血动脉来自大脑前动脉的胼周动脉(↑),引流静脉粗大,直接引流到大脑大静脉和大脑的浅静脉,分别注入扩张的直窦和上矢状窦;

D. 矢状面VR重组像显示畸形血管团与周围血管的空间关系(↑)。

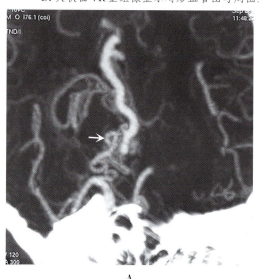

A

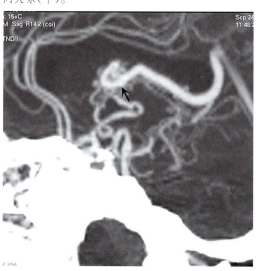

B

图 2-3-10　大脑后动脉动静脉畸形

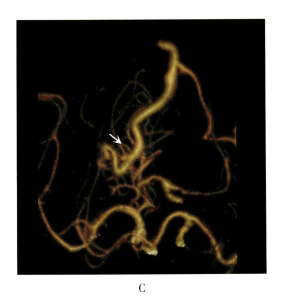
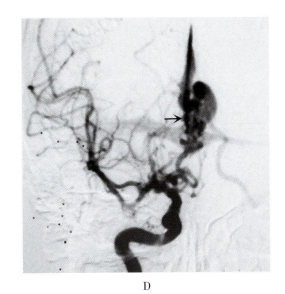

C   D

图2-3-10   大脑后动脉动静脉畸形(续)

A. 冠状面MIP显示畸形血管团和粗大引流静脉(↑),供血动脉显示不清;

B. 矢状面MIP显示畸形血管团的供血动脉来自右侧大脑后动脉(↑),引流静脉为粗大的大脑大静脉;

C. VR像显示畸形血管团与周围大脑动脉血管的空间解剖关系(↑);

D. DSA证实AVM供血动脉和引流静脉(↑)。

静脉畸形

静脉畸形(venous malformation)主要包括静脉性血管瘤(venous angioma)和大脑大静脉畸形(Galen静脉瘤,vein of Galen malformation)。

【诊断要点】

1. 静脉性血管瘤:

1)常位于大脑或小脑深部髓质部位,也可发生在侧脑室前角附近的髓质区内。

2)髓质静脉呈放射状排列扩张迂曲,称为"水母头征"。汇入一支增粗的中央静脉,同时向皮质表面和静脉窦或向室管膜下引流,病灶间夹杂着正常的脑组织结构。

3)大多数患者可无任何症状和体征。偶可因伴发的海绵状血管瘤出血而引起癫痫等症状。

2. 大脑大静脉畸形:分为动静脉瘘型和AVM型。

1)动静脉瘘型于出生时常表现有充血性心衰、大脑畸形和脑积水。

2)AVM型小儿多见,常有发育迟缓和视觉障碍。

3)两型均可见头部血管杂音、局部神经症状、癫痫、梗阻性脑积水和颅内出血等症状。

3. MRI检查:静脉性血管瘤表现为一支增粗的静脉,周围有放射状、毛刺状小血管如水母或羽毛状,T_1WI 和 T_2WI 上均为低信号。大脑大静脉畸形表现为大脑大静脉区边界清楚的圆形或三角形信号不均匀的病灶,其中血流较快的表现为流空现象,血流淤滞的表现为 T_1WI 呈等信号或低信号,T_2WI 呈稍高信号,附壁血栓在 T_1 和 T_2 像上均为高信号。

【CT表现】

1. 静脉性血管瘤:

1)CT平扫可无异常表现,或于侧脑室前角附近见稍高密度灶,边缘不清。

2)增强后病灶区出现髓质静脉强化,呈点状或线状,中央静脉也可见增粗,病灶无占位。

3)CTA显示髓质静脉呈放射状或星芒状排列,称"水母头征"(图2-3-11)。

2. 大脑大静脉畸形:

1)CT平扫显示四叠体池内边界清楚的圆形、类圆形或三角形稍高密度影,灶缘常可见点状、线状或弧形钙化。

2)较大的Galen静脉瘤可引起第三脑室及第三脑室以上的脑室系统扩大积水。

3)增强扫描瘤体呈均匀强化,有时还可显示增粗的供血动脉和引流静脉及扩张的硬膜窦。

4)CTA可明确诊断,能直接显示球形扩张的瘤体、供血动脉、引流静脉及硬脑膜窦(图2-3-12)。

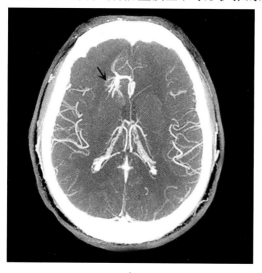
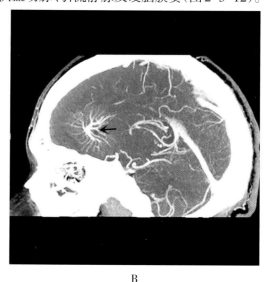

A   B

图2-3-11 脑静脉性血管瘤

A.B.轴位及矢状位MIP显示右额叶内深部髓质多数扩张并呈放射状排列的髓质静脉,呈"水母头征"(↑)。

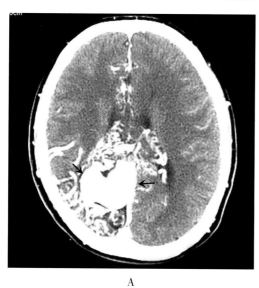
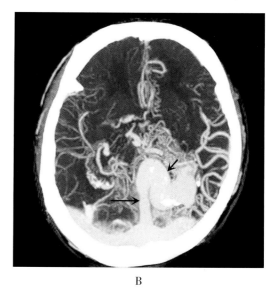

A   B

图2-3-12 大脑大静脉畸形(AVM型)

A.B.增强扫描轴位及MIP显示病灶均匀强化,并可见扩张的瘤体(↑)和增粗的供血动脉、引流静脉及直窦(长↑)。

海绵状血管瘤

海绵状血管瘤(cavernous angioma)是先天性颅内血管畸形的一种。其发生率约占颅内血管畸形的4.7%,仅次于动静脉畸形。好发于40~50岁的成人,儿童亦可发病,男女发病之比为1:5。可发生于脑内或脑外,常见于大脑半球各叶,脑外者以颅底多见。病变主要由不规则、大小不等的薄壁海绵状血窦组成,其间有增生的胶质组织,没有正常神经组织,可反复少量出血,常有不同程度钙化和含铁血黄素沉着。CT是目前诊断颅内海绵状血管瘤较好的检查方法之一。

【诊断要点】

1.头痛、眼球运动障碍、视力减退及眼球突出。

2.可见肥胖、闭经、泌乳或多饮多尿等下丘脑和垂体损害表现。

3. 部分患者有癫痫发作、颅内高压症状、自发性脑内出血。

4. X 线平片：位于颅底的病灶有时可见骨质吸收或增生改变，部分脑内病灶可见钙化。

5. 脑血管造影：显示率较低，静脉相晚期有密集的静脉池和局部病灶染色，是此病的两大特征。

6. MRI 检查：在常规自旋回波像上 T_1WI 及 T_2WI 显示为边界清楚的混杂信号，在 T_2WI 周围有完整的低信号含铁血黄素环，使病变呈"爆米花"状，具有特征性（图 2-3-13D、图 2-3-13E）。病灶在梯度回波像中常为多发低信号灶。

【CT 表现】

1. CT 平扫表现为圆形或类圆形高密度或稍高密度病灶，边界清楚，病灶内密度多数不均匀，常伴有明显钙化，呈斑点或斑块状，有的甚至可形成所谓"脑石"（图 2-3-13A）。

2. 脑内病灶好发于大脑半球各叶，尤其是外侧裂区、皮质下区及基底节区等；脑外者以颅底部多见。

3. 无明显占位效应，病灶周围一般无水肿（图 2-3-13）。

4. 海绵状血管瘤合并出血时，病灶可在短时间内增大，出现占位效应和灶周水肿。若破入蛛网膜下隙，则可造成蛛网膜下隙出血。

5. 增强扫描病灶常出现不同程度的强化，钙化区及血栓形成区不强化（图 2-3-13B）。

6. CTA 显示病灶与脑内血管及分支之间无关，仅见相应血管的受压移位（图 2-3-13C）。

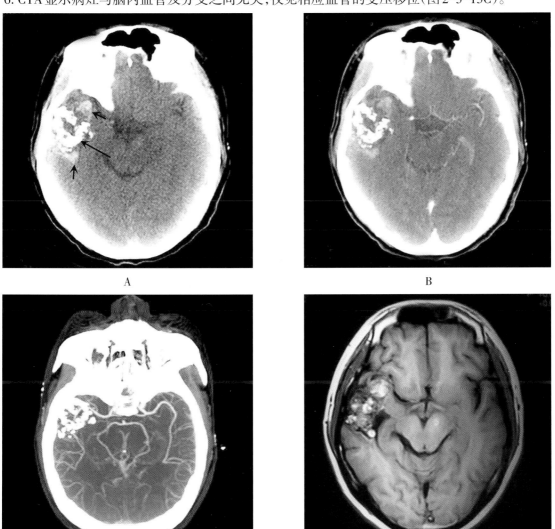

A

B

C

D

图 2-3-13　脑海绵状血管瘤

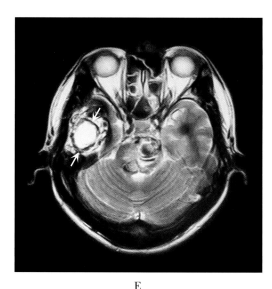

E

图2-3-13　脑海绵状血管瘤(续)

A.CT平扫右颞叶多发斑块状高密度病灶(↑),其内见明显钙化灶(长↑),病灶占位征象不明显,灶周无明显水肿;

B.增强扫描后病灶无明显强化,范围稍显扩大;

C.MIP轴位显示病灶与脑内动脉无明显关系;

D.T₁WI见右颞叶混杂信号;

E.T₂WI示病灶呈高信号,灶周可见环状低信号影(↑)及片状极低信号提示含铁血黄素沉着。

7.鉴别诊断:

1)脑膜瘤:脑膜瘤广基与颅板、大脑镰或天幕密切相连,局部骨质受压变薄或增生改变,增强大多呈均匀强化。

2)毛细血管扩张症:CT扫描多无异常发现,少数病灶为略高密度,可有钙化和轻度强化,无出血时无占位效应,不具特征性。

（三）烟雾病

烟雾病(moyamoya disease)又称脑底异常血管网症、脑底动脉环闭塞症,是以颈内动脉虹吸段至大脑前、中动脉近端狭窄或闭塞,同时伴有广泛侧支循环形成,导致脑底出现异常毛细血管网为特征的脑血管病。发病年龄呈双峰样,第一高峰和第二高峰分别是10岁以下和40~50岁,在我国男女发病之比为1.6:1。

【诊断要点】

1.临床表现有脑缺血和颅内出血两大类。儿童绝大多数为颈内动脉系统缺血性改变,而成人多数表现为颅内出血。

2.儿童患者主要为脑缺血症状,可引起多发性脑梗死且反复发作。表现有发作性肢体瘫痪、偏瘫、半身感觉障碍、精神障碍、痉挛发作等。

3.成人患者主要为脑出血症状,可引起蛛网膜下隙出血或脑室积血、脑内血肿。表现有头痛、呕吐、偏瘫、意识障碍等。

4.MRI检查:双侧大脑中动脉主干的"流空现象"变弱或消失,有时两侧基底节区可见网状低信号或无信号区。多发性梗死灶和缺血灶在T₁WI为低信号,在T₂WI为高信号;出血灶信号变化与脑出血信号变化相同。

5.DSA和MRA检查:是确诊烟雾病的主要检查方法,可以显示狭窄或闭塞的动脉及异常扩张的血管网。

【CT表现】

1. CT平扫：

1)缺血性脑梗死：

(1)以幼儿型多见。

(2)常表现为双侧、多发低密度区(图2-3-14)，并以反复发作为特征。

(3)多见于额叶、顶叶及颞叶皮质或皮质下区(图2-3-14)，很少见于基底节区，不发生于小脑和脑干。

2)脑萎缩：多为双侧性，多叶受累，以额叶为主。主要表现为脑沟增宽，侧裂池增大(图2-3-14)，纵裂增宽，双侧侧脑室及第三脑室扩大。

3)颅内出血：以成人型为主，可表现为蛛网膜下隙出血、脑室积血和脑内血肿，以蛛网膜下隙出血多见。

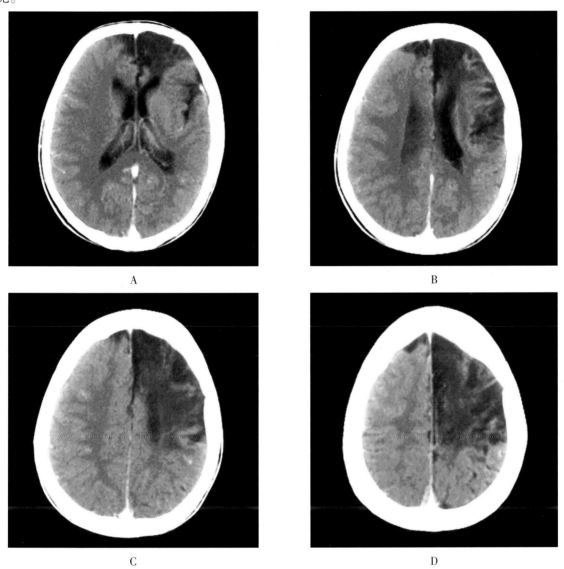

A   B

C   D

图2-3-14 烟雾病

A~D.增强扫描左额顶叶、右额叶皮质及皮质下区见多发片状低密度区,边界清晰,左侧外侧裂及局部脑沟明显增宽,两侧脑室扩大,以左侧为著。

2. 增强扫描：

1)多数低密度病灶为陈旧性梗死灶、软化灶，增强后大多无明显强化。

2)注射对比剂后连续扫描,有时可见两侧大脑中动脉粗细明显不对称,或者大脑前、中动脉近端充盈不良,甚至不显影。

3)增强扫描可以较好地显示基底池及基底节区的侧支循环网,大多表现为不规则的扭曲成团的血管网或斑片状血管强化影,可在一定程度上显示病变大血管情况和侧支循环情况(图2-3-15)。

3. CTA具有特征性表现(图2-3-15B):

1)颈内动脉末端及大脑中动脉和大脑前动脉起始段的狭窄或闭塞。

2)颅底可见闭塞处附近的异常血管网。

3)双侧受累多见,其程度可不一致,亦可单侧受累。

4)主要以椎-基底动脉系统广泛代偿供血,对侧颈内动脉或同侧颈外动脉亦可侧支供血。

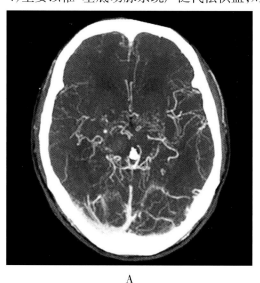
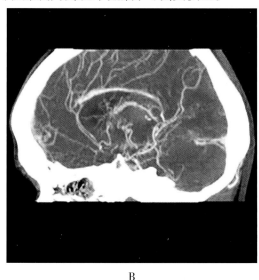

A   B

图2-3-15 烟雾病

A.B.增强扫描横断面及矢状面MIP像显示两侧基底节、丘脑可见新生血管影,呈迂曲改变,大脑前、中及大脑后动脉主干变细,矢状面显示大脑前动脉及大脑后动脉变细,血管增多。

(四)颈动脉海绵窦瘘

颈动脉海绵窦瘘(carotid-cavernous sinus fistula)是指海绵窦段的颈动脉或其分支破裂,与海绵窦之间形成动静脉的异常沟通所引起的一组神经眼科综合征。本病75%以上由外伤引起,以30岁左右的男性多见。其余为自发性或先天性,自发性者以女性多见,约25%见于孕妇;先天性者是先天性动静脉交通或血管壁先天性薄弱破裂所致。颈动脉海绵窦瘘的原发部位多为单侧,仅极少数为双侧,其眼部征象多出现在患侧。

【诊断要点】

1.眼球表面的血管扩张和红眼,扩张的血管以角膜为中心向四周呈放射状。

2.眼球突出且伴有与心跳同步的搏动,可出现眼睑肿胀,严重者眼睑闭合不全。

3.额部或眶部可听到血管杂音,压迫患侧颈动脉时杂音消失。

4.超声检查:B超可见眼上静脉扩张、搏动,眶内软组织肿胀。CDFI显示眼上静脉反流和动脉化的血流。

5.DSA检查:颈动脉造影可显示颈动脉破裂的位置、瘘口的大小、血流量及脑循环的代偿情况,其诊断价值最高,因此列为此病的术前常规检查。

6.MRI检查:MRI检查可显示扩张的眼上静脉,MRA检查还可以显示瘘口的位置。

【CT表现】

1. CT平扫:多为眼上静脉扩张和海绵窦的扩大,有时可同时合并眼下静脉增粗。

2. 增强扫描:更清楚地显示扩张的眼上静脉和海绵窦(图2-3-16)。

3. 眼外肌充血增粗和眼球突出。

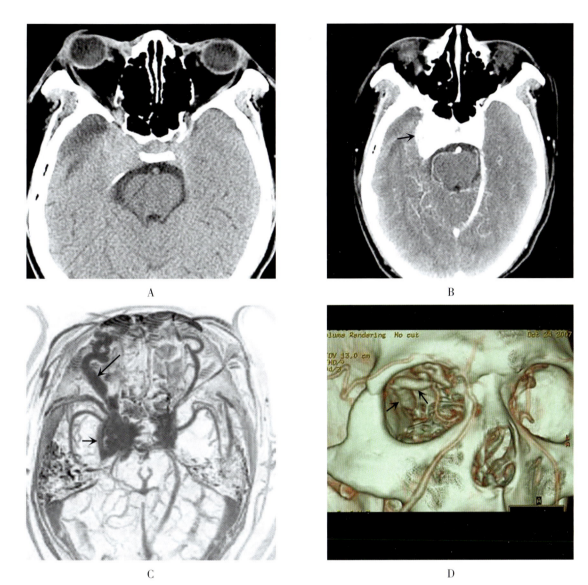

图2-3-16　颈动脉海绵窦瘘

A. CT平扫见右侧海绵窦增大,密度增高,同侧颞叶底部可见低密度软化灶;

B. 增强扫描右侧海绵窦强化明显,范围增大(↑);

C. MIP像显示右侧海绵窦强化范围增大(↑),同侧眼静脉早显并迂曲增粗(长↑);

D. VR像显示右侧眼上静脉明显增粗迂曲(↑)。

（五）静脉窦和脑静脉闭塞

　　静脉窦和脑静脉闭塞(venous and cerebral venous occlusion)多为血栓形成所致,常继发于面部或全身感染、严重脱水、脑外伤、产褥期、脑肿瘤侵犯及血液病等,常引起脑静脉回流障碍,所属引流区发生脑水肿、脑梗死和脑出血。

【诊断要点】

1. 临床表现常不具特征性,可有头痛、呕吐、视盘水肿等颅内高压征象。

2. 严重者出现抽搐、昏迷和偏瘫。

3. 海绵窦闭塞时则表现为眼睑下垂、眼球突出、结膜充血和眼外肌麻痹。

4. 腰椎穿刺:脑脊液压力多增高,脑脊液呈炎性反应,其内白细胞和蛋白增高。

5. 颈动脉造影:可直接显示静脉窦和/或脑静脉闭塞的位置和范围,但无法显示血管外病变。

6. MRI检查:可直接显示静脉窦闭塞和血栓影,并可了解血管外脑组织改变。

【CT表现】

1. CT平扫见闭塞的静脉窦和/或脑静脉呈条带状高密度,称为"带征"的特征性表现。

2. 常在枕叶和顶叶见双侧或单侧低密度水肿和梗死区,严重者出现普遍性脑水肿表现(图5-3-17A)。

3. 增强扫描见闭塞静脉窦周围出现强化,而窦内血栓不强化,称为"空三角征"(即"δ征"),具有特征性(图2-3-17A、图2-3-17B)。

4. CTA可直接显示静脉窦和脑静脉闭塞的位置和范围及侧支静脉循环通路(图2-3-17C、图2-3-17D)。

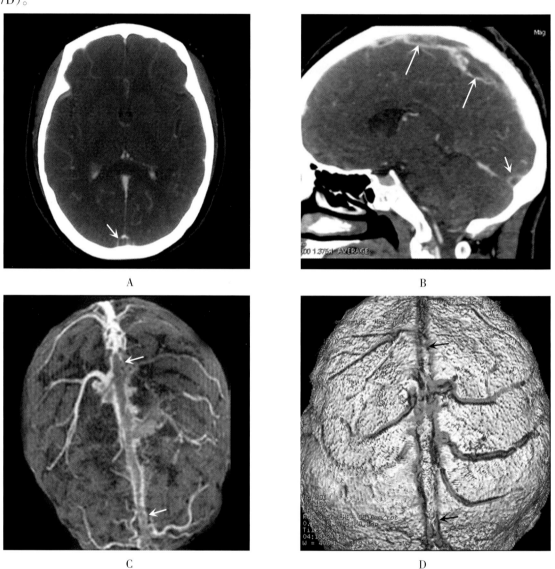

图2-3-17 静脉窦闭塞

A. 增强扫描示脑室系统显示狭小,脑沟裂近乎消失,呈普遍性脑水肿表现,窦汇处呈典型"空三角征"(↑);

B. 矢状位MPR像显示窦汇处"空三角征"(↑)和上矢状窦内低密度不规则血栓(长↑);

C.D. 脑表面积分法清楚显示上矢状窦内血栓的位置和范围(↑)。

二、大血管病变

(一)主动脉瘤

真性动脉瘤

真性动脉瘤(aneurysm)为主动脉血管管腔扩大,超出正常管腔直径的1.5倍以上,可发生在主动脉的任何部位,是主动脉壁的延续。瘤壁为三层结构。该病病因多为动脉粥样硬化、感染(真菌性动脉瘤)、中膜囊性坏死等,而某些特殊类型胸主动脉瘤的病因与特定部位有关,例如环形主动脉扩张和梅毒常常累及升主动脉,而粥样硬化性动脉瘤常常累及胸主动脉降部。

动脉粥样硬化性主动脉瘤多见于男性老年人,最严重的并发症是动脉瘤破裂。动脉中层囊性坏死性动脉瘤发病年龄较轻,常见于40岁以下。动脉瘤可根据病因、形态学和解剖部位进行分类。通常按动脉瘤形态将其分为三种类型:①囊状动脉瘤:动脉瘤由主动脉一侧壁膨凸而形成,形态上可明显分出瘤体和瘤颈,动脉瘤只有一个瘤颈。②梭形动脉瘤:动脉瘤是由主动脉周壁膨凸而形成,其长轴与所发生的主动脉相一致,动脉瘤的出口与入口分开,为瘤体所在主动脉的远、近端。③梭-囊状动脉瘤:又称混合型动脉瘤,为以上两者的混合存在。

【诊断要点】

1. 症状和体征:

1)声嘶和胸、背部疼痛是最常见症状。

2)疼痛呈钻痛或深痛,疼痛加剧提示动脉瘤破裂。低位背痛可为动脉瘤扩大的表现,有时是即将破裂的先兆。

3)部分患者可有呼吸困难、哮喘、咳嗽和咯血。

4)体检可见搏动性肿块,部分患者在行X线检查时被偶然发现。

2. 动脉瘤可累及多个部位,依次为升主动脉,包括瓦氏窦、主动脉弓、降主动脉和腹主动脉。

3. 不同部位的主动脉瘤发生原因不同:

1)升主动脉瘤常以先天性或感染性心内膜炎引起者多见,多累及右窦或无冠状窦的右半部分,瓦氏窦动脉瘤常呈隐匿性,若破入右心,可引起临床症状。

2)主动脉窦瘤多为马方综合征、梅毒及感染性心内膜炎所致。

3)动脉瘤发生的部位离胸主动脉越远,越可能是动脉粥样硬化所致。

4. X线平片:①纵隔增宽或与主动脉相连的局限性肿块;②瘤壁钙化;③瘤体对周围组织器官压迫侵蚀而产生相应的X线征象;④透视下肿块或纵隔增宽影,有扩张性搏动。

5. DSA检查:清楚显示动脉瘤的部位、大小、形态及分支血管的受累情况等。

6. MRI检查:无须对比剂即可显示主动脉内腔、管壁及其周围组织结构与血管的关系,三维重建显示动脉瘤的形态、大小、类型、病变的纵行范围、瘤壁、附壁血栓及瘤体与主动脉关系。

【CT表现】

MSCTA能准确评价胸主动脉瘤的范围和大小、有无斑块和钙化、主动脉管腔有无狭窄等表现。

1. 主动脉管腔局部扩大:胸主动脉直径>4 cm,腹主动脉>3 cm,或大于邻近主动脉管径的1/3即可诊断为主动脉瘤(图2-3-18至图2-3-21)。

2. 附壁血栓:增强扫描见新月形或环形低密度血栓位于瘤腔的周围(图2-3-18B、图2-3-19B、图2-3-19C)。

3. 动脉内膜粥样硬化:呈周围性钙化,钙化灶位于动脉瘤附壁血栓的外周,此征象有助于真性动脉瘤与主动脉夹层的鉴别。

4. 动脉瘤破裂:CT平扫表现为高密度胸腔积液和心包积液,增强扫描或MSCTA时,表现为瘤腔内对比剂外溢。

5. 其他:胸主动脉瘤引起局部占位导致支气管和相邻血管压迫或相邻骨质结构侵蚀等,均能清晰显示。

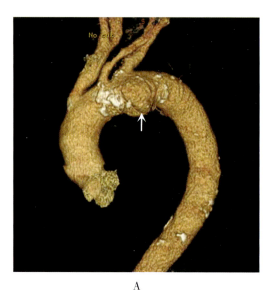

A

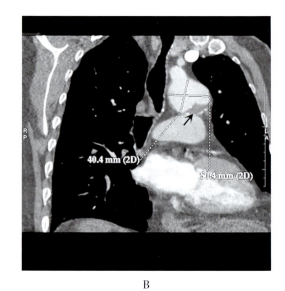

B

图2-3-18　主动脉弓动脉瘤

A. 主动脉弓左侧动脉壁向外凸起(↑)，管腔明显扩张；

B. 冠状面MPR显示主动脉弓左侧动脉腔扩大，其内可见附壁血栓(↑)及钙化影。

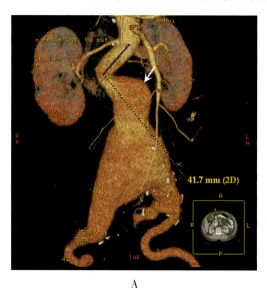

A

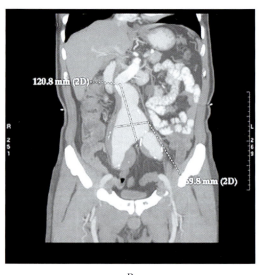

B

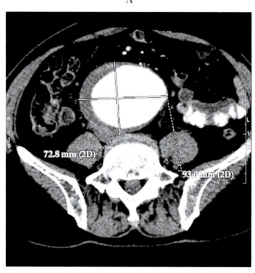

C

图2-3-19　腹主动脉动脉瘤

A. 冠状面VR重组显示腹主动脉腔明显扩张(↑)，与近端腹主动脉成角，远侧累及两侧髂总动脉；

B. 冠状面MPR显示腹主动脉瘤冠状剖面，动脉瘤两侧可见附壁血栓和钙化斑块；

C. 轴位增强后动脉瘤显示动脉瘤腔明显扩张，为全层结构，右侧可见附壁血栓。

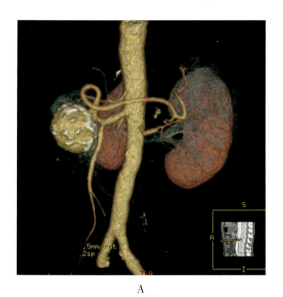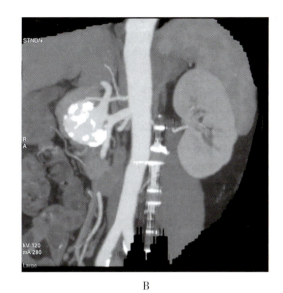

A　　　　　　　　　　　　　　　B

图2-3-20　腹腔干动脉瘤

A. VR像腹腔干根部可见类球形占位,瘤壁多发钙化,瘤颈与腹腔干相连;

B. MIP像显示动脉瘤瘤颈与腹腔干相连,瘤壁斑块状钙化。

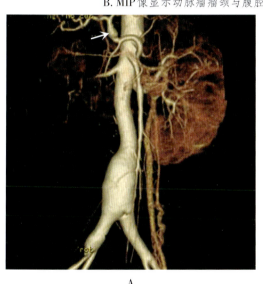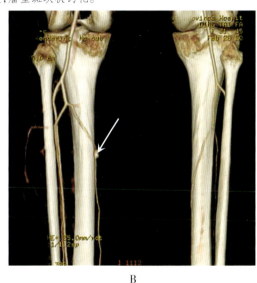

A　　　　　　　　　　　　　　　B

图2-3-21　多发性动脉瘤

A.B. VR像显示肝总动脉(↑)、腹主动脉下段至右髂总动脉、左胫后动脉(长↑)多发动脉瘤。

假性动脉瘤

　　假性动脉瘤(false aneurysm)是指主动脉壁破裂出血,形成主动脉壁外的血肿,继而血肿机化后被纤维组织包裹而形成瘤壁,而非动脉壁结构。破口可与主动脉腔相通或不通。常见病因为钝性胸外伤和穿透性粥样硬化性溃疡,另可见继发感染或心血管外科局部愈合不良所致。常好发于主动脉弓降部、主动脉导管韧带处及左锁骨下动脉开口附近和升主动脉根部。

【诊断要点】

　　1.外伤、感染、手术史、长期高血压史等为假性动脉瘤发病诱因。

　　2.发病时剧烈疼痛,有时在病变部位可触及搏动性包块,可伴有血管杂音和包块。

【CT表现】

　　1.CT平扫见圆形或类圆形肿块与主动脉关系密切,瘤体密度与主动脉相仿。在慢性病例,瘤壁可见弧形钙化,瘤腔内可为斑片状或无定形钙化。

　　2.增强扫描时,显影的假性动脉瘤腔与主动脉之间有一狭颈相通为其特征性表现,部分病例可显示破口。

313

3. 动态增强后假腔内对比剂充填时间晚于主动脉真腔时间，延迟后假腔内对比剂浓度逐渐升高，其内对比剂的排空速度也比主动脉慢；急性期瘤壁模糊无强化，慢性期瘤壁可强化，其内血栓无强化（图2-3-22）。

4. MSCTA可显示假性动脉瘤瘤腔与主动脉相连，MPR及CPR可显示真腔、假腔的形态、大小及假腔的瘤颈等（图2-3-22、图2-3-23）。

5. 主动脉假性动脉瘤常压迫纵隔内邻近器官。

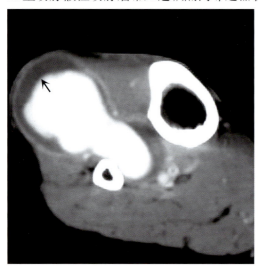
A

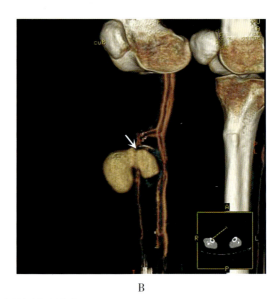
B

图2-3-22　右胫前动脉假性动脉瘤
A. 增强扫描静脉期轴位显示假腔内对比剂浓度升高，其内见低密度血栓形成（↑）；
B. VR像显示假性动脉瘤与胫前动脉之间的关系（↑）。

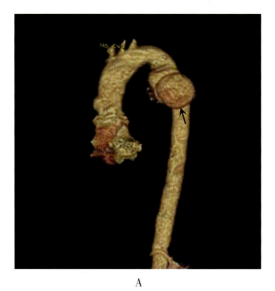
A

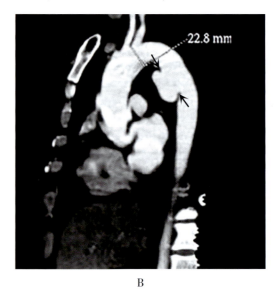
B

图2-3-23　降主动脉假性动脉瘤
A. 矢状面VR像显示降主动脉腔外类圆形凸起（↑）；
B. 矢状面MPR像显示凸出主动脉腔外的瘤体，并可见宽蒂瘤颈（↑）。

主动脉夹层

主动脉夹层（aortic dissection）是指由于各种原因使主动脉内膜撕裂，血液进入主动脉中膜内使得撕裂的主动脉中膜形成管套状结构，称为主动脉夹层。90%的病例伴发原发性高血压和动脉粥样硬化，40岁以下患者多见主动脉囊性中层坏死。心血管外科手术、感染性病变（梅毒和细菌性）及非感染性病变亦是致病因素。发病率男性比女性高2~3倍。主动脉撕裂后形成真腔和假腔。

升主动脉根部和主动脉峡部为内膜撕裂的常见部位,临床根据内膜撕裂部位和夹层累及的病变程度有两种分类方法:Debakey 和 Stanford 分型。Debakey Ⅰ 型:破口位于升主动脉,病变累及升、降主动脉和/或腹主动脉(26.2%);Debakey Ⅱ 型:病变仅仅累及升主动脉(10.8%);Debakey Ⅲ 型:病变累及左锁骨下动脉远处的胸主动脉降部(63%)。Stanford 夹层分类在于病灶是否累及升主动脉。Stanford A 型:病变累及升主动脉,伴或不伴降主动脉的受累;Stanford B 型:病灶局限在降主动脉,可超过左锁骨下动脉。大多数 Stanford A 型(Debakey Ⅰ 型、Ⅱ 型)需外科治疗,而 Stanford B 型为内科治疗。

不典型的主动脉夹层表现为主动脉壁间血肿(intramural hematoma,IMH),是指主动脉中层内的局限性出血,多为主动脉中膜或外膜滋养血管破裂引起主动脉壁变弱、主动脉夹层假腔的自发性血栓形成,或由于内膜粥样硬化斑块的破裂引起的穿透性粥样硬化性溃疡血液进入主动脉中层,无明显内膜瓣。主动脉壁间血肿罕见,它可沿着主动脉壁顺行或逆向伸展,又被称为主动脉夹层不伴内膜撕裂或非交通性主动脉夹层。

【诊断要点】

1. 急性主动脉夹层临床上出现极度剧烈的胸、背疼痛,呈撕裂、刀割样,并向颈部及腹部放射。

2. 当夹层血肿沿主动脉下行时,疼痛可移向后背。有时随心跳加快疼痛加剧。

3. 常常伴有心率增快、呼吸困难、恶心、呕吐、晕厥,肢体血压与脉搏可不对称。

4. 严重患者可发生休克、充血性心力衰竭、猝死、脑血管意外和截瘫、肢体无脉搏等。

5. 当闻及心底部杂音和急性心包填塞的征象时,提示主动脉瓣关闭不全合并夹层破入心包。

6. IMH 多表现为难以控制的疼痛,穿透性粥样硬化性溃疡引起者,胸腔积液增多,较深、较宽的溃疡及降主动脉近段的受累,均易导致壁间血肿增大、夹层和破裂。

7. DSA 检查:在真、假腔之间有一线状或带状透亮影,即内膜片。

8. MRI 检查:可分别观察夹层的解剖变化和血流动态,多平面重组可明确显示内膜片、内膜破口和再破口,显示真、假腔及腔内血栓,以及分支受累情况,无须对比剂。

【CT 表现】

1. 受累主动脉管径增粗(正常升主动脉管径<35 mm,降主动脉<30 mm),有时可见心包和胸腔积液等表现。

2. CT 平扫显示主动脉内膜钙化斑块内移,在主动脉迂曲明显时难以判断钙化斑内移,内膜钙化斑距主动脉壁外缘>5 mm 有诊断意义。

3. MSCTA 可清楚显示真假主动脉双腔,真腔常受压变窄和假腔持续扩大,假腔在升主动脉多位于右前方,弓部位于右上方,降部位于左后方。动态增强扫描时间-密度曲线显示假腔对比剂峰值时间滞后(图2-3-24至图2-3-26)。

4. 增强扫描和 MSCTA 诊断主动脉夹层的最具特征性依据是发现将真假腔分开的撕裂的内膜片,表现为真假两腔中间隔以弧形的低密度线状影。由于真腔压力大于假腔,因此内膜片的凹面为真腔(图2-3-27)。

5. 显示受累的分支血管包括冠状动脉、头臂动脉和肾动脉开口,可位于真腔或假腔内,为手术提供必要的治疗信息;增强扫描还可用于估计主动脉的大小及终末器官的缺血情况,帮助寻找终末器官缺血的证据。

6. 主动脉壁间血肿:

1)新鲜血肿 CT 平扫表现为血管管腔内新月形高密度影,同时伴有内膜钙化斑块内移。

2)增强扫描见动脉壁增厚和管腔周边未强化的血肿。

3)穿透性粥样硬化性溃疡可伴局限性主动脉壁间血肿(图2-3-28),粥样硬化斑块内侧缘常显示较为毛糙,而主动脉壁间血肿在增强的主动脉腔内呈光滑的边缘。

7. 鉴别诊断:

1)撕裂内膜片与伪影鉴别:后者 CT 上表现为较粗的直线形结构,在不同的 CT 扫描层面上方向不同,内膜片为一层薄而略为弯曲的线状结构,而伪影常伸展超出主动脉边缘。

2)充满血栓的假腔与动脉瘤内血栓鉴别:主要鉴别为夹层表现为内膜钙化斑内移或有残留的管腔狭窄或变形存在,动脉粥样硬化性动脉瘤的主动脉管腔扩大伴周围性钙化。

3)主动脉壁间血肿与主动脉夹层伴假腔内血栓的鉴别:两者鉴别有一定的困难,但前者表现为一长段光滑的新月形或同心圆形主动脉管壁增厚,不伴管腔受压变形;后者为一长段新月形主动脉管壁增厚,伴主动脉管腔受压变形。

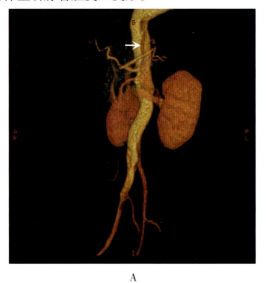

A

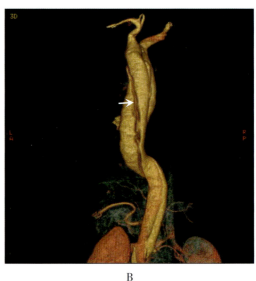

B

C

图2-3-24　主动脉夹层

A.B. VR冠状面显示降主动脉至右髂总动脉夹层,可见真、假腔,真腔对比剂密度高,假腔对比剂密度低,撕裂的内膜片呈螺旋状改变(↑);

C. MPR矢状面显示降主动脉夹层破裂口(↑)。

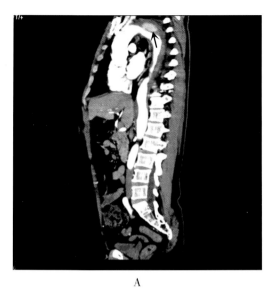 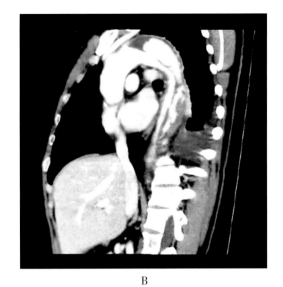

A　　　　　　　　　　　　　　　　　　　B

图 2-3-25　主动脉夹层

A. 动脉期显示真腔对比剂密度高,假腔内位于破裂口处对比剂密度较低(↑),远段假腔内未见对比剂;
B. 延迟扫描可见假腔内对比剂密度增加、范围增加,破裂口显示更清。

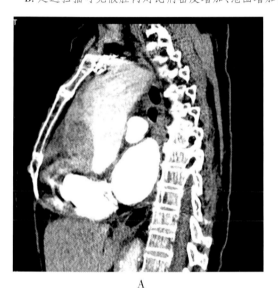 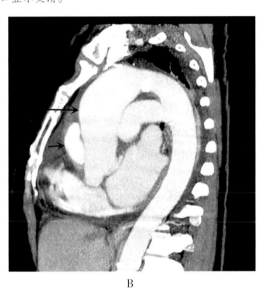

A　　　　　　　　　　　　　　　　　　　B

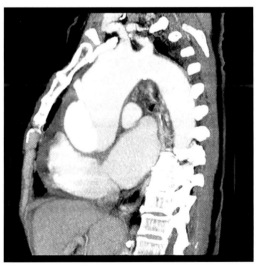

C

图 2-3-26　升主动脉夹层

A. 真腔内对比剂显影,假腔内未见对比剂;
B.C. 增强后稍延迟扫描显示假腔内对比剂密度(↑)明显高于真腔内(长↑),撕裂内膜片呈低密度。

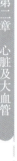

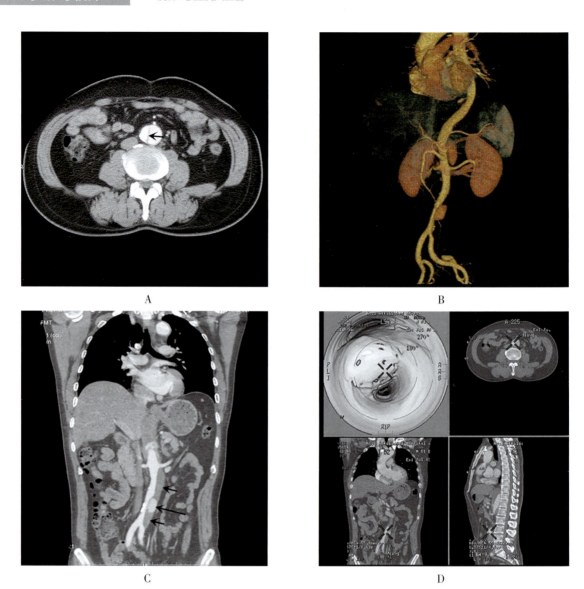

图2-3-27　主动脉夹层

A. 增强扫描轴位像见腹主动脉内高浓度对比剂充填,线样内膜片(↑)将其内腔分隔为真、假两腔;

B. VR像示主动脉全程有数个类似假性动脉瘤的假腔形成,管腔节段性不规则狭窄;

C. MPR冠状面示主动脉夹层假腔内见长范围血栓形成(↑),部分假腔内仍可见高浓度对比剂进入(长↑);

D. VE见腹主动脉撕裂的内膜破口,真、假两腔及内膜片三者间的关系。

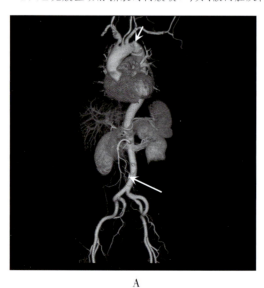

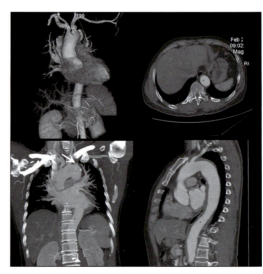

图2-3-28　主动脉壁间血肿

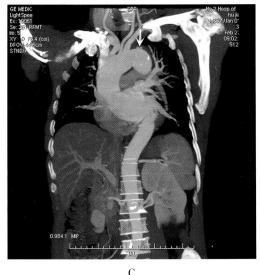
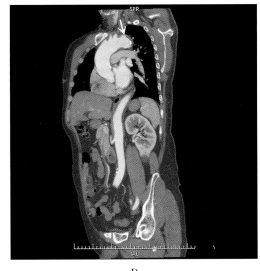

C

D

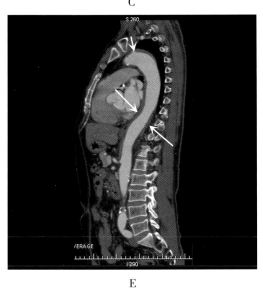
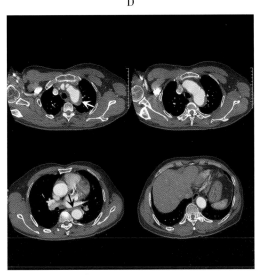

E

F

图2-3-28　主动脉壁间血肿(续)

A.B. VR 像清楚显示主动脉弓凸侧动脉粥样硬化性溃疡(↑)，有高浓度对比剂进入，腹主动脉壁混合性斑块形成(长↑)；

C. MIP 冠状位像清楚显示主动脉弓凸侧三大分支及动脉粥样硬化性溃疡(↑)；

D.E. 斜矢状位 MPR 显示主动脉弓凸侧动脉粥样硬化性溃疡(↑)及整个胸主动脉壁环形增厚(长↑)，强化的管腔周边见未强化的血肿，没有内膜片及内膜破口；

F. 轴位像显示主动脉弓及胸主动脉管腔周围未强化的低密度血肿(↑)，腹主动脉管壁未见环形增厚，显示正常。

(二)大血管狭窄和闭塞病变

大动脉炎

多发性大动脉炎(高安动脉炎，Takayasu artreitis)为主动脉及其分支的慢性、多发性非特异性炎症，又称无脉症、主动脉弓综合征、闭塞性增生性主动脉炎等，是一种多发于年轻女性的慢性硬化性全层动脉炎，并以受累血管全层显著的纤维化或中层致密的炎性细胞浸润为特征。

【诊断要点】

1.临床分为5种类型：头臂动脉型、胸腹主动脉型、肾动脉型、合并肺动脉受累型及合并主动脉瓣受累型。

2.年轻女性患者既往有低热、乏力及关节酸痛的病史。

3.受累肢体发凉无脉，受累血管区可闻及血管杂音。

4.一侧或双侧上肢无力，肱动脉和桡动脉搏动减弱或消失，上肢血压明显降低或测不出，而下肢血压或动脉搏动正常;一侧或双侧颈动脉搏动减弱或消失,伴一时性失语、晕厥,且在颈动脉部位闻及血管杂音;股动脉及远侧的动脉搏动减弱或消失,上腹部闻及血管杂音。

5. 实验室检查:血沉增快,C反应蛋白阳性,血清γ-球蛋白增加。

6. X线平片:降主动脉边缘不整齐、内收,累及肺动脉者肺内纹理稀少,有时可见肺梗死遗留条索状影,病变常累及左上肺。

7. DSA检查:受累的动脉血管管腔有不同程度的狭窄及完全闭塞,间或可见局部血管的扩张,同时可见侧支循环的形成,管腔狭窄呈向心性,范围广泛,管腔闭塞是逐渐变细直至最后完全闭塞。

【CT表现】

1. 早期或活动期:受累主动脉壁较均匀规则增厚,在密度上呈内低外高的"双环征",病变侵犯方式呈连续性而非跳跃式。

2. 主动脉及其分支管腔呈不同程度的狭窄以至闭塞,有时可见局部血管扩张。增强后显示的真正血管腔内径为高密度圆形影,位于增厚的血管壁中央。静止期时,增厚的管壁不强化。

3. 3/4以上的病例累及肾动脉,表现为肾动脉开口及近段管壁不规则,管腔狭窄。

4. 肺动脉受侵呈枯树枝样改变。

5. CTA可准确显示受累血管不同程度的狭窄和闭塞。CPR及MPR可显示并测量血管壁增厚的厚度,VR及MIP可显示狭窄或闭塞的血管外观的三维解剖关系(图2-3-29)。

6. 鉴别诊断:

1)动脉粥样硬化:表现为边缘不规则的狭窄,可见斑块或斑块溃疡征象,患者多在50岁以上。

2)纤维肌性发育不良:累及的血管多为两侧的肾动脉,血管的狭窄呈特征性的串珠样改变。

3)血栓闭塞性脉管炎:以四肢中、小动脉为主,很少累及大血管及主要分支。

4)先天性主动脉狭窄:病变部位特征性强,多位于锁骨下动脉开口远端的主动脉峡部。

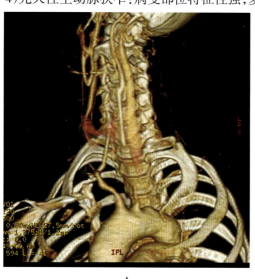
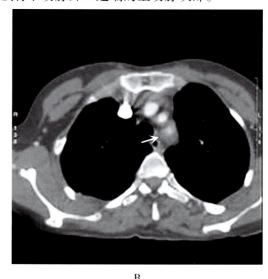

A   B

图2-3-29　多发性大动脉炎
A. 左锁骨下动脉及左颈总动脉管腔狭窄、闭塞;
B. 横断面显示血管壁呈环形增厚(↑)致管腔狭窄。

动脉粥样硬化

动脉粥样硬化(atherosclerosis)是多种血管病变的早期病理改变,包括光滑的内膜斑块、溃疡性斑块、钙化性斑块、附壁血栓、血管狭窄、动脉瘤等病变。钙化性斑块相对稳定,未钙化或溃疡性斑块不稳定,易破裂出血。

【诊断要点】

1. 动脉粥样硬化累及脑动脉、椎动脉和颈总动脉,导致脑出血和脑梗死等。

2.病变累及冠状动脉:出现心绞痛和心肌梗死等。

3.病变累及肾动脉:导致肾性高血压和肾功能不全等。

4.DSA检查:能直接观察管腔形态学的改变。

5.MRI检查:能区分粥样硬化斑块的不同成分,有助于斑块分型和监测斑块的进展。

【CT表现】

1.CT平扫显示主动脉血管迂曲,管壁呈斑块状及斑点状高密度钙化影。

2.增强扫描可显示低密度斑块。

3.MSCTA可清楚显示管腔的狭窄和闭塞,并可对斑块进行定性评价。斑块通常表现为主动脉壁内的低密度灶,在主动脉内膜钙化腔的一侧。钙化性斑块很容易显示,还可发现溃疡性斑块(图2-3-30)。

4.MPR显示血管壁粗糙不平,壁增厚,密度减低。

5.虚拟内镜显示内壁凹凸不平,若钙化可见高密度。

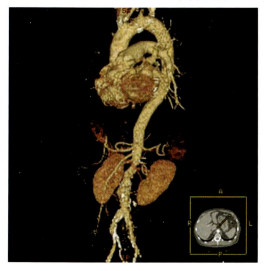

A

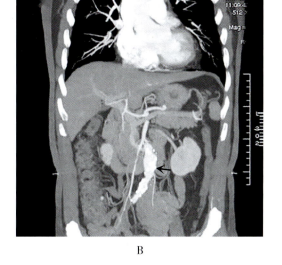

B

C

图2-3-30　主动脉粥样硬化

A.VR冠状面显示升主动脉、腹主动脉及两侧髂总动脉管壁斑块状钙化影;

B.冠状面MPR像显示腹主动脉扩张迂曲,管壁粗糙,并伴斑块状钙化(↑);

C.虚拟内镜显示动脉内壁高低不平,粥样斑块和高密度钙化斑块。

先天性主动脉缩窄

(详见第二章第二节心脏病变中有关内容)。

布加综合征

布加综合征(Budd-Chiari syndrome,BCS)又称肝静脉阻塞综合征,是指肝静脉流出道和/或肝段下腔静脉闭塞或狭窄引起肝静脉和/或下腔静脉血流受阻,进而继发门脉高压和下肢静脉淤血等一系列临床综合征。本病常发生于凝血机制异常（高凝状态），如真性红细胞增多症、阵发性睡眠性血红蛋白尿及长期服用黄体酮药物的患者，其他发病原因有妊娠、炎症、创伤及肝占位病变等。分为原发性和继发性：原发性为肝静脉或肝静脉-下腔静脉入口处先天性蹼状狭窄或隔膜状狭窄或阻塞，继发性是肿瘤或血栓引起的肝静脉梗阻所致。

【诊断要点】

1. 以肝静脉回流障碍为主的临床表现为肝脾肿大、大量顽固性腹腔积液、黄疸、消化道出血、双下肢水肿。

2. 以下腔静脉回流障碍为主的临床多表现为双下肢水肿、腹壁和下肢静脉曲张。

3. DSA检查：显示下腔静脉至肝脏平面突然中断和管腔闭塞，或显示肝段下腔静脉狭窄。

4. MRI检查：显示肝脏形态的改变、肝实质、肝血管和下腔静脉的异常及腹腔积液等。

【CT表现】

1. 肝脏大小和形态的改变：

1）CT平扫：肝脏体积普遍性增大，密度弥漫性降低。

2）增强扫描：肝中央部分呈斑片状强化，周边部呈低密度，延迟扫描密度逐渐趋于均匀，致整个肝脏呈等密度改变，被认为是BCS较为特征性的表现。

2. 肝静脉阻塞：

1）平扫时肝静脉主干全程闭塞，肝静脉不显示或显示不清，增强扫描肝静脉不显影。

2）肝静脉开口处阻塞，则阻塞远端管腔扩张，增强时扩张的肝静脉显示血栓闭塞处呈低密度充盈缺损，且扩张肝静脉之间见交通支。

3）MSCTA可全方位、多角度清楚显示肝静脉和/或下腔静脉阻塞及阻塞后扩张，以及侧支血管的部位、数目、分布和扩张程度，并可同时显示肝内门静脉和肝静脉的相对空间关系，为门腔分流术（TIPSS）的手术操作提供导向（图2-3-31）。

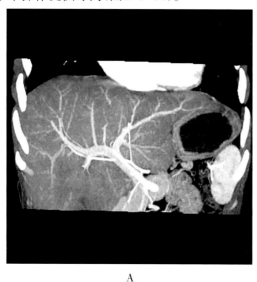 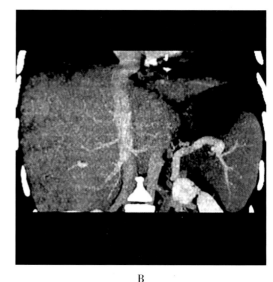

A   B

图2-3-31　布加综合征

A. 增强扫描显示肝内门静脉主干及分支走向自然；

B. 下腔静脉显示正常，而肝内各叶及各段肝静脉纤细。

3. 下腔静脉阻塞：

1）下腔静脉肝后段变细或不显影，其内见小斑点、斑片或大片状钙化的征象，为特征性表现。

2）增强扫描见闭塞远端的下腔静脉由于腔内压力增高呈圆形且管径增大（图2-3-32）。

3）下腔静脉血栓阻塞时，平扫腔静脉形态、大小无明显变化，其内呈低密度，可见斑点状高密度钙化，增强扫描时血栓呈低密度充盈缺损。

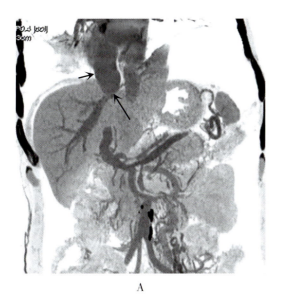
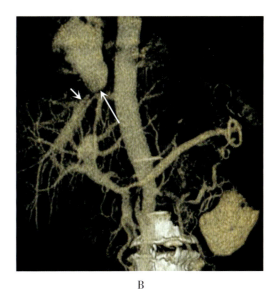

A　　　　　　　　　　　　　　　　　　B

图2-3-32　布加综合征

　　A. 增强扫描门脉期显示下腔静脉入肝段前扩张迂曲(↑),下腔静脉肝内段闭塞,未见对比剂影(长↑),肝静脉及门静脉未见异常;

　　B.VR像显示肝静脉(↑)及门静脉管腔正常,肝内段下腔静脉未见显影(长↑)。

门静脉血栓形成

门静脉血栓形成(portal thrombosis)的常见原因为肿瘤、肝硬化、感染、外伤、血液高凝状态及肝静脉阻塞等,临床分为急性期和慢性期两类。

【诊断要点】

1. 多见于肿瘤、肝硬化晚期和感染患者,因而有明显的原发病史。

2. 非特征性腹痛。

3. MRI检查:显示特征性的血栓信号改变,T_1WI呈等信号或略低信号,T_2WI呈超过肝实质的高信号;新鲜血栓T_1WI为高信号。

【CT表现】

1. CT平扫显示新鲜血栓呈高密度,一般血栓难在平扫上显示。

2. 增强扫描门脉期显示血栓呈不强化的低密度充盈缺损(图2-3-33)。

3. 侧支循环增加,扩张的滋养血管强化。

4. 慢性血栓的患者血栓延至脾静脉或肠系膜上静脉,部分分布区肠管壁增厚、水肿。

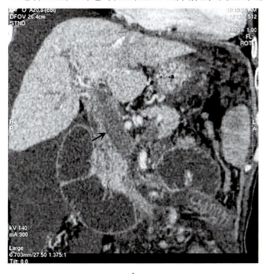
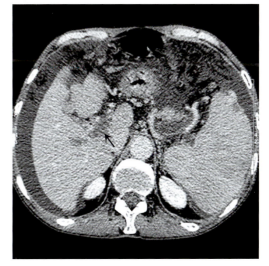

A　　　　　　　　　　　　　　　　　　B

图2-3-33　门静脉慢性血栓形成

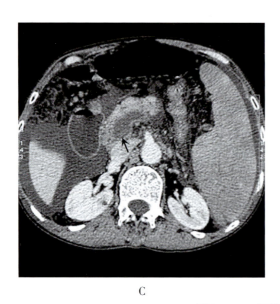
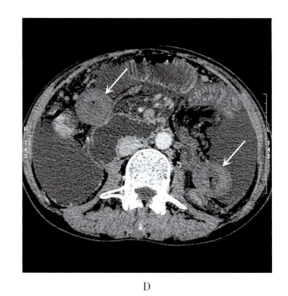

C   D

图2-3-33 门静脉慢性血栓形成（续）

A~D.增强扫描门脉期冠状面MPR及横断面显示门脉主干(↑)、脾静脉管腔扩张,腔内充盈缺损,管壁强化,小肠管壁增厚水肿(长↑)。

主动脉病变术后

主动脉夹层、真性主动脉瘤及假性动脉瘤根据不同方式可进行外科切除、介入支架治疗。经过治疗的动脉瘤、动脉夹层及假性动脉瘤的管腔大小可恢复正常,临床症状和体征会有所改善或消失,但有些患者可在治疗中出现小动脉瘤或血栓形成等,对于动脉粥样硬化和血管闭塞者可出现血栓形成及血管的再狭窄等。

【CT表现】

1. CT平扫显示金属支架影或人工血管影。

2. 增强扫描可显示血管腔内治疗后表现,同时发现相关并发症等(图2-3-34)。

马方综合征

马方综合征(Marfan's syndrome,MS)是一种常染色体显性遗传性结缔组织疾病,临床典型表现呈骨骼肌肉系统、眼部及心血管系统三联表现。本病多见于青壮年,累及主动脉根部或主动脉瓣环和窦部的主动脉扩张或动脉瘤形成,同时合并主动脉瓣的关闭不全或夹层动脉瘤形成。仅有心血管系统症状而无骨骼肌系统和眼部症状的患者,称为心血管型马方综合征。

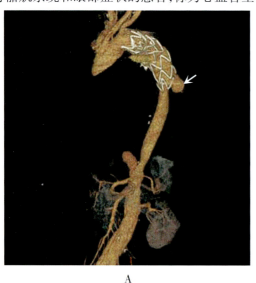
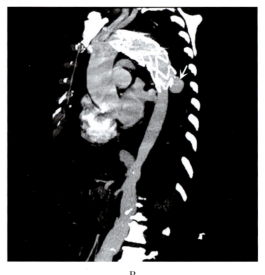

A   B

图2-3-34 主动脉夹层支架置入术后

A. VR像显示支架影,支架远端可见凸出腔外的动脉瘤形成(↑);

B. 矢状面MIP像显示支架与动脉瘤的关系(↑)。

【诊断要点】

1.40%~60%的患者伴有先天性心血管畸形。表现有心绞痛、左心衰竭、升主动脉的瘤样扩张等,常合并主动脉夹层,部分患者可见夹层动脉瘤的破裂。

2.四肢细长,蜘蛛指(趾),掌骨指数>8.4。脊柱侧弯、后突,漏斗胸或鸡胸。

3.眼部畸形多表现为晶状体脱位、视网膜剥离及高度近视等。

4.X线检查:升主动脉根部瘤样扩张,伴主动脉瓣关闭不全,可见左心室增大。

【CT表现】

1.增强扫描主动脉根部瘤样扩张,横径明显增加。

2.病变多累及主动脉窦及瓣环,而升主动脉中、远段管径大多正常,MSCTA呈现"蒜头征"(图2-3-35)。

3.病变常合并主动脉夹层。

4.右冠状动脉受压导致心肌缺血梗死,主动脉夹层亦可波及冠状动脉的开口处。

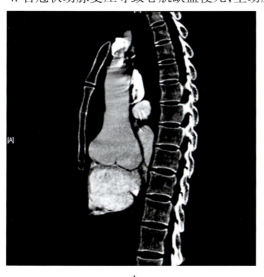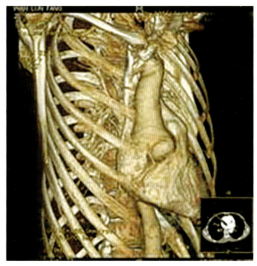

A　　　　　　　　　　　　　　　　　　　　B

图2-3-35　马方综合征

A.B.矢状面MIP及VR像显示主动脉根部瘤样扩张,呈现"蒜头征"。

5.左心房及左心室增大。

胡桃夹综合征

胡桃夹综合征(nutcracker syndrome,NCS)又称左肾静脉压迫综合征(left renal vein entrapment syndrome),是指走行于腹主动脉和肠系膜上动脉之间的左肾静脉受到挤压而引起的一系列临床表现。

【诊断要点】

1.好发于青春期到40岁男性,多为形体较瘦长者。

2.反复发作的肉眼血尿和直立性、运动性蛋白尿,多数为无症状性和突发性;有时伴有左腹部疼痛及腰痛;剧烈运动或感冒可为诱因。

3.部分因左肾静脉受压影响生殖系统静脉而出现临床症状,男性表现为左侧精索静脉曲张,女性表现为腰痛、盆腔不适和月经增多等。

4.实验室检查:

1)尿中红细胞形态正常,为非肾小球性血尿。

2)尿钙排泄量正常。

3)左肾静脉与下腔静脉之间的压差在5 mmHg以上。

5.腹部超声:

1)仰卧位时左肾静脉扩张部位内径与狭窄部位内径之比≥2。

2）直立20 min后以上比值≥3。

【CT表现】

1. 腹主动脉与肠系膜上动脉之间的夹角<35°（图2-3-36A、图2-3-36B）。

2. 左肾静脉扩张部位内径与狭窄部位内径之比≥2,当>3时具有明确诊断价值（图2-3-36C）。

3. 左肾静脉受压处上下径加长。

4. 腹主动脉前壁弧形压迹。

5. 压迫左肾静脉的肠系膜上动脉可呈弓形隆起。

6. 部分可见十二指肠淤滞症（图2-3-36D）、卵巢静脉或睾丸静脉曲张。

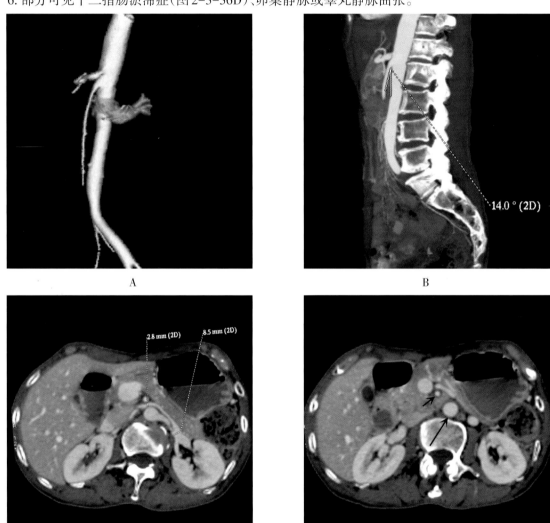

A   B

C   D

图2-3-36　胡桃夹综合征

A.B. VR及MIP示腹主动脉与肠系膜上动脉夹角明显减小,约为14°;

C. 轴位示左肾静脉通过肠系膜上动脉与腹主动脉处明显受压,测其扩张部位内径与狭窄部位内径之比>3;

D. 十二指肠淤滞症表现为在肠系膜上动脉（↑）与腹主动脉（长↑）之间,十二指肠水平部明显受压。

雷诺综合征

雷诺综合征（Raynaud syndrome）是指末梢小动脉痉挛,致使受累部位皮肤出现苍白、发冷,继而青紫、疼痛,再转潮红,然后复原。寒冷、情绪激动及精神紧张是主要诱因。女性多见,好发年龄为20~30岁,尤其多见于伴有结缔组织疾病的女青年。手是好发部位,趾、面颊及耳偶尔亦可累及。

【诊断要点】

1. 症状和体征：

1)临床表现主要由肢端小血管痉挛引起。发作时指(趾)端小动脉和小静脉痉挛,皮肤血管内血流减少,皮肤苍白;随后由于动脉痉挛较静脉消退快,此时毛细血管内血液停滞,皮色转紫。发作常从指尖开始,以后扩展到整个手指甚至掌部。伴局部发凉、麻木或感觉减退,持续数分钟。而后由于动静脉痉挛解除,局部出现反应性充血,皮色转为潮红。最后恢复正常色泽。

2)少数患者最后可继发血栓形成、管腔闭塞,指端发生溃疡,偶见坏疽。

2. 临床试验检查：

1)冷水试验：将手指或足趾置于4℃的冷水中1 min,可诱发上述典型症状。

2)握拳试验：两手握拳1 min,在弯曲状态下放开,也可诱发上述症状。

3)皮肤紫外线照射试验：皮肤对紫外线照射的红斑反应减弱。

3. X线检查：常可见末节手指骨脱钙。

4. 手指动脉造影：有助于确定诊断和排除动脉的其他器质性病变。可在正常情况下做一次动脉造影,后将患手浸入冰水20 s,擦干后再重新造影一次,以资对照。正常情况下造影所见肢体远端动脉可以正常或除较纤细外无其他改变。而浸入冷水后,绝大多数患者显示血管痉挛现象(图2-3-37)。

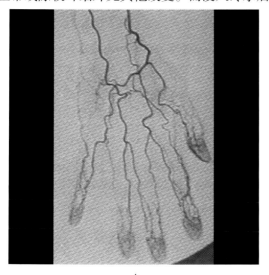
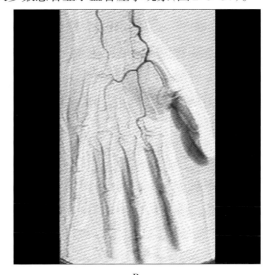

A　　　　　　　　　　　　　　　　　B

图2-3-37　雷诺综合征

A. 在最清楚的一张造影片中,左手掌、指动脉灌注仍显不足;

B. 立即将左手放入4℃冷水中浸泡,重复造影显示左手掌、指动脉灌注明显减少,尤其在指动脉几乎看不到灌注。

三、肺血管病变

(一)先天性肺动脉狭窄(见第二章第二节心脏病变中有关内容)

(二)肺动脉发育不良

肺动脉发育不良(pulmonary artery dysplasia)是一种先天性的肺血管畸形,可能是胚胎发育初期第6对弓动脉发育缺陷所致。可单侧也可双侧发生,双侧者临床上很少见,因该类患者出生后就夭折;以单发多见且主要累及右肺动脉,左肺动脉不发育时多合并先天性心脏病,右肺动脉缺如常合并动脉导管未闭。根据肺动脉的结构和位置发育不良的CT表现,将其分为2型：Ⅰ型为一侧肺动脉不发育,Ⅱ型为一侧肺动脉发育不全。Ⅱ型又分为3个亚型：Ⅱa型为一侧肺动脉发育细小;Ⅱb型为一侧肺动脉段性发育不全;Ⅱc型为肺动脉位置发育不良,如肺动静脉畸形、肺动脉走行异常等。

【诊断要点】

1.症状和体征：

1)肺动脉发育不良的临床症状不具明显特征性,大多数肺血管病变早期缺乏症状,实验室检查没有特征性,临床误诊率较高。

2)部分患者可无临床症状,常在体检、怀疑支气管炎或肺部感染进行检查时被发现。

3)部分患者可自幼出现咳嗽、气短、胸闷、活动后心慌、痰中带血的症状;当并发支气管发育障碍时,常合并肺部感染,主要症状为咳嗽、咳痰、咯血等,病史可以很长;在合并有先天性心脏病时,临床特征为自幼发绀、心脏杂音等。

2.X线检查:可能为诊断提供线索,如右或左肺动脉干缺如表现为同侧肺野透亮度增加,肺门血管影消失(图2-3-38A)。左肺动脉异常起源则表现为气管旁阴影和气管、食管移位。

3.肺动脉造影检查:对确定诊断、精确定位、计划手术均具有重要价值。

4.支气管造影检查:可帮助了解管内型狭窄、阻塞等情况。

【CT表现】

1.直接征象:

1)一侧肺动脉起始部呈盲囊、杵状或消失,边缘光滑,远端无血管结构及分支(图2-3-38B);肺动脉主干和健侧肺动脉及分支扩张增粗。一侧肺动脉或段性肺动脉细小。

2)肺动脉位置异常(图2-3-39)。

3)肺动脉发育不良合并先天性心脏病等相应表现。

4)双侧肺动脉及主肺动脉管腔弥漫性扩张,周围肺动脉变细。

2.间接征象:

1)一侧肺透亮度降低,支气管发育异常,患侧胸廓塌陷,肋间隙变窄,肺体积缩小,蜂窝肺,健侧代偿性肺气肿,纵隔向患侧移位(图2-3-38C)。

2)两侧肺门不对称,患侧肺门变小,一侧或某一节段肺内纹理细小及肺野透亮度增加。

3)健侧肺血管增多、增粗。

3.鉴别诊断:肺动脉发育不良主要应与肺动脉栓塞鉴别,后者CT增强肺动脉表现为局限性、弥漫性、不对称性充盈缺损;肺动脉栓塞往往是多支、多级肺动脉受累;完全阻塞时肺动脉呈杯口状,边缘不光滑;主肺动脉及健侧肺动脉扩张均可见,但多见于亚急性或慢性肺动脉栓塞;纵隔移位较少见。如果呈现腔内"轨道征",血栓大部分游离于肺动脉内并随血流摆动,提示为新鲜血栓。肺内呈三角形实变影,则提示肺梗死。

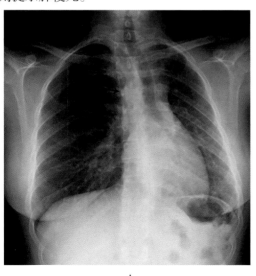

A

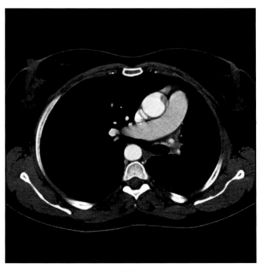

B

图2-3-38 左肺动脉干缺如

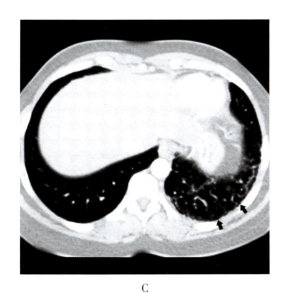

C

图2-3-38 左肺动脉干缺如(续)

A. 胸片见左肺体积缩小,纵隔及气管左移,左侧肺门缩小;

B. 胸部CT轴位增强见左肺动脉干缺如;

C. 胸部CT轴位肺窗见左肺下叶胸膜下线样高密度及囊性低密度灶。

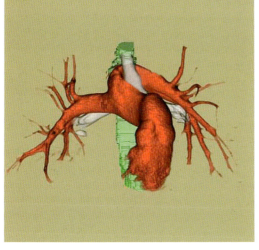

A

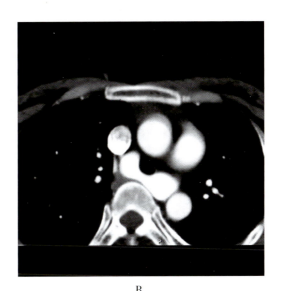

B

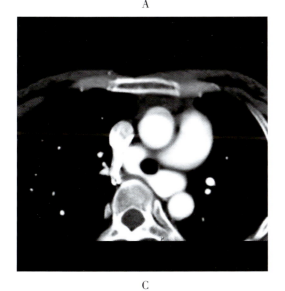

C

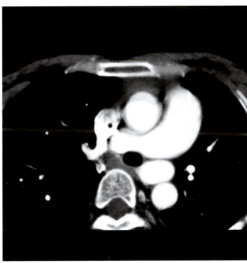

D

图2-3-39 左肺动脉起源及走行异常

A. VR显示左肺动脉异常起源于右肺动脉后部气管和食管之间;

B~D. CT轴位增强见起源异常的左肺动脉。

（三）肺动脉栓塞

肺动脉栓塞（pulmonary embolism）又称肺栓塞，是内源性或外源性栓子栓塞肺动脉或其分支引起以肺循环障碍为主的临床综合征。肺动脉血栓常常来自下肢股深静脉的血栓脱落，而深静脉血栓主要形成原因是血流缓慢、淤滞和高凝状态。临床肺动脉血栓分型：①中央型，肺动脉血栓位于主肺动脉，左、右肺动脉及叶段肺动脉内。②周围型，肺动脉血栓位于肺段及段以下肺动脉内。③混合型，肺动脉血栓位于上述两者内。

【诊断要点】

1. 临床表现多种多样，取决于阻塞肺的病变情况，包括呼吸困难、咯血、惊恐、咳嗽、晕厥等，发热、呼吸急促、心率增加及发绀为常见的体征。

2. X线平片：肺血液不对称减少，肺纹理稀疏，肺野透亮度增加，不同程度的肺动脉高压征象。

3. DSA检查：直接征象可见肺动脉腔内的充盈缺损，充盈缺损的两边对比剂充盈可表现为"双轨征"；间接征象为肺动脉分支缺损、粗细不均匀、走行不规则等。

4. 实验室检查：血气分析提示低氧血症和低碳酸血症。

【CT表现】

1. 直接征象：螺旋CT增强肺动脉造影显示肺动脉腔内偏心性或类圆形充盈缺损，是肺动脉血栓的直接征象，其中位于管腔中央的血栓呈现"轨道征"，随血流摆动，提示新鲜血栓；严重者出现管腔闭塞。

2. 陈旧性血栓表现为主肺动脉和左、右肺动脉管壁呈不规则低密度影（图2-3-40）。

3. 间接征象：包括主肺动脉增宽，局限性肺纹理稀疏纤细或缺支，累及局部或某一肺叶时可表现为透亮度增强、三角形实变影、肺实质的"马赛克征"及胸腔积液。

4. MSCTA：血管三维重组可准确显示肺动脉血栓的部位、形态、大小及其与肺动脉的关系。

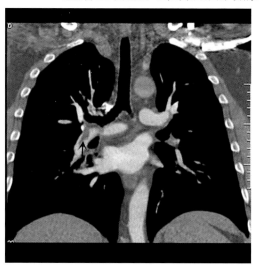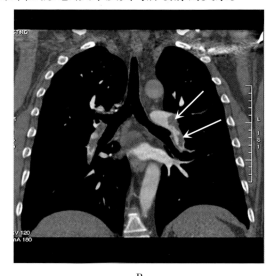

A   B

图2-3-40　左、右肺动脉陈旧性血栓形成

A.B. 冠状面MPR像显示右肺动脉主干（↑）和左肺动脉主干（长↑）管腔内可见低密度充盈缺损致肺动脉管腔狭窄。

（四）肺动脉瘤

肺动脉瘤（pulmonary aneurism）少见，当肺动脉管腔扩张直径>4 cm时为肺动脉瘤。其发病率和病死率相当高，发病原因是肺血管壁病变或弹力减弱导致局限性的动脉扩张。肺动脉瘤50%以上与先天性心脏病有关，发病原因还有白塞病、感染、动静脉瘘、结缔组织病和外伤。

【诊断要点】

1. 临床无症状或体征,或呈非特异性表现,如胸痛、咳嗽和呼吸气促等。

2. 肺动脉瘤常常依次发生在右下肺动脉,左、右肺动脉主干。

3. X线平片:显示肺野内边缘不清的结节阴影。

【CT表现】

增强扫描显示肺动脉瘤样扩张,管壁可见钙化,强化时间与肺动脉同步(图2-3-41)。

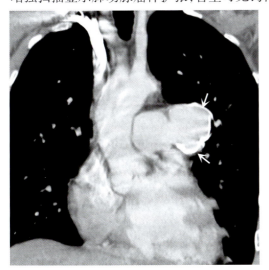
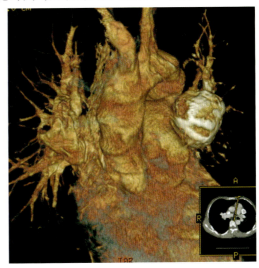

A　　　　　　　　　　　　　　B

图2-3-41　肺动脉瘤

A.冠状面MIP重组显示主肺动脉瘤样凸起,宽基底与主肺动脉相连,瘤壁可见弧形钙化(↑);

B.VR像显示瘤样凸起,瘤壁钙化明显。

(五)肺动脉高压

肺动脉高压(pulmonary hypertension)是指静息时肺动脉平均压>25 mmHg(3.33 kPa)或运动时>30 mmHg(4 kPa)者。其特征是肺血管重塑,肺血管阻力升高,导致右心室后负荷明显增加。该类疾病患者早期右心室尚存在一定的代偿作用,随着疾病的进一步发展,肺动脉压的升高使得肺动脉与右心室扩张,从而使患者发生右心衰竭等不良情况。

【诊断要点】

1. 症状和体征:

1)症状包括原发病的症状及肺动脉高压引起的症状,肺动脉高压本身症状是非特异的,轻度肺动脉高压可无症状,随病情发展表现为劳力性呼吸困难、乏力、晕厥、心绞痛或胸痛、咯血、声音嘶哑。

2)体征:当肺动脉压明显升高引起右心室和右心房增大、右心衰竭时,可出现以下体征:颈静脉a波明显,肺动脉瓣区搏动增强,右心室抬举性搏动,肺动脉瓣区收缩期喷射性杂音,三尖瓣区收缩期反流性杂音,右心室性第三、第四心音,右心衰竭后可出现颈静脉怒张,肝肿大,肝颈静脉回流征阳性,下肢水肿。严重肺动脉高压,心排血量降低者脉搏弱且血压偏低。

2. X线检查:

1)胸部平片和透视:右下肺动脉的直径超过15 mm、横径与气管横径比值>1.07并且肺动脉段的凸出>3 mm。肺动脉及其二级、三级分支扩张,阻塞性肺动脉高压的远侧至整个肺野肺血管纹理减少,这种突然改变造成残根状表现。透视下见肺门搏动增强。常伴右心室增大。

2)肺动脉造影:自心导管注入对比剂可显示肺动脉及主要分支扩张或堵塞情况。

3. 超声心动图检查:超声心动图检查对肺动脉高压比X线更敏感,能较早期发现右心室壁肥厚及右心腔、心血管扩张。主要指标:①肺动脉瓣回声曲线a波消失;②右心室舒张期内径增加(>20 mm);

③室间隔厚度增加，与左心室后壁呈同向运动；④二尖瓣初始开放斜率下降；⑤肺动脉瓣回声曲线收缩中期切迹；⑥右心室射血前期(RVPEP)延长，右心室射血期(RVET)缩短，RVPEP/PVET比值增加。

　　4. MRI检查：MRI检查能检测肺动脉直径和管壁肥厚的程度，右心室肥厚程度与肺动脉压升高及室间隔厚度相平行。

【CT表现】

　　1. 心血管表现：CTPA可以直接显示肺动脉扩张(主肺动脉：升主动脉>1，两下肺动脉的直径大于相邻支气管直径)(图2-3-42、图2-3-43)、右心房与右心室的增大等。部分患者表现为肺动脉及其分支的栓子形成。另外可以发现先天性心脏病引起的肺动脉高压，如房间隔缺损等。

　　2. 肺实质表现：肺实质征象可表现为磨玻璃影、马赛克影、结节影、条带样影、小叶间隔增厚、结缔组织病等多种形式。

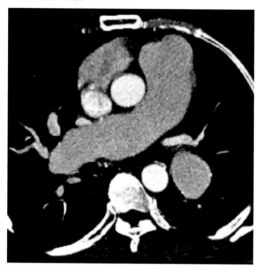 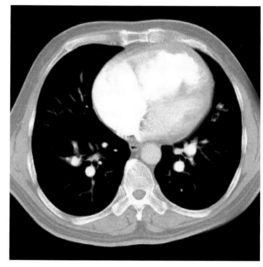

A   B

图2-3-42　肺动脉高压

A. CT增强轴位纵隔窗扫描见肺动脉主干宽度为主动脉根部直径的2倍；

B. CT增强轴位肺窗见两下肺动脉的直径大于相邻支气管直径的2倍。

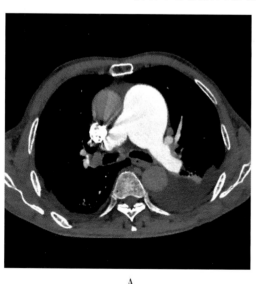 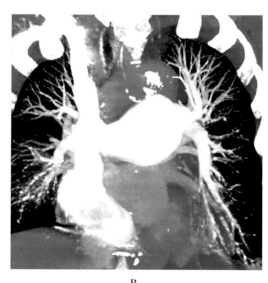

A   B

图2-3-43　肺动脉高压

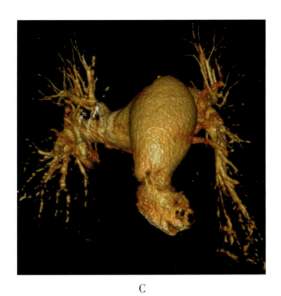

C
图2-3-43　肺动脉高压(续)
A. CTPA轴位见主肺动脉明显增宽;
B. C.MIP图冠状位、VR图均可见主肺动脉明显增宽。

（六）肺动静脉瘘

肺动静脉瘘(pulmonary arterio-venous fistula)是指肺动脉和肺静脉直接相通引起的血流短路。多为先天性(又称肺动静脉畸形)，儿童多见。创伤和炎症为常见的后天原因。主要为肺毛细血管壁发育障碍引起的异常扩张或缺如所致，其中2/3为单发，1/3为多发。临床分为单纯型、复杂型及肺毛细血管扩张型三种类型。

【诊断要点】

1. 右向左分流量小者可无症状和体征。

2. 右向左分流量大者可出现发绀、杵状指、呼吸困难、气急、胸痛等。

3. 并发神经系统症状,出现脑梗死等。

4. 体检听诊胸部相应区域可闻及连续性杂音,吸气时响亮。

5. X线平片:病灶呈椭圆形或球形,边缘光滑锐利,肺门区域可显示粗大血管影。

6. DSA检查:病灶多呈动脉瘤样、多房囊状或局限性迂曲扩张,边界清楚。可见迂曲的供血动脉和引流静脉,引流静脉及左心房提早显影。

7. MRI检查:自旋回波序列常可显示动静脉瘘的壁,其内血流由于流空效应而呈无信号表现。梯度回波序列,动静脉瘘呈显著高信号,Gd-DTPA增强检查病灶可明显强化。

【CT表现】

1. CT平扫显示两下肺胸膜下圆形或类圆形结节,密度均匀,边缘光滑。

2. 增强扫描病灶迅速强化,即刻消退。

3. MSCTA显示异常的血管团,血管团区可见扩张迂曲的肺动脉和提前显示的肺静脉(图2-3-44)。

4. 鉴别诊断:富血供的肺内结节增强时可密度均匀,强化明显,但无粗大扭曲的肺动脉和提前显影的肺静脉。

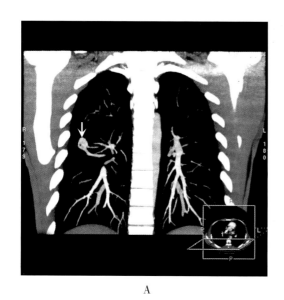
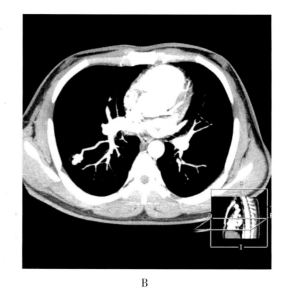

A   B

图2-3-44 肺动静脉瘘

A.B.增强后冠状面及横断面MIP显示强化血管团(↑),扭曲的肺动脉和提前显影的肺静脉。

（七）肺静脉曲张

肺静脉曲张(pulmonary venous varix)指肺静脉进入左心房开口部位之前瘤样扩张或局限性扩大,是一种十分少见的肺血管病变。根据病因可分为原发性和继发性。继发性多见于风湿性心脏病二尖瓣狭窄引起的肺循环高压;当存在肺动静脉畸形时,亦可出现肺静脉的扩张。原发性肺静脉曲张病因尚未明确,可能为肺静脉管壁先天性发育薄弱所致。肺静脉曲张无明显性别差异,发病年龄可以从新生儿到老年,多数患者年龄在30~45岁。病变可单发也可多发,以右下肺为多见。

【诊断要点】

1.症状和体征:

1)大多数患者无明显症状,多在体检或其他原因做胸部影像学检查时被发现。

2)少数患者可有咯血,甚至是致命性的大咯血。

2.X线检查:

1)表现为肺野内带的结节状阴影,圆形或椭圆形,边缘清楚,略带分叶状。

2)病变右肺多于左肺,在右肺常发生于下叶的基底静脉的近端,左肺则较多见于舌段静脉。

3)透视下做Muller试验见阴影增大,Valsalva试验见阴影缩小,提示为血管性病变。随访多年病变可以无增大。

3.肺血管造影检查:肺血管造影可以做出确定诊断。病变于肺静脉期显影,由于病变处血流较对侧缓慢,因而显影及排空时间均略为延迟。

4.MRI检查:MRI多方位扫描可清楚显示扩张的肺静脉与左心房的关系,尤其是上肺静脉曲张以冠状位显示为佳。MRI增强扫描可进一步明确其血管特性,并与左心房同步显影。

【CT表现】

1.CT平扫于左心房后下部肺静脉区可见一类圆形软组织影,边缘光滑,与左心房关系密切,两者密度一致（图2-3-45A）。

2.CT强化扫描该病变明显均匀强化,强化程度与左心房一致并相通(图2-3-45B)。

3.CT三维重建可完整显示该病变形态及其与周围结构的关系(图2-3-45C)。

4.鉴别诊断:

1)肺内病变、心包及心肌肿块,上述病变强化程度通常低于大血管,详细观察肿块与肺静脉及左心房关系可明确其起源而加以鉴别。

2)肺动静脉瘘:两者同为肺血管异常,均出现明显血管性强化,但肺静脉曲张病变范围仅限于肺静脉局部,肺动脉正常,不累及其他血管,而肺动静脉瘘有粗大的肺动脉及肺静脉与之相连。

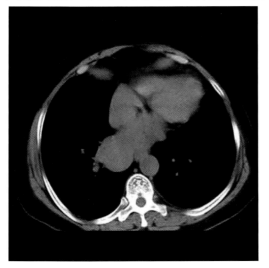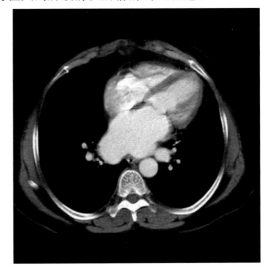

A　　　　　　　　　　　　　　　　　　B

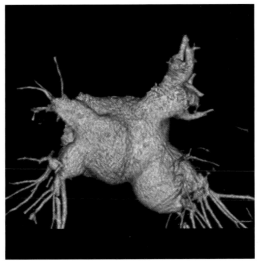

C

图2-3-45　肺静脉曲张

A.CT轴位平扫见左心房后下部右下肺静脉区一类圆形软组织密度影,边缘光滑,与左心房关系密切;

B.CT轴位增强扫描见右下肺病变明显强化,程度与左心房一致并相通;

C.VR图像可以清晰显示双下肺静脉扩张形态。

（八）肺静脉异位引流(见第二章第二节心脏病变中有关内容)

四、周围血管病变

（一）急性动脉栓塞

急性动脉栓塞(acute arterial embolism)是由心内膜血栓、动脉粥样硬化斑块脱落或动脉导管检查时导管折断等原因造成的游离栓子随血流冲入并停留在宽径与栓子大小相似的动脉血管内,造成动脉的急性栓塞,从而导致受累动脉所供应的组织呈急性缺血改变后引起一系列临床症状和体征。

【诊断要点】

1. 发病急骤,进展迅速、凶险。

2. 多发生在下肢,患肢剧烈疼痛,处于轻度屈曲的强迫体位。

3. 受累患肢出现皮肤苍白、厥冷和网状青斑,长时间可导致肢体组织坏死。

4. 感觉和运动异常:栓塞远端皮肤呈蚂蚁爬样感觉异常或皮肤感觉丧失。肢体末端深部感觉消失,肌力明显减弱,甚至出现肢体麻痹、手足下垂。

5. 动脉搏动微弱甚至消失。

6. DSA检查:表现为对比剂于栓子阻塞部位突然中断,断面锐利,呈杯口状凹陷;当不完全阻塞时可见动脉腔内充盈缺损;中断近侧动脉分支显影,若有动脉粥样硬化等,可见动脉管腔内的不均匀狭窄。

【CT表现】

1. CT平扫可能表现为阴性。

2. 增强扫描显示栓子区血管内无对比剂,呈低密度充盈缺损,或血管一侧可见线状或弧线状对比剂影。

3. MSCTA重组后VR、MIP显示栓子部位血管突然中断,断面锐利(图2-3-46),呈"刀切征"或杯口状凹陷,远侧如见血管显影,对比剂密度较低。

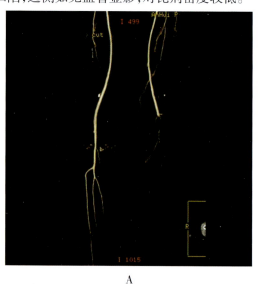 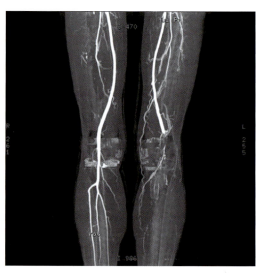

A   B

图2-3-46 下肢急性动脉栓塞

A. 冠状面VR像显示左侧腘动脉阻塞远端血管未见显影,血栓形成处血管呈突然中断;

B. MIP像血管阻塞情况显示清晰。

(二)动脉粥样硬化

动脉粥样硬化(arterial atherosclerosis)为动脉内膜粥样硬化斑块引起的慢性闭塞性病变,可发生在全身各部位的大中型动脉血管,以腹主动脉和远端的髂动脉及下肢动脉最常见,并可出现下肢动脉慢性阻塞的缺血表现。好发于中老年,一般在45岁以上,以男性为多见。

【诊断要点】

1. 既往可有高血压、高脂血症、冠心病和糖尿病等。

2. 患肢间歇性跛行伴发冷麻木,后期症状以患肢静息痛最为突出,患者夜不能寐,下肢水肿。

3. 动脉搏动减弱或消失。

4. DSA检查:受累血管呈不同程度的扭曲、偏斜和管腔不规整;动脉腔内可见充盈缺损、不规则狭窄或闭塞;另可见侧支血管的代偿性增粗。

【CT表现】

1. 早期或活动期受累主动脉壁较均匀规则增厚,密度呈内低外高的"双环征"。

2. 受累的主动脉及其分支表现为不同程度的狭窄,严重者可导致血管完全闭塞(图2-3-47、图2-3-48)。

3. 肺动脉受侵呈枯树枝样改变。

4. 病变侵犯方式呈连续性而非跳跃式。

5. 鉴别诊断:血栓闭塞性脉管炎好发于青壮年男性,病变主要为周围中小型动脉,可累及伴随的静脉,故称为脉管炎。

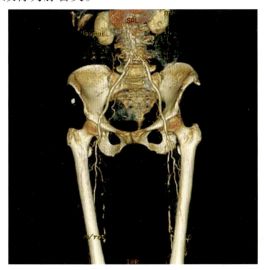

图2-3-47 动脉粥样硬化

冠状面VR像显示腹主动脉和双侧股动脉主干斑点状钙化,血管管腔狭窄。

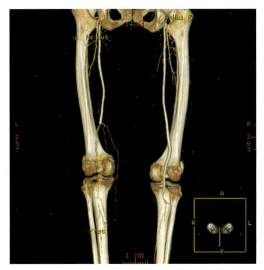

图2-3-48 动脉粥样硬化

冠状面VR后位像显示左股动脉下1/3处至腘动脉管腔狭窄,并见沿血管分布的钙化灶和侧支代偿。

(三)动脉瘤

周围动脉瘤(peripheral aneurysm)是动脉壁结构的先天性发育异常、动脉壁本身病变及动脉创伤或人造血管置换术后导致动脉壁薄弱部位形成的持续性异常扩张。

【诊断要点】

1. 表现为膨胀性搏动性肿块,伴有震颤和血管杂音。

2. 较大动脉瘤压迫邻近组织和动脉瘤内血栓形成均可造成远端肢体急性缺血性改变。

3. 继发感染可引起瘤体局部红肿、发热和疼痛加剧及全身发热等。

4. 动脉瘤破裂可导致大出血。

5. 创伤性假性动脉瘤具有明显的外伤史,多发生在四肢和颈部。

【CT表现】

1. CT平扫显示阴性,或表现为类圆形软组织密度肿块,在病灶内或灶周可见钙化影。

2. 当动脉瘤破裂时可见周围肌肉组织内斑块状高密度血肿。

3. 增强扫描显示动脉瘤瘤体与动脉相连,瘤体密度均匀强化,当瘤体内有血栓时,瘤腔内可见弧形低密度充盈缺损。

4. MSCTA可明确载瘤动脉及瘤体大小、方向等(2-3-49)。

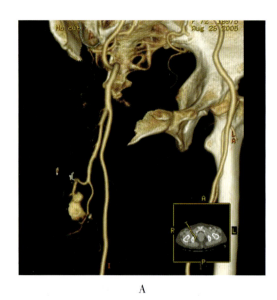
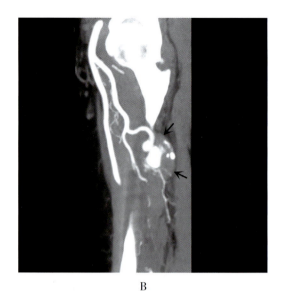

A

B

图2-3-49 下肢动脉瘤

A. VR像显示右股旋动脉分支处动脉瘤,呈类圆形;

B. 矢状面MIP像显示动脉瘤较大,其后方钙化、腔内血栓形成(↑)。

(四)动静脉瘘

动脉与静脉之间呈现异常的短路循环,即形成动静脉瘘(periperial arter-venous fistula)。先天性动静脉瘘起源与血管的发育异常有关。获得性动静脉瘘是血管创伤所致,可同时导致动静脉的损伤。

【诊断要点】

1. 患肢增粗,软组织较对侧增厚。

2. 患侧皮温升高,多汗,可伴多发性皮肤红葡萄酒色血管瘤表现。

3. 可出现浅静脉扩张或曲张,晚期可见小腿慢性溃疡。

4. DSA检查:可见伴随静脉与动脉同时显影,患肢动脉增粗、血流加快,侧支循环增多、紊乱,呈蚯蚓状。

【CT表现】

1. CT平扫无阳性表现,或仅可见软组织肿胀。

2. 增强扫描血管重组动脉期可见病变侧动静脉血管同时显影,提示静脉早显,静脉血管迂曲紊乱,而对侧动脉期内无静脉血管显影(图2-3-50)。

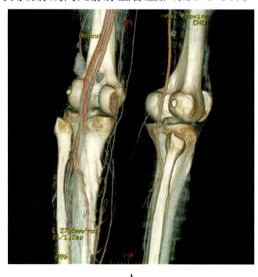
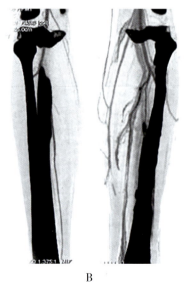

A

B

图2-3-50 下肢动静脉瘘

A. 动脉期VR像显示左下肢静脉早显,静脉增粗、迂曲,表浅静脉增多;

B. MIP像显示左下肢动静脉瘘。

（五）软组织血管瘤

软组织血管瘤临床可分为：①滑膜型是一种血管浸润性良性病变，常常发生在关节间隙和关节囊。以儿童和青少年多见，常发生于男性。②肌内型是骨骼肌内良性血管浸润性病变，大多数病例灶内可见不同程度成熟的脂肪组织，又称肌内血管脂肪瘤，多为先天性，以青少年和青年多见，男女发病率相等。③静脉型由大小不同、管壁增厚的静脉血管组成，此型混有其他类型的血管组织，以成人常见。④动静脉型是非肿瘤性血管疾病，特点为动静脉短路。

【诊断要点】

1. 滑膜型：临床发生依次为膝关节、肘关节和手；肿瘤生长缓慢，常伴软组织肿胀和关节腔积液；病变部位反复疼痛，约1/3的患者疼痛无特征性。

2. 肌内型：常累及下肢，尤其以臀部多见，其次为头、颈部、上肢和躯干；肿瘤生长缓慢，多伴有疼痛，以体育锻炼时明显。

3. 静脉型：多累及皮下或较深的软组织，常见四肢软组织内；肿瘤生长缓慢；病灶区可见静脉石引起的高密度钙化影。

4. 动静脉型：有两种不同类型，深部位和皮肤部位。当病变累及多部位组织时，便称为血管瘤病。

【CT表现】

1. 滑膜型：主要累及膝关节和腕关节，可见软组织密度、静脉石和骨侵蚀性破坏；MSCTA见膝关节周围软组织内血管瘤显影，瘤内可见网状分布、大小不等的动脉血管与静脉血管，血管瘤的供血动脉明显增粗，部分病灶累及膝关节囊（图2-3-51）。

2. 肌内型：增强扫描见软组织内条状及网状血管强化。此型影像学特征性表现不强，应与滑膜型血管瘤相鉴别。

3. 静脉型：增强后瘤内血管网状强化，并可见粗大的供血动脉；病灶呈轻到中等度均匀一致强化者，延迟后病灶可见进一步强化，伴有斑点状及斑块状钙化，影像表现较有特征性（图2-3-52）。

4. 动静脉型：增强扫描及血管成像在动脉期和静脉期均可见血管瘤内粗大的静脉影像。

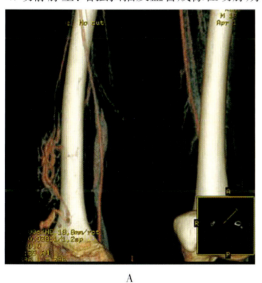
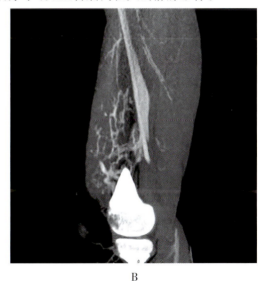

A　　　　　　　　　　　　　　　　　　　　B

图2-3-51　下肢滑膜型血管瘤

A. 增强动脉期VR像显示右股骨下段软组织血管瘤，呈条状血管强化，尤以近膝关节处为明显，并可见供血动脉；

B. 矢状面MPR像显示软组织内网状血管强化。

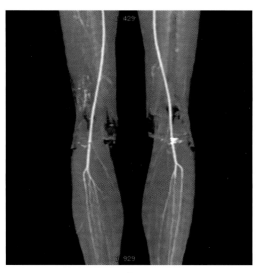

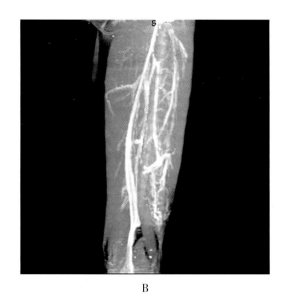

A   B

图2-3-52 下肢静脉型血管瘤

A. 增强动脉期MIP像示右大腿下部近膝关节处有多发点、条状血管强化；

B. 静脉期显示右大腿软组织内典型条状及网状血管强化。

（邓克学　王龙胜　许　玲　苏莲子　洪雪冬　单艳棋）